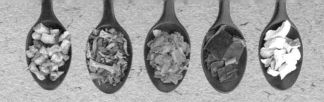

내 몸에 질병을 고치는

한방 체질
약선 요법

| 김수범 박사 지음 |

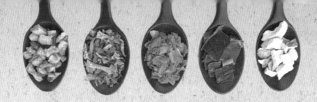

내몸에 질병을 고치는

한방 체질
약선요법

| 김수범 박사 지음 |

책을 펴내면서

병 없이 오래 살기를 바라는 것은 이 세상 사람들 누구나가 소망하는 일이다. 먼 옛날 불로초를 찾아나서게 했던 중국의 진시황도 그랬고 오늘을 사는 평범한 사람들 또한 무병장수에 대한 염원은 한결같다.

과연 어떻게 하면 이 소망을 실현할 수가 있을까?

이 물음에 필자는 한 가지 제안을 하고 싶다. 한방 약선 요법의 활용이 바로 그것이다. 수천 년의 경험을 통해 이루어진 한의학에서는 무릇 병은 미리 방지하는 것이 최고의 비책임을 강조해왔다. 예방이 치료에 우선한다는 말이다.

실제로 최고의 한의학 경전인 〈황제내경〉에 따르면 "현명한 사람은 이미 든 병을 고치는 게 아니라 병이 들지 않도록 조치를 하는것이다. 병이 든 뒤 약을 쓰는 것은 마치 목마를 때 우물을 파는 것처럼 이미 때가 늦은 것이다"라고 했다. 그래서 한의학에서는 일찍이 천착한 분야가 있었다. 섭생과 양생법이 그것이었다. 특히 음식으로 건강 장수할 수 있는 양생 작용을 중요시했다.

합리적인 섭생으로 음식을 절도있게 먹는 것이야 말로 정기를 부추기고 음양을 조화하여 건강을 유지하는 데 있어 가장 근본적인 방법이자, 첩경이라 여겼다.

한방 약선 요법은 그 결과 발달한 분야다. 한약재와 일반음식의 합리적인 배합으로 음식을 만들어 먹는 것을 말하는데 이는 맛이 있고 보기도 좋으며 한약재의 작용으로 질병을 예방, 또는 치료까지하는 장점이 있다고 할 수 있다. 소위 약재가 식품의 힘을 빌고 식품은 또한 약의 위력을 빌어쓰는 협동작전으로 약재의 치료 효과와 음식을 영양을 동시에 거두는 이중효과가 있는 것이다.그래서 약선 요법은 오랜 옛날부터 인류의 궁극적 목표가 되고 이는 건강과 장수를 가능케 할 수단으로 발달해 왔다. 각종 질병을 미연에 예방하는 것을 핵심으로 하면서 영양과 건강 장수에 그 초점이 맞추어져 있다고 할 수 있다.

 특히 일단 병에 걸렸을 때는 질병의 또 다른 변화를 방지하면서 질병의 근본을 치료하는 데 도움을 준다. 그것은 약선 요법이 인체의 균형을 조절하여 정(正)을 부추기고 사(邪)를 몰아내기 때문이다. 여기서 말하는 정(正)이란 인체의 방어와 질병의 저항능력을 말하고 사(邪)란 각종 질병을 발생시키는 원인과 병리적 손상을 가리킨다. 따라서 일상생활에서 한방 약선 요법을 꾸준히 실행한다면 건강과 장수를 염원하는 인류의 최고 소망은 실현될 수 있을 것이다.

 특히 자기의 체질에 따라 적절한 약선 요법을 활용한다면 그 효과는 훨씬 더 배가 될 것이다. 부디 이 한 권의 책이 인류의 건강한 삶 실현에 좋은 지침서가 되기를 빌어본다

2017년 1월
진료실에서 김수범

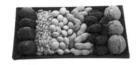

차 례

제 3 장
약선요법에 쓰이는 한약재

제 4 장
질병을 고치는 약선요법

특 별 부 록

간단한 체질 감별법

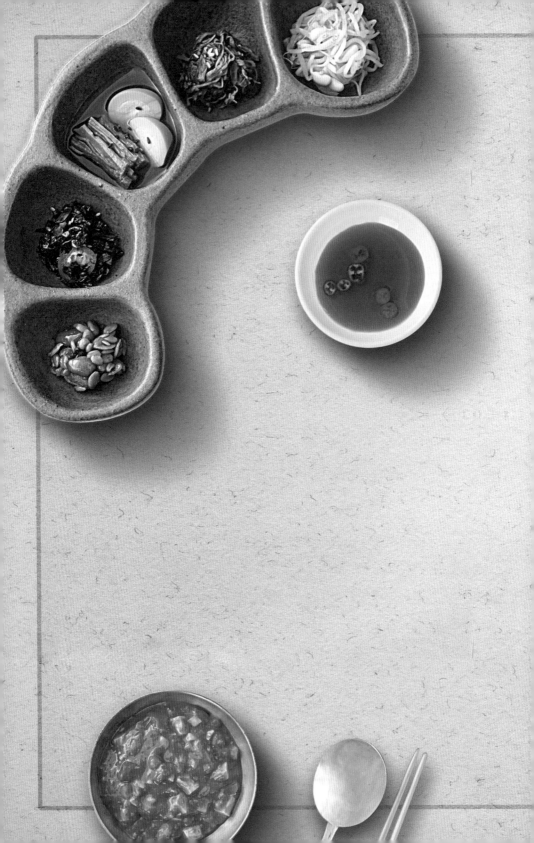

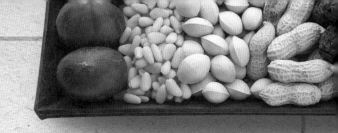

제 1 장
약선요법의 이해

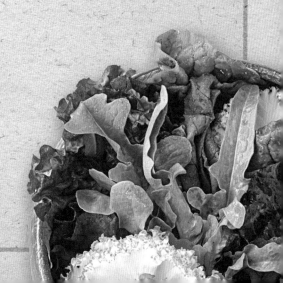

1

약선 요법이란 무엇인가

약선 요법은 한의학의 중요한 구성 부분 중 하나다. 인류 문명의 발전에 따라 날로 그 가치가 높이 평가되는 추세다. 그것은 약선 요법에 대한 현대 영양학적 관점, 그리고 의약적 원리에 입각한 과학적인 분석이 이루어짐으로써 가능해진 일이다. 그 결과 약선 요법은 동서고금을 막론하고 인류의 궁극적 목표가 되는 하나의 염원을 실현하게 할 지도 모른다는 기대를 낳고 있다. 인류의 건강과 장수를 가능하게 할 수단으로 그 평가를 받고 있기 때문이다. 그것은 약선 요법이 환자의 건강 회복과 정상인의 생명 활력을 높이는 데 있어서 일반약으로는 대신할 수 없는 어떤 특별한 효능을 가지고 있기 때문이기도 하다.

이러한 약선 요법은 식이요법과 약선의 총칭이다. 여기서 말하는 식이요법이란 약리작용이 있는 일반 식품을 직접, 또는 간접적으로 질병의 치료와 보조 치료에 응용하는 것이고 약선이란 전통적인 한의학의 이론을 근거로 하여 일정한 가공수단을 거쳐 좋은 음식의 색깔, 향기, 맛, 모양을 갖추었을 뿐만 아니라 건강 장수와 질병 예방 및 치료작용도 함께 가지고 있는 것을 말한다. 일반적으로 약선 요법이란 이 두 가지를 총괄한 의미라 할 수 있다.

2
약선요법의 특징

약선 요법이 인체의 건강에 미치는 중요한 역할은 일찍부터 인식됐다. 그것은 오랜 세월 동안 직접 실천하는 가운데 연구와 경험을 통해 얻은 결심이다. 이른바 섭생과 질병 치료라는 양자간의 내밀한 연계를 밝혀냄으로써 약선 요법은 건강 장수를 위한 또 하나의 방법으로 등장했다.

그 결과 약선 요법은 이미 한의학의 한 줄기가 되었고 또 한 분파라 할 수 있다. 약선 요법은 그 자체만으로 독특한 특색을 가지고 있기 때문이다.

1. 약선요법의 이론과 기초

약선 요법은 한의학과 거의 동시에 발전되어 왔다. 이로 인하여 의식동원(醫食同源)이라는 사상이 탄생하기도 했다. 따라서 약선 요법은 한의학의 한 구성 부분이 되고 있다.

실제로 약선 요법은 한의학의 음양오행학설(陰陽五行學說), 장상학설(臟象學說), 경락학설(經絡學說), 병인병리학설(病因病理學說), 사상체질의학 등의 이론을 근거로 한다. 이러한 이론적 토대 위에 사람의 체질, 처해 있는 환경, 계절의 변화와 약재, 식품의 맛과 성질, 작용의 다른 점 등을 종합하여 증상을 변별하고 그에 적합한 약선 요법을 행하여 병의 치료와 예방, 그리고 건강 장수의 목적을 이루려는데 그 목적이 있다.

특히 한의학은 총체적인 관점을 강조하는 학문이다. 그것은 약선 요법의 활용에도 마찬가지다.

약선 요법을 응용할 때도 총체적 관점을 중시하는 한의학의 학문적 사상이 구현되고 있고 사람과 자연의 조화를 중시하는 한의학의 이념을 실현시키고 있다. 즉 사계절 기후의 변화와 지역 환경의 각기 다른 요소가 인체에 미치는 영향을 근거로 하여 이에 상응되는 약선 요법의 원칙을 정하고 적절한 약재와 음식으로 구성된 약선요법 처방을 마련하여 질병 치료에 응용 하는 것이다. 특히 자연환경이 인체에 미치는 영향 중 가장 중요한 요소는 바로 계절이다.봄, 여름, 가을, 겨울의 4계절 변화는 온(溫), 열(熱), 량(凉), 한(寒)등 각기 다른 점이 있기 때문이다. 그 현상은 인체의 오장육부,경락, 기혈 등에도 큰 영향을 미친다. 또 질병의 발생과도 밀접한 관계가 있다. 그러므로 약선 요법을 응용할 때는 계절의 변화에 따라 적절한 치료 원칙을 정한다. 이때약선 요법은 주로 사계절의 구분과 오보설(五補說)에 따라 행해진다고 할 수 있다.

우선 봄의 경우다. 봄은 오행(五行)의 목(木)에 속하며 기후가 따뜻하고 만물이 돋아나는 계절이다. 이러한 봄은 인체의 오장(五臟) 중 간(肝)에 속한다고 본다. 그런데 간(肝)은 소통과 배설을 주관하며 억울(抑鬱)을 싫어하고 승보(升補)가 필요하다. 따라서 약선 요법은 대추, 쇠고기 등을 먹는 것이 좋다. 약선 처방으로는 '하수오 소 돼지 간 찌개' 등을 활용해야 한다.

여름은 오행(五行)의 화(火)에 속하므로 기후가 무더워 인체가 시원한 것을 원하는 계절이다. 오장은 심장에 속하므로 맑게 보해야 한다. 따라서 음식은 참외, 수박, 개고기 등을 먹는 게 좋다. 약선 처방으로는 '연잎 닭찜' 등이 좋다.

가을은 오행의 금(金)에 속하므로 기후가 시원하다. 오장은 폐(肺)에 속하므로 차분히 보(補)하는 게 필요하다. 따라서 살구, 염소고기등을 먹는 게 좋다. 약선 처방으로는 '국화 고기볶음' 등이 좋다. 겨울은 오행의 수(水)에 속한다. 기후가 추워서 양기(陽氣)가 깊이 숨어 버리는 계절이다. 오장은 신장에 속하므로 자양과 보(補)를 위주로 해야 한다. 좋은 음식으로는 복숭아, 파, 닭고기 등이고 약선 처방으로는 '당귀 황기 닭찜', '두충 돼지 콩팥 찜' 등이 효과적이다.

특히 약선 요법을 활용할 때는 이러한 사계절의 구분 외에도 태양인(太陽人), 소양인(少陽人), 태음인(太陰人), 소음인(少陰人)으로 크게 나뉘는 체질적 특성에 따라 응용할 때 보다 효과적인 건강 유지를 할 수가 있다.

2. 증상별 약선 요법을 활용한다.

증상별로 치료에 임하는 것은 한의학의 두드러진 특징 중의 하나다. 약선 요법 또한 반드시 이 원칙을 따라야 한다. 한의학에서 말하는 변증이란 보고, 듣고 묻고 진맥하는 것 등의 네 가지 진찰방법으로 환자의 임상 증상을 종합하는 것이다. 여기에는 환자의 병력, 증상, 몸 현상과 생활 경력, 유전 인자, 특수 기호등도 포함된다.

이러한 자료들을 한의학적인 이론에 근거하여 종합적인 분석을 하고 그 결과 어떤 성질의 변증 인가를 판별해야 한다. 질병의 치료는 이러한 변증으로 얻어진 결론을 바탕으로 행해진다. 따라서 변증과 치료는 질병 진단과 치료라는 총체적 과정에 있어서 중요한 두 갈래의 구성 부분이라 할 수 있다. 약선 요법을 활용함에서도 예외는 아니다. 정확한 증세 변별의 기초 위에서 약 처방을 작성하고 약선을 배합시켜야 한다. 즉 병세의 한열(寒熱)과 허실(虛實)을 근거로 하여 온열(溫熱), 한량(寒凉), 보익(補益), 사하(瀉下) 등 각기 다른 치료 원칙을 시행해야 한다는 말이다.

만약 한(寒)과 온(溫)을 분간하지 못하고 허실(虛實)을 무시하며 보약제를 함부로 쓰면 약선으로 치료하려는 목적을 이룰 수 없다. 종종 정반대의 작용이 일어나기도 한다. 그러므로 약선 요법에 포함된 일부 민간처방은 모두가 역대 의학자들이 엄선한 경험방들이다. 이론적으로 믿을 만한 근거가 있을 뿐만 아니라 임상에서도 반복적으로 사용됨으로써 그 효과가 인정된 것들임을 밝혀둔다.

3. 약선요법은 예방과 치료를 동시에 행하여 사(邪)를 물리치고 정(正)을 부추긴다.

한의학은 질병의 치료를 무엇보다 중요시하지만 병이 나기전 미리 예방하는 예방의학적 관점이 강한 면이 있다. 옛 한의서 〈황제내경 소문(黃帝內經素問)〉 편에 보면 다음과 같이 기록돼 있다.

"현명한 사람은 이미 든 병을 고치는 게 아니라 병이 들지 않도록 조치를 하고 이미 혼란을 일으킨 것을 다스리는 게 아니라 혼란이 빚어지지 않도록 사전에 다스린다. 무릇 병이 든 뒤 약을 쓰고 혼란이 빚어진 뒤 다스리는 것은 마치 목마를 때 우물을 파는 것처럼 이미 때가 늦은 것이다" 고 했다. 특히 사상의학을 창시한 동무 이제마 선생도 평소에 자신의 체질에 맞는 음식을 먹음으로써 병이 나기 전에 미리 예방 할 수 있게 하는 것이 사상의학의 본뜻이라고 강조하기도 했다.

이처럼 예방을 중요시하는 한의학의 사상은 후세 의학에도 커다란 영향을 미쳤다. 역대 의학자들과 양생가들이 이같은 취지를 따르며 준수하고 있기 때문이다.

병이 들기 전에 다스린다는 것은 실질적으로 병을 미연에 방지하는 것과 병이 든 뒤 또 다른 변화를 방지하는 두 가지 개념이 포함되어 있다.

이는 바로 한의학에서 말하는 양생(養生)의 도(道)를 응용하는 것으로 볼 수 있다. 이로 인하여 육체를 건강하게 하고 노화를 방지하면서 질병을 예방하는 작용을 얻게 되는 것이다.

옛 시대 의학들은 특히 음식으로 건강 장수할 수 있는 양생 작용을 중요시했는데 이 또한 한의학에서 말하는 양생학의 특징 중 한 가지이다. 이에 대하여 역대 의학자들이 논술한 기록이 〈황제내경 소문〉 편에 기록돼 있다.

그 기록에 따르면 "사람은 물과 곡식을 근본으로 삼는다"고 했고 또 "음양조화(陰陽調和)에 따르고 세상을 법도대로 살며 음식을 절도있게 먹고 자기의 본분을 지키며 과로를 삼간다면 정신과 육신이 모두 건강하여 천수를 누리고 백 세를 살다가 떠나게 된다."라고 했다.

이들 기록에서도 알 수 있듯 합리적인 섭생으로 음식을 절도있게 먹는 것이야말로 몸의 정기(正氣)를 부추기고 음양을 조화하여 건강을 유지하는 데 있어 가장 근본적인 방법이자, 첩경이다.

이러한 관점은 양방 의학에 있어서도 예외는 아니다. 양방 의학에서도 질병의 예방과 치료에 있어 식이요법을 무엇보다 중시하고 있기 때문이다.

고대 희랍의 저명한 의학자인 히포크라테스(Hippocrates)는 적절한 영양섭취와 철저한 치료 논리를 주장했고 음식과 약제는 서로 도와야 한다고 했다. 그의 학술적 관점은 한의학의 양생 사상과 일치를 이루고 있어 현대 의학에도 적잖은 이바지를 하고 있다.

이렇듯 약선 요법의 건강작용은 일찍부터 그 중요성이 강조돼 왔다. 오랜 세월 동안 꾸준히 응용돼 오면서 날이 갈수록 그 인식이 높아지고 있다. 그도 그럴 것이 약선 요법은 어린이 청소년의 성장발육과 여성의 건강,미용, 노인들의 노화 방지, 그리고 인체의 전반적인 건강상태를 개선하여 생활의 활력과 삶의 질 개선에 중요한 역할을 담당하기 때문이다.

이른바 약선 요법은 병을 미리 예방하는 것을 핵심으로 하면서 영양과 건강 장수에 초점이 맞추어져 있다고 볼 수 있다. 그리고 일단 병에 걸렸을 때는 질병의 또 다른 변화를 방지하면서 질병의 근본을 치료하는 데 도움을 준다.

그러나 뭐니뭐니해도 약선 요법의 가장 중요한 특성은 인체의 균형을 조절하여 정(正)을 부추기고 사(邪)를 몰아내는 데 있다.

여기서 말하는 정(正)이란 바로 인체의 방어와 질병 저항능력을 가리키는 것이고 사(邪)란 각종 질병을 발생시키는 원인과 병리적 손상을 가리킨다. 정(正)과 사(邪)는 서로 모순과 대립, 그리고 통일의 두 갈래고 정사(正邪)의 흥망이 곧 질병의 발생과 확산을 결정짓는 중요한 역할을 하고 있다. 즉사(邪)가 거세어지면 병이 엄중해지고 정(正)이 거세지면 병이 물러가게 되는 이치이다.

그러므로 질병 치료의 근본 목적은 정(正)을 부추기고 사(邪)를 물리치는 데 있다. 〈소문(素問)〉과 〈장기법시론(蔣氣法時論)〉에도 다음과 같이 적혀있다. "독한 약으로 사(邪)를 공격할 때 오곡으로 영양을 삼고 오 과(五果)로 도우며 오 축(五畜)으로 이롭게 하고 오채(五菜)로 보충한다. 냄새와 맛을 합하여 먹음으로써 정기(精氣)를 보익한다"고 했다.

이것은 바로 약으로 질병을 퇴치할 때 오곡, 가축, 과일, 채소 등을 배합하여 몸을 보양하고 정(正)을 부추기며 사(邪)를 몰아내어 정(精)을 회복시킴으로써 질병을 치료해야 한다는 말이다.

4. 좋은 약은 맛도 좋고 먹기도 편하다.

약선 요법은 한약재와 일상음식의 합리적인 배합으로 음식을 만들어 먹는 것을 말한다. 형식상으로 맛있고 보기도 좋으며 기분을 좋게 하면서 한약재의 작용으로 질병을 예방, 또는 치료까지 하는 장점을 가지고 있다고 할 수 있다. 이러한 약선은 일반음식과 다르지만 그렇다고 약품은 아니다.색깔, 맛, 모양에서 보면 그것은 식품에 속하고 성질이나 맛, 효능면에서 보자면 약품이기도 하다. 이는 약재의 성질에 식품의 맛을 서로 배합하여 이루어진 것이기 때문이다. 소위 약재가 식품의 힘을 빌고 식품은 또한 약의 위력을 빌려 쓰는 협동작용으로 약재의 치료 효과와 음식의 영양을 동시에 거두는 이중 효과가 있는 것이다.그래서 약선은 오랜 옛날부터 만드는 법과 보기 좋은 모양, 먹을 때의 맛과 향, 약재의 뛰어난 성질 등이 뭇 사람들로부터 각별한 호응을 얻게 되었다.특히 약선 요법에 응용되고 있는 재료는 대부분이 식품이거나 약용식품, 약용 조미료들이다. 약재의 독과 부작용이 상대적으로 거의 없어 비교적 안심하고 장기간 동안 먹어도 해가 없다는 말이다.따라서 약선은 제대로 먹으면 질병을 고치기도 하고 배도 부르다. 설령 증세에 맞지 않는다 하더라도 해는 없다. 몸에 유익 하므로 약선 요법을 질병의 치료와 예방, 건강 유지를 위해 일상생활에서 꾸준히 활용하는 것은 하나의 지혜일 수 있다.

3
약선 요법을 활용할 때 주의할 점

약선 요법은 단순히 식품으로 영양을 보충하려는 것과는 본질적인 차이가 있다. 일반적으로 영양성분의 흡수는 다음의 두 가지 중요한 요소에 의해 이루어진다.

첫째는 인체의 소화흡수 기능이다. 제아무리 영양이 풍부한 음식을 먹었다 하더라도 소화기능이 손상되어 있거나 저하되어 있으면 부작용만 생긴다. 소화불량, 복통, 구토, 설사 등 비정상적인 증상이 나타 나기 마련이다. 그것이 심한 경우는 오히려 병을 유발하기도 한다.

둘째는 음식에 비록 풍부한 영양이 함유돼 있더라도 그 영양분의 형식이 변화를 거치지 않으면 역시 소화흡수에 지장을 주게 된다는 점이다. 아무리 많이 먹는다 해도 보(補)의 작용은 미미하다.

그런데 약선 요법을 행하여 식품에다 상응되는 약재를 배합하고 과학적인 조리를 한다면 식품의 영양작용과 약재의 치료작용을 완전히 섭취할 수 있으므로 식품과 약재의 배합만 잘 된다면 훌륭한 성과를 거둘 수 있다.

일반적으로 약선 요법의 처방은 대부분 식용 약재를 선택하고 있다. 음식과 약재가 배합을 이루면 그것은 식품의 영양에다 약재의 효능을 곁들이게 되는 셈이다. 그러나 이 두 가지를 서로 배합하여 처방이 되면 그 영양성분과 치료 효과는 모두 변화가 일어나게 된다.

일반적으로는 서로의 보충을 이루고 서로를 강력하게 하여 영양작용과 치료 효과가 모두 증가한다. 특히 끓이는 과정에서 어떤 식품과 약지의 성분은 다른 어떤 약재가 지닌 독성과 부작용을 감소 시키기도 한다. 예를 들어 생강은 반하의 독을 해독하기도 한다는 말이다.

그러므로 약선 요법은 식품과 약재의 간단한 배합이 아니라 한방이론을 근거로 하여 오랜 세월 동안 실질적인 체험을 통하여 얻어진 경험의 산물이라고 할 수 있다.

이러한 약선 요법에 응용되는 식품, 약재, 조미료, 등은 대부분 천연의 동, 식물이 중요한 원료가 되고 있다. 이들 원료가 지닌 성분들은 지극히 복잡하다. 각기 다른 방법으로 요리된 후 함유된 다양한 성분 간에는 복잡한 작용이 발생하게 되거나 서로 강화하고 또 대립하기도 한다. 때로는 새로운 성분을 형성하기도 한다.

이와 같은 복잡한 변화와 그 결과에 대해 아직 완전히 파악하지 못하고 있어 경험의 산물인 약선 요법은 앞으로 체계적인 연구와 분석이 좀 더 이루어져야 할 분야이다.

1. 약선 요법을 활용 할 때는 약재의 배합이 중요하다.

한의학에서 처방을 구성할 때는 약재의 배합을 무엇보다 중요시 한다. 여기서 말하는 배합이란 질병의 증상에 필요한 두 가지 이상의 약재를 선택하여 응용 하는 것이다.

배합된 약재 간의 작용에 대하여 옛 의학자들은 약성(藥性)의 칠성(七性)이라 하여 약성의 일곱 가지 성질로 정리했다. 즉 단행(單行), 상수(相須), 상사(相使), 상외(相畏), 상살(相殺), 상악(相惡), 상반(相反) 등이다. 여기서 단행(單行)은 한 가지 약재로 질병을 치료하는 것이고 상수(相須)는 유사한 약재를 배합하고 응용하여 서로의 약 기운을 도와 약재의 치료 효과를 더욱 강화하는 것을 말한다. 예를 들어 석고와 지모는 똑같이 청열사화(淸熱瀉火)하므로 이들을 배합하여 응용하면 작용이 더욱 강화되는 것과 같은 이치이다.

상사(相使)는 한 가지 약재를 주약으로 하고 기타 약재를 배합하여 주약의 효능을 높이는 것을 말한다. 즉 비허수종(脾虛水腫)에 기(氣)를 보하는 황기를 응용하고 수(水)를 유익케 하는 복령을 배합하면 기(氣)를 돕고 비장을 튼튼하게 하면서 이수(利水)의 작용을 강화하게 된다.

상외(相畏)는 한 종류의 약재 독성 또는 부작용이 다른 약재에 의해 억제되거나 해소되는 것을 말한다. 즉 생강이 반하의 독을 해소하는 것이다.

상살(相殺)은 한 종류의 약재가 다른 약재의 독성반응을 해소하는 것이다. 녹두가 파두의 독성을 감소하는 경우가 그것이다. 상악(相惡)은 두 가지 약재를 배합하여 응용할 때 한 가지 약재가 다른 한 가지 약재의 약효를 감소시키는 것을 말한다.

상반(相反)은 두 가지 약재를 배합하여 응용할 때 격렬한 독성과 부작용이 발생할 가능성이 있는 경우다. 임상에서 약을 쓸 때는 주로 상수(相須)와 상사(相使)를 응용해야 한다는 것을 강조하고 있다. 약재의 작용을 서로 돕는 힘을 빌어 약재가 치료 효능을 한층 더 발휘하게 해야 한다는 것이다. 그러나 상악(相惡)과 상반(相反)은 약재 배합의 금기 사항에 속한다. 특히 옛 한의학자들은 약재 배합의 금기조항으로 십팔반(十八反), 십구외(十九畏)를 중요시했는데 이는 지금까지도 임상에서 많이 응용되고 있는 이론이다.

2. 십팔반(十八反), 십구외(十九畏)란?

옛 의서 〈진주낭보유약성부(珍珠囊補遺藥性賦)〉에 의하면 십팔반(十八反)과 십구외(十九畏)가 기록돼 있다. 이 기록에 따르면 오두는 반하, 과루, 패모, 백급, 백렴과 상극이고 감초는 대극, 완화, 감축,해조와 상극이며 여로는 인삼, 단삼, 사삼, 현삼, 고삼, 당삼, 태자삼,세신, 작약과 상극이라고 했다. 이것이 십팔반이다.

한편 십구외는 다음과 같다. 유황은 박초와 맞지 않고 수은은 비상과 반대이다. 낭독은 밀타승을 가장 두려워한다. 파두는 견우와 어울리지 못하며 정향은 울금과 배합이 안 된다. 아초는 삼릉과 어울릴 수가 없다. 천오, 초오는 시각과 맞지 않으며 인삼은 오령지를 두려워한다. 관계(官桂)가 석지를 만나면 다투게 된다. 이러한 십구외는 실제로 상악(相惡)과 상반(相反)의 의미가 있다고 볼 수있다.

이상과 같은 십팔반과십구외의 배합금기 내용 가운데 일부는 초보적인 동물실험을 거쳐 확실히 독성을 증가시키는 반응이 나타났으므로 임상에서 활용할 때는 반드시 참고로 해야 할 것이다.

3. 약재와 음식배합의 금기사항

역대 의학자들의 경험을 근거로 일부 식품과 약재 사이에 좋지 않은 반응이 발생하는 경우가 있는 것으로 드러나 있어 약재와 음식을 배합할 때는 신중을 기해야 한다. 예를 들어 돼지고기는 오매,길경, 황련, 백합, 창출과는 상극이고 파두, 대황, 오수유, 창이자와는 함께 쓰지 말아야 한다. 돼지 염통은 오수유를 금기하고 돼지 피는 지황, 하수오를 금기한다. 또 염소고기는 반하, 창포와는 상극이고 단사(丹砂), 식초는 금기 대상이다. 개고기는 상육과 상극이고 행인을 금기한다. 참새고기는 백출, 오얏과는 금기 대상이다. 붕어는 후박과 상극이고 맥문동을 금기한다. 잉어는 주사를 금기한다. 파는 지황, 상산, 하수오를 금기한다. 마늘과 무는 지황, 하수오를 금기한다.

음식 금기는 일반적으로 음식 가리는 것을 말한다. 그것은 주로 두 가지 의미를 내포하고 있다.

첫째는 자신의 체질적인 특성에 맞지 않아 음식 금기를 해야 하는 경우이고,

둘째는 질병 상태에서 어떤 질병의 재발을 예방하기 위하여 일부 음식을 가려서 먹어야 하는 경우다. 즉 부종은 소금을 금해야 하고 위장질환에 신물이 올라오면 식초를 삼가해야 한다. 종양,부스럼이 날 때는 염소고기, 새우, 게를 금기한다. 배탈 설사에는 날 것과 과일, 찬 음식을 삼가한다. 불면증에는 진한 차와 커피를 마시지 말아야 한다. 평소 주의해야 할 음식 금기를 살펴보면 다음과 같다.

1. 돼지고기 : 맛은 달고 짜며 성질은 평온하다. 음을 자양하고 조(燥)를 윤택하게 하는데 허(虛)한 비만 또는 담습(痰濕)이 꽉 막힌 채 거센 경우에는 섭취를 삼가하는 것이 좋다. 이러한 돼지고기는 소양인 체질에 특히 좋다.

2. 쇠고기 : 맛은 달고 성질은 평온하며 비위(脾胃)를 보하고 기혈을 도운다. 단, 습열이 있는 경우는 먹지 말아야 한다. 쇠고기는 특히 태음인 체질에 좋다.

3. 염소고기 : 맛은 달고 성질은 덥다. 기를 돕고 허(虛)를 보하며 중기(中氣)를 덥게 하고 하초(下焦)를 따뜻하게 하는 효능이있다. 단, 숙열(宿熱)과 열병에서 갓 나은 경우는 먹지 않아야 한다.
사상체질적으로는 소음인 체질에 좋다.

4. 개고기 : 맛은 짜며 시큼하고 성질은 덥다. 신장을 덥게 하고 양기를 강장 시키는 효능이 있는데 양기가 강하고 화(火)가 거센 사람은 먹지 말아야 한다. 이러한 개고기는 특히 소음인 체질에 좋다.

5. 토끼고기 : 맛은 달고 성질은 차다. 중기(中氣)를 보하고 도우며 피를 식히고 해독하는 작용이 있다. 단, 비위가 허(虛)하고 냉한사람은 먹어서는 안 된다.

6. 돼지족(足) : 맛은 달고 성질은 평하다. 젖이 잘 나오게 하며 부스럼

을 예방하는 효능이 있다. 단, 부스럼 종양이 처음 시작되었을 때는 먹지 말아야 한다.

7. 민물고기 : 성질과 맛은 대부분 달고 평하다. 비장을 튼튼하게하고 위장을 도우며 기혈을 보양하는 효능이 있다. 많이 먹으면 열을 돕는 성질이 있으므로 독창(毒瘡), 화농성 부스럼을 앓는 사람은 먹지 말아야 한다.

8. 주류(소주, 과일주, 맥주 포함) : 맛은 맵고 성질은 덥다. 술은 활혈하고경맥을 소통하는 효능이 있다.

〈양생요집(養生要集)〉에는 술에 대해 다음과 같이 적고 있다. "술은 사람을 이롭게도 하고 손상을 입히기도 한다. 과도하게 마셔 절제가 안 되면 몸과 기가 약해지고 정신이 흐려진다"고 했다.

그러므로 술을 과도하게 마시거나 항상 마시면 간과 비장에 손상을 입히고 습(濕)을 도와 열을 생겨나게 한다. 간염, 종양, 치루 등의 환자는 일절 금해야 한다.

4
약선 요법의 분류

약선 요법은 내용이 풍부하고 종류가 다양하며 많기 때문에 일반적으로 심푸의 성질과 모양, 만드는 방법과 치료작용을 근거로 하여 분류를 하게 된다.

1. 성질과 모양으로 분류한다.

1. 요리와 반찬 종류 : 채소, 육류, 수산물, 달걀 종류 등을 주요재료로 하여 일정 비율의 약재를 배합하여 요리로 만든 것이다.

2. 쌀, 밀가루, 식품류 : 찹쌀, 쌀, 밀가루 등을 재료로 하여 일정량의 보익(補益)약재와 자양(滋養) 약재를 배합하여 만들어낸 식품이다.

3. 죽 종류 : 쌀, 찹쌀, 율무, 기장쌀, 좁쌀, 보리쌀, 밀, 콩, 팥 등으로 반유질(半流質) 식품을 만들고 일정량의 약재 또는 약즙을 첨가하는 것이다.

4. 떡, 간식 종류 : 떡, 간식을 만드는 방법으로 만든 약선식품으로 일정량의 약재를 첨가하는 것이다.

5. 국 종류 : 고기, 달걀, 우유, 해산물을 위주로 하여 약재를 넣고 달이거나 끓이고 농축시킨 비교적 걸쭉한 국물이다.

6. 엑기스즙 종류 : 약재를 압축하여 짜내거나 혼합 등의 방법으로 채취하고 분리하여 만들어낸 즙과 액이다.

7. 음료류 : 약재와 식품 재료를 담그거나 압착 또는 달이고 증류 등의 방법으로 만들어낸 음료용 액체이다.

8. 고(膏)종류 : 신선한 과즙, 신선한 약즙, 또는 약재를 물로 진하게 달여서 벌꿀을 혼합하여 만든 걸쭉한 고(膏)이다.

9. 밀전류 : 과일, 과일 껍질을 벌꿀, 또는 물엿으로 달여낸 약선 식품이다.

10. 주류 : 약재 성분과 술 성분을 함유한 음료이다. 이밖 에도 기타 약재 식품들이 있다.

2. 약선 요법의 작용에 따라 분류한다.

약선 요법은 그 치료 작용을 근거로 하여 건강 강장과 질병 치료, 노화 방지와 장수 등의 세종류로 나눌 수 있다.

1. 건강 강장 약선

자양(磁養)과 보익작용(補益作用)이 있어 건강 강장과 체질을 강화하는 효능을 얻게 된다. 이는 주로 병은 없지만, 체질이 허약한 사람이거나 병후 회복기에 있는 사람들이 먹는 것이다. 그 분류는 어린이 건강식품, 여성 건강식품, 노인 건강식품 등으로 나누어진다.

2. 노쇠완화와 장수 약선

이 약선은 오장(五臟)의 허약과 손상을 보(補)하고 면역기능을 높여주는 효능이 있다. 주로 몸이 허약한 노년기 사람이 먹는 것이다.

3. 질병 치료 약선

이는 치료와 보조치료작용이 있다. 주로 각종 질병을 앓고 있는 사람이 먹어야 한다. 내과, 외과, 부인과, 소아청소년과 등 흔히 볼 수 있는 질병과 빈번하게 발생하는 질병, 그리고 약선 요법을 시행하여 효과를 거둘 수 있는 질병에 초점을 맞추어 증상 변별과 그에 따라 활용할 수 있는 약선 처방 등이 그

핵심이다.

위와 같은 약선 요법이 임상에서 나타나는 효능을 정리하면 다음과 같이 분류할 수 있다.

3. 약선 요법의 효능에 따라 분류한다.

1. 해표제(解表劑) :해표제는 맵고 흩트리는 작용이 있는 약재와 식품으로 구성한 약선 요법의 처방이다. 땀을 나게 하고 열을 발산 시키며 사(邪)를 해소하는 작용을 발휘한다. 이 약선 요법은 감기나 외부로부터 사(邪)가 침입하여 발생한 병의 초기 때 효과적이다.

2. 사하제(瀉下劑) :사하제는 밑으로 사(邪)시키는 약재와 식품으로 구성된 약선 요법의 처방이다. 이는 대, 소변을 소통하고 적체(積滯)를 해소하며 활혈하고 수(水)를 몰아내는 효능이 있어 적체(積滯), 수체(水滯), 그리고 어혈(瘀血) 등의 증상을 치료한다.

3. 청열제(淸熱劑) : 차고 냉한 약재와 식품으로 구성된 약선처방으로 청열해독(淸熱解毒)하고 갈증을 멎게 하며 진액을 생성시키는 작용이 있어 열성 질환에 효과적이다.

4. 거한제(祛寒劑) : 맵고 뜨거운 약재와 음식으로 구성된 약선 처방이다. 양기를 진작시키고 복돋우며 온기(溫氣)로 한사(寒邪)를 흩트리는 작용이 있어 각종 허냉성(虛冷性) 질환에 적용된다.

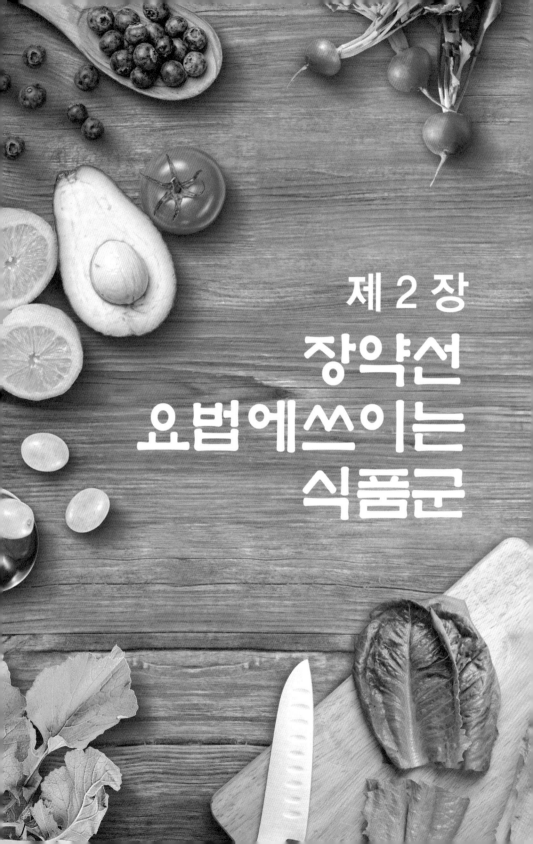

제 2 장

장약선
요법에쓰이는
식품군

1

곡물과 콩

1. 쌀

성질은 평(平)하고 맛은 달다. 주로 비경(脾經)과 위경(胃經)에 작용한다.

효능과 주치 : 중기(中氣)를 보(補)하고 유익하게 하며 비장을 보하면서 위장을 조화시킨다. 진액을 생성하여 갈증을 멎게 하고 정력을 도우며 의지를 굳건하게 한다. 근육과 뼈를 건강하게 하며 설사,이질을 멎게 한다. 위와 장의 불화를 다스리고 여름철의 토사, 소변이 시원치 않고 답답하며 갈증이 나는 증상 등에 작용한다. 쌀이 약재로 쓰인 기록은 상당히 많다.

중국의 옛 한의학자 장중경(張仲景)이 백호탕, 도화탕 등의 처방에서 쌀을 쓰고 있는데 이는 정기(正氣)를 보(補)하고 비장과 위장을 도우려는 의도이다. 한편 약재로 쓰이는 쌀은 늦게 수확한 것이 좋다. 특히 쌀은 모든 체질에 좋은 특성이 있다.

2. 찹쌀

성질은 덥고 맛은 달다. 주로 비장, 위장, 폐경(肺經)에 작용한다.

효능과 주치 : 중기(中氣)를 돕고 보(補)하며 위장을 조화시켜 설사를 멎게 하고 폐기(肺氣)를 도운다. 찹쌀은 비장과 위장이 허약하여 소화가 제대로 안 되고 소갈증에 소변이 많으며 식은땀이 많이 나고 설사 기운이 있을 때 효과적이다. 중국의 옛 한의학자인 손사막(孫思邈)은 비장에 병이 있을때 찹쌀을 먹으면 좋고 기를 도우며 설사를 멎게 한다고 했다.

〈본초강목〉에도 "찹쌀은 중기(中氣)를 보(補)하고 도우며 소갈증을 해소하고 비장과 위장을 덥게 한다. 허한(虛寒)에 의한 설사, 이질을 멎게 하고 소변을 줄이며 식은땀을 거둔다'고 했다. 이러한 찹쌀은 특히 소음인 체질에 효과적이다.

3. 좁쌀

성질은 약간 냉하고 맛은 달며 짜다, 비(脾), 위(胃), 신경(腎經)에 작용한다.

효능과 주치 : 신기(腎氣)를 양호하고 비위(脾胃)를 튼튼하게 하며 허열(虛熱)을 맑히고 소변을 소통시킨다. 따라서 그 효능은 비위허약, 위가 뒤틀리며 일어난 구토, 소갈증, 설사 등에 적용된다. 최근에는 산후 허약과 비위허약으로 빚어진 식욕부진, 소화불량, 무기력 등의 증상에도 쓰이고 있다.이러한 좁쌀은 물로 달여 먹으면 코피를 치료한다.

4. 밀

맛은 달고 성질은 차며 심장, 비장, 신경에 작용한다.

효능과 주치 : 마음과 정신을 양호하게 하고 안정시키며 장(腸)과 비장을 튼튼하게 한다. 신장의 기능을 돕고 열을 제거하면서 갈증을 멎게 한다. 특히 밀은 오장(五臟)의 조증(燥症), 공연히 슬퍼지며 울음이 나오려고 하는 증상, 우두커니 넋이 나가고 불안해하며 불면증, 번열(煩熱), 소갈증, 설사, 이질 등의 질환에 효과적이다. 옛 한의서인 〈천금식치(千金食治)〉의 기록에 따르면 "밀은 심기(心氣)를 양호하므로 마음의 병과 심장질환에 좋다"고 했다. 또 〈명의별록(名醫別錄)〉에서는 밀을 가리켜 "열을 제거하고 갈증을 멎게 하며 소변을 잘 나오게 할 뿐만 아니라 간기(肝氣)를 양호하고 하혈(下血)과 토혈(吐血)을 멎게 한다"고 적혀 있다. 특히 〈본초재신(本草再新)〉에 따르면 "밀은 심장을 양호하고 신장을 도우며 화혈(和血)하는 가운데 비장을 튼튼하게 한다"고 적혀 있다. 이러한 밀은 태음인 체질에 특히 좋다.

5. 메밀

성질은 차고 맛은 달며 비(脾), 위(胃), 대장경(大腸經)에 작용한다.

효능과 주치 : 기(氣)를 돕고 대장을 유익하게 한다. 기(氣)를 내려 적체를 해소하

며 열을 내리고 해독하는 효능이 있다. 위와 장의 적체를 치료하고 위장을 튼튼하게 하여 소화작용을 도와준다. 또한, 만성 설사와 이질도 치료한다.〈본초강목〉의 기록에 따르면 "메밀은 기를 내리고 장을 시원케하며 적체를 해소한다. 또 열종(熱腫)의 통풍을 해소하며 백탁(白濁)과 백대하증, 비장의 적체로 빙어진 설사를 해소한다"고 했다.

한편 현대 약리학 연구에서 메밀은 모세혈관의 취약성 출혈을 방지하고 고혈압에 의해 유발되는 뇌출혈성 질병을 예방하는 것으로 드러나 있다. 외과용으로는 각종 종기, 독창과 화상 등의 치료에 응용 된다. 한편 사상체질에서는 메밀을 태양인 식품으로 분류한다.

6. 옥수수

성질은 평(平)하며 맛은 달다. 위(胃)와 대장경(大腸經)에 작용한다.

효능과 주치 : 중기를 조화시키며 위장을 활성화 시키고 습(濕)을 제거하면서 이뇨작용을 한다. 현대 약리학 연구에 의하면 옥수수 기름에는 불포화지방산과 인지질이 다량으로 함유돼 있어 콜레스테롤수치를 내리는데 비교적 좋은 작용을 한다고 했다.

따라서 고혈압, 고콜레스테롤환자가 건강식으로 장기간 복용하면 효과적이다.

옥수수수염은 이뇨와 혈압하강, 담즙 분비작용을 촉진하는 효능이 있어 비뇨기계 감염과 간염, 황달, 담낭염 등에 응용할 수 있다.

〈본초강목〉에서는 옥수수가 중기(中氣)를 조화하고 위장을 활성화시킨다고 했다. 또 소변을 찔끔거리며 모래가 들어가 있는 것처럼 통증이 견딜 수가 없을 정도이면 물에 달여 복용하면 된다고 했다. 〈본초추신(本草椎新)〉에 의하면 옥수수는 "건위제(建胃劑)이고 달여서 그 즙을 마시면 이뇨작용도 있다"고 했다. 한편 사상체질에서는 옥수수를 소양인 식품으로 분류한다.

7. 대두

성질은 평(平)하며 맛은 달고 비(脾), 위(胃), 대장경(大腸經)에 작용한다.

효능과 주치 : 비장을 튼튼하게 하고 기(氣)를 도우며 조증(燥症)을 윤택하게 하

고 수(水)를 유익하게 한다. 또 해독하고 종기를 해소시키며 통증을 멎게 하는 작
용이 있다. 대두는 감병(疳病)으로 야위고 소화불량에 헛배가 불러오며 설사 증
상이 있을 때 효과적이다. 특히 매일 콩국을 마시면 급성임신중독증을 치료하고
젖을 잘 나오게 한다. 외과용으로는 각종 부스럼, 중독과 외상 출혈 등을 치료한
다. 현대 약리학 연구에 의하면 대두가 관상동맥경화증이나 암 예방,영양 신경계
통에 중요한 작용을 하는 것으로 드러나고 있다. 따라서 대두는 영양이 풍부하면
서도 질병을 예방하고 치료하는 건강식품으로 인기가 높다. 옛 문헌에도 대두의
효능에 대한 기록은 많다.

〈일용본초(日用本草)〉에 의하면 "대두는 중기(中氣)를 평안케 하고 대장에 유익
을 가져다 준다. 또 수종을 해소하며 중독을 치료한다"고 했다. 〈신농본초(神農本
草)〉에서도 "대두는 종양을 치료하고 통증을 멎게 한다"고 기록돼 있다. 사상체질
에서는 대두를 태음인 식품으로 분류한다.

8. 검은 콩

성질은 평(平)하고 맛은 달며 비경(脾經), 신경(腎經), 심경(心經)에 작용한다.

효능과 주치 : 수(水)를 유익하게 하고 습(濕)을 제거하며 활혈하면서 풍(風)을 몰
아낸다. 열을 내리면서 해독하는 효능도 있다. 따라서 검은 콩은 모든 수종창만
(水腫脹滿), 즉 습독수종(濕毒水腫),신장병수종(腎臟病水腫), 황달부종(黃疸浮
腫), 풍독각기병(風毒脚氣病), 종기풍습비통(腫氣風濕痺痛) 등과 산후풍에 의한
경련, 말문을 닫아버린 증상 등에 효과적이다. 외과용으로는 종양, 독창을 치료하
고 또한 약의 독을 해독하기도 한다. 허약한 사람에게는 허(虛)를 보하고 양혈(養
血)하는 효과가 있다. 이러한 검은 콩에 대해 〈본초강목〉에서는 다음과 같이 기록
하고 있다. "검은 콩은 신장병을 치료하고 수(水)를 도우며 기(氣)를 내리게한다.
따라서 풍열(風熱)질환을 억제하고 활혈(活血)시킨다"고 했다.또한 〈명의별록(名
醫別錄)〉에는 다음과 같이 기록돼 있다.

"검은 콩은 수종을 몰아내고 위장 속의 열비증(熱痺症)을 제거하며 어혈을 몰아
낸다. 오장에 결집된 한기(寒氣)를 제거하며 오두(烏頭)의 독을 해소시킨다. 볶아
서 가루로 복용하면 위 속의 열을 다스리고 종기와 비증(痺症)을 제거한다.

9. 녹두

성질은 차며 맛은 달고 심경(心經)과 위경(胃經)에 작용한다.

효능과 주치: 열을 내리며 해독하는 작용이 있다. 수(水)를 유익하게 하며 부종을 해소한다. 더위를 식히며 갈증을 멎게 하는 효능이 있다. 특히 녹두는 더위로 인해 답답하고 갈증이 나는 것과 수종(水腫)에 설사와 이질이 있고 종양, 단독(丹毒)을 다스린다. 또 음식 중독, 약물 중독과 금석약독(金石藥毒) 등을 해소시키는 효능이 있다. 그리고 녹두껍질을 베개 속으로 만들어 베개 화(火)를 맑히고 눈을 밝게 하며 혈압을 내리는 효과도 있다. 여름철에는 더위를 식히고 중기(中氣)를 조화롭게 하며 해독하는 데 있어 가장 좋은 음료이다. 옛 의서에도 녹두에 대한 기록은 많이 있는데 〈본초회언(本草匯言)〉에 따르면 "녹두는 더위와 열을 내리고 번열을 해소하며 조열(燥熱)을 윤택하게 하고 독열(毒熱)을 해소시킨다"고 했다. 또 녹두는 원기를 보하고 도우며 오장을 조화시키고 정신을 안정시키는 가운데 십이경맥을운행시킨다는 기록도 있다. 특히 녹두를삶아 그 즙을 내어 마시면 소갈증을 치료하고 부풍(浮風)을 몰아내며 기력을 돕고 살결을 윤기 나게 한다고도 했다. 한편 사상체질에서는 녹두를 소양인 식품으로 분류하고 있다.

10. 팥

성질은 평(平)하다. 맛은 달며 시고 심경(心經)과 소장경(小腸經)에 작용한다.

효능과 주치 : 수(水)를 유익하게 하고 부종을 해소시키며 해독하고 농(膿)을 배출한다. 특히 팥은 수종으로 배가 부른 것과 각기부종(脚氣浮腫), 신장염, 수종, 간경화 복수나 영양 불량성 수종, 습열황달 등에 효과적이다. 외과 치료용으로는 열독(熱毒)의 부스럼, 종기, 즉 볼거리, 유종, 단독, 궤양성 종기 등의 증상에 적용된다. 팥에 대한 옛 문헌의 기록은 〈본경(本經)과 〈본초강목〉, 〈약성론(藥性論)〉에서 찾아볼 수가 있다.

먼저 〈본경〉에 따르면 "팥은 수(水)를 맑히고 조양의 피고름을 배출시킨다"고 했고 〈본초강목〉에서는 "모든 종기나 부스럼, 적종(赤腫) 등에 팥가루를 물로 개어서 바르면 낫는다"고 했다.

한편 〈약성론〉에 따르면 "팥은 열독에 의한 종약을 다스리고 나쁜 피를 몰아내며 답답함을 해소시키고 수종으로 피부가 부풀어 오른 것을 치료한다"고 했다.
사상체질로 볼때 팥은 특히 소양인체질에 효과적이다.

11. 완두

성질은 평(平)하며 맛은 달다. 비경(脾經), 위경(胃經)에 작용한다.

효능 및 주치 : 영위(營衛)를 조화롭게 하고 중기(中氣)를 돕는다. 소변을 잘 나오
게 하며 종양을 해소시킨다. 따라서 완두콩 비장과 위장의 조화상실로 빚어진 구
역질, 갈증과 소변이 제대로 나오지 않는 증상에 효과적이다. 가루를 만들어 외과
용으로 상처에 바르면 해독의 효능이 있어 종양, 부스럼 등을 치료한다.이러한 완
두콩의 작용에 대해 〈수식거음식보(隨息居飮食譜)〉에 기록 돼 있는데 이 문헌에
따르면 "완두콩을 삶아서 먹으면 중기(中氣)를 조화하고 진액을 생겨나게 하여
갈증을 멎게 하며 기(氣) 내리게 한다. 또 젖을 잘 나오게 하며 종기를 해소한다"
고 기록돼 있다.특히 〈본초강목〉에는 완두를 가루고 만들어 종양과 부스럼에 바
르면 좋다고 밝히고 있기도 하다. 사상체질에서는 완두가 태음인,소음인,소양인
체질에 좋은 식품으로 분류한다.

12. 참깨

성질은 평(平)하고 맛은 달다. 간경(肝經)과 신경(腎經)에 작용한다.

효능과 주치 : 간장과 신장을 보하고 오장(五臟)을 윤택하게 하면서 양혈(養血)하
고 배변이 잘 나오게 한다. 따라서 참깨는 간장과 신장 부종, 현기증, 허리, 무릎
이 시큰하고 무기력한 증상, 머리카락이 일찍 희어지는 증상에 효과적이다. 또 병
후의 허약체질, 진액증, 산후의 젖 부족 등의 증상도 개선시킨다.
옛 의서 〈신농본초경(神膿本草經)에는 참깨의 효능을 다음과 같이 기록하고 있
다. "참깨는 상처를 아물게 하고 야윈 몸에 좋다. 오장(五臟)을 보하고 기력을 돋
우며 근육을 자라게도 하면서 뇌수(腦髓)를 보충한다"고 했다. 또 〈명의별록(名醫
別錄)〉에는 "참깨가 뼈와 근육을 튼튼하게 하고
눈과 귀를 밝게 하며 허기와 갈증을 이기게 하면서 장수를 누리게 한다"고 적고
있다. 이러한 참깨는 특히 소양인 체질에 잘 맞는다.

비장이 허약하여 대변에 설사기운이 있을 경우는 복용을 삼가한다.

13. 땅콩

성질은 평(平)하고 맛은 달다. 비경(脾經), 폐경(肺經)에 작용한다.

효능과 주치 :양혈(養血)하고 비장을 보하며 위장을 조화롭게 한다. 폐(肺)를 윤택하게 하고 기침을 멎게 하며 가래를 삭힌다. 따라서 비장과 위장의 기능조화 상실증, 영양불량, 조열(燥熱)기침, 각기병, 산후 젖부족등 등의 증상에 적용된다.특히 낙화생유를 항상 먹으면 쇠기능 쇠퇴를 완화하고 혈전 형성을 억제하여 혈관 벽을 보호한다. 땅콩은 장생과(長生果)라고 부르고 있어 늘 먹으면 건강 장수를 누리게 하는 식품이다. 이러한 땅콩의 효능에 대한 언급은 옛 문헌에 자주 등장하는데 〈본초비요(本草備要)〉에서는 "비장을 보(補)하고 폐(肺)를 윤택하게 한다"고 했고 〈약성고(藥性考)〉에서는 "땅콩을 날것으로 갈아 먹으면 가래를 쓸어내리고 볶아서 먹으면 위장과 비장을 활성화 시키며 대장의 기능을 원활히 한다"고 했다.

특히 "마른기침이 날 때 먹으면 조열(燥熱)을 자양하고 화(火)를 윤택하게 한다"고 적고 있다.

한편 사상체질의학에서는 땅콩을 태음인에게 좋은 식품으로 분류한다.

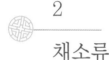

2
채소류

1. 배추

성질은 약간 냉하고 맛은 달며 폐경(肺經)과 위경(胃經)에 작용한다.

효능과 주치 : 해열과 답답함을 해소한다. 위와 장을 소통하며 해독하고 소변을 잘 나오게 한다. 배추에는 풍부한 비타민 C와 칼슘성분이 많이 들어있고 식용방법도 다양하다. 따라서 간편하게 다양한 효능을 섭취할 수 있어 배추는 모든 채소 중 으뜸으로 꼽힌다.

옛 문헌 〈전남본초(塤南本草)〉에 의하면 "배추는 경로(經路)를 누비며 소변을 잘 나오게 한다"고 했고 〈명의 별록〉에서는 "장(腸)과위(胃)를 시원하게 소통하고 가슴 속 답답함을 제거하며 술로 빚어진 갈증을 해소한다"고 적고 있다. 한편 사상체질의학에서는 배추가 소양인에게 좋은 식품으로 분류한다.

2. 시금치

성질은 차고 맛은 달다. 위경(胃經)과 대장경(大腸經)에 작용한다.

효능과주치 : 보혈하고 지혈하며 음(陰)을 자양하고 조(燥)를 윤택하게 한다. 따라서 시금치는 빈혈, 출혈, 혈변이 있을 경우 보조치료의 약선 요법으로 활용하면 효과적이다. 시금치는 또한 물을 들이키는 소갈증과 변비 등의 증상도 개선시킨다. 〈본초강목〉에 따르면 "시금치는 혈맥(血脈)을 소통하고 가슴을 시원하게 하며 기(氣)를 내려가게 하여 중기(中氣)를 조화롭게 한다. 또 갈증을 멎게 하고 조(燥)를

윤택하게 한다"고 했다.

또 〈육천본초(陸川本草)〉에는 "시금치가 혈분(血分)에 들어가 피를 생성하고 활혈하며 지혈한다. 어혈(瘀血)을 몰아내는 작용이 있어 출혈, 장 출혈과 괴혈증 등을 치료한다"고 했다. 한편 사상체질에서는 시금치가 소음인에게 좋은 식품으로 분류한다.

3. 미나리

성질은 차고 맛은 달고 쓰다. 주로 위경(胃經), 간경(肝經), 폐경 (肺經)에 작용한다.

효능과 주치 : 간(肝)을 잔잔하게 하고 열을 내린다. 풍을 몰아내며 습(濕)을 제거한다. 피를 식히면서 이뇨작용을 한다. 특히 미나리는 고혈압, 두통, 현기증, 소변이 시원하게 나오지 않을 때, 부인의 월경불순, 적백대하증, 종양 등의 증상을 치료한다.

옛 문헌 〈본초추진(本草推陳)〉에 의하면 "미나리는 간양(肝陽)에 의해 빚어진 어지럼증과 얼굴이 상기되고 눈이 충혈되며 머리가 무겁고 발에 힘이 없어 걸음을 잘 못 걷는 증상을 치료한다"고 기록돼 있다.

또 〈생초약성비요(生草藥性備要)〉에서는 "미나리가 보혈하고 풍을 몰아내며 습을 제거한다"고도 했다. 이러한 미나리는 사상체질적으로 볼 때 소음인 체질에 좋은 식품이다.

4. 부추

성질은 덥고 맛은 맵다. 주로 간경(肝經)과 위경(胃經), 신경(腎經)에 작용한다.

효능과 주치 : 중기(中氣)를 덥게 하며 허약을 보한다. 기를 운행시켜 피를 흩트리고 해독한다. 따라서 부추는 뇌비증(腦痺症)과 위장이 뒤집힌 딸꾹질, 토혈, 출혈, 요혈(尿血)과 어혈로 부어 오른 통증, 외상출혈을 치료한다. 또한, 갈증을 해소하고 치루, 탈항, 벌레나 독충에 물리고 쏘인 증상 치료에 적용된다.

현대 약리학 연구에 의하면 부추에 함유돼 있는 휘발성 기름과 유산 화합물에 혈지(血脂)를 내리게 하는 작용이 있어 고지혈증, 관상동맥경화증 환자의 훌륭한 건강식품임이 밝혀졌다.

옛 문헌 〈본초습유(本草拾遺)〉에 의하면 "부추는 중초(中焦)를 덥게 하고 기(氣)를 내리며 허(虛)를 보하면서 오장육부를 조화롭게 한다. 또 사람으로 하여금 식욕이 일게 하며 양기를 돕는다. 따라서 채소 중에서 부추의 더운 성질이 사람에게 가장 좋으므로 자주 먹는 것이 좋다"라고 기록하고 있다.

〈본초강목〉에도 "부추 삶은 즙으로 훈증을 하면 산모의 혈액 운행을 도우며 그 즙으로 치질과 탈항을 씻으면 효과가 있다."고 했다. 단, 음(陰)이 허(虛)하여 내열(內熱)이 있는 사람은 복용을 삼가 해야 한다. 한편 사상체질의학에서는 부추를 소음인 체질에 좋은식품으로 분류한다.

5. 마치현

성질은 냉하고 맛은 시큼하며 대장경(大腸經)과 소장경(小腸經), 방광경(膀胱經)에 작용한다.

효능과 주치 : 열을 내리고 해독하며 어혈(瘀血)을 흩트리고 종기를 사그라지게 한다. 특히 마치현은 열성 이질의 농혈(膿血), 열림증(熱淋症), 혈림증(血淋症), 대하증, 종양, 부스럼 등의 증상을 치료한다. 마치현에 대한 기록으로는 〈음선정요(飮膳正要)〉에 다음과 같이 적고 있다. "마치현은 맛이 시큼하고 냉하며 독이 없다. 주로 눈에 하얀 막이 덮이는 것과 냉(冷)과 열을 제거하며 기생충을 죽이기도 한다"고 했다. 이러한 마치현은 특히 소양인 체질에 좋다.

6. 냉이

성질은 평(平)하며 달다. 심경(心經), 폐경(肺經), 간경(肝經)에 작용한다.

효능과 주치 : 열을 내리고 해독하며 수(水)를 돕고 지혈과 이질을 멎게 한다. 현대 약리학에서 냉이는 혈압을 내리게 하고 자궁평활근 수축작용이 있음이 판명되었다. 특히 냉이는 임상에서 이질수종에 효능이 있는 것으로 나타났으며 고혈압, 신장염, 신장결핵, 유백뇨(乳白尿), 안저출혈 등의 질환에 뚜렷한 치료 효과가 있는 것으로 밝혀졌다. 또한, 빈혈이나 월경과다 등의 증상에도 그 효능이 인정되고 있다. 이러한 냉이는 특히 소음인과 소양인, 태음인 체질 에 효과적인 식품이다.

7. 양배추

성질은 평(平)하고 맛은 달다.

효능과 주치 : 통증을 멎게 하며 새살을 돋게 한다. 뼈와 근육을 튼튼하게 하고 관절에 유익한 작용을 한다. 특히 위나 십이지장궤양을 개선하는 효능이 뛰어나다.

한편 사상체질에서는 양배추를 소음인 체질에 좋은 식품으로 분류한다.

8. 죽순

성질은 약간 떫으면서 냉하고 맛은 달다. 폐경(肺經), 위경(胃經)에 작용한다.

효능과 주치 : 열을 내리고 독을 발산시킨다. 가래를 삭히면서 이뇨작용을 한다. 특히 죽순은 어린이의 마진이 나오지 않는 것과 식체로 헛배가 부르며 가래가 많은 증상을 다스린다.

이러한 죽순의 효능에 대해 〈강목습유(綱目拾遺)〉에서는 다음과 같이 밝히고 있다. "죽순은 온몸의 기관을 소통하고 가래와 담(痰)을 삭히며 헛배가 부르는 것을 해소한다"고 했다.

또 식물의기(食物宜忌)〉에서는 "죽순은 담(痰)을 삭히고 장을 윤활하게 하며 독을 발산시키고 마진을 완전히 돋아나게 한다"고 했다.

한편 〈본초강목〉에서는 죽순이 소갈증을 다스리고 수도(水道)를 원할하게 한다고 기록돼 있다. 이러한 죽순은 특히 태음인 체질에 좋은 식품 중 하나다.

9. 무

성질은 차고 맛은 달며 맵다. 주로 폐경(肺經)과 위경(胃經)에 작용한다.

효능과 주치 : 음식을 소화하고 위장을 튼튼하게 하며 가래를 삭히고 열을 내린다. 기(氣)를 순리적으로 유통하게 하고 기침을 멎게 하며 해독작용을 한다. 특히 무는 음식이 적체되어 헛배가 부르고 조열(燥熱)이 나며 기침과 가래가 나고 목과 머리가 아픈 증상, 소갈증, 토혈 등에 효과가 있다. 무에 대한 기록으로는 〈일용본초(日用本草)〉에 언급돼 있는데 이 기록에 따르면 "무는 가슴을 시원하게 하며 대, 소변을 잘 나오게 한다.

특히 무를 익혀 먹으면 가래를 삭히고 소화작용이 있다. 반면 날 것으로 먹으면 갈증을 해소하고 중초(中焦)를 편안하게 한다"고 했다. 또 일화자본초(日華子本草)〉에서는 "무가 가래를 삭히고 기침을 멎게 하며 폐 질환의 토혈을 치료한다"고 기록돼 있다. 이러한 무는 특히 체질적으로 태음인 체질에 좋은 식품이다.

10. 당근

성질은 평(平)하고 맛은 달며 폐경(肺經)과 비경(脾經)에 작용한다.

효능과 주치 : 중초(中焦)를 보하고 기(氣)를 원활히 운행시킨다. 비장을 튼튼하게 하고 위장의 기능을 도우며 소화작용이 뛰어나 적체를 내리게도 한다. 특히 당근은 비위허약으로 빚어진 소화불량과 식욕 저하에 효과적이다. 당근을 물로 달여 마시면 열을 내리고 해독하며 마두(麻逗)를 치료하기도 한다. 당근에는 비타민 A 함유량이 많기 때문에 야맹증 치료에도 효과적이다. 최근의 연구 발표에 의하면 당근에 항암작용이 있고 또한 혈압을 내리게 하며 강심(强心)과 혈당을 내리게 하는 효능이 있다는 사실이 밝혀지기도 했다. 이러한 당근은 특히 태음인 체질에 좋은 식품이다.

11. 감자

성질은 평(平)하고 맛은 달며 비경(脾經)과 위경(胃經)에 작용한다.

효능과 주치 : 비장을 튼튼하게 하고 기(氣)를 유익하게 하며 위장과 중초(中焦)를 조화롭게 한다. 또 종기를 사그라지게 하기도 한다.
〈호남약물지(湖南藥物誌)〉에 의하면 "감자는 중기(中氣)를 보하고 비장과 위장을 튼튼하게 하며 소염작용이 있다"고 적고 있다. 한편 사상체질의학에서는 감자를 소음인과 태음인 체질에 좋은 식품 으로 분류하고 있다.

12. 고구마

성질은 평(平)하고 맛은 달다. 비경(脾經), 신경(腎經), 폐경(肺經)에 작용한다.

효능과 주치 : 허약을 보하고 비장을 튼튼하게 한다. 기를 돕고 신장을 강화시키며 변비를 치료한다. 최근의 연구 결과에 의하면 고구마는 인체에 공급되는 교원(膠原)과 점액 다당류 물질을 대량으로 함유하고 있는 것으로 밝혀졌다. 이 물질

은 우리 인체의 동맥혈관 탄력성을 유지시키며 간장과 신장 속 결합 조직의 위축
을 방지한다고 했다.

〈본초강목〉에 따르면 "고구마는 중초를 보하고 화혈(和血)하며 위장을 덥게 하므
로 오장육부를 좋게 한다"고 기록돼 있다. 또 〈수식거음식보(隨息居飮食譜)〉에는
"고구마를 삶아 먹으면 비장과 위장을 보하고 기력을 도우며 풍한(風寒)을 막아
낸다. 또 안색을 좋게 한다'고 했다. 한편 사상체질적으로 볼 때 고구마는 태음인
과 소음인 체질에 좋은 식품으로 분류된다.

13. 토란

성질은 평(平)하고 맛은 달고 매우며 대장경(大腸經)과 위경(胃經)에 작용한다.

효능과 주치 : 중기(中氣)를 보하고 간장과 신장을 도우며 부스럼,망울을 흐트러뜨
린다. 특히 토란은 중기부족(中氣不足), 뱃속에 망울이 있는 증상, 피부 부스럼, 종
독, 화농성 종기 등을 치료한다. 단, 토란의 날 것은 약간의 독이 있으므로 복용 시
주의한다.

〈명의별록(名醫別錄)〉에 의하면 "토란은 위와 장을 편안하게 하고 근육과 피부를
좋게 하며 중기를 윤활하게 한다"고 기록돼 있다. 또 〈전남본초(塡南本草)〉에는
다음과 같이 적고 있다.

"토란은 중기부족을 치료하며 오랫동안 복용하면 간장과 신장을 보하고 정(精)과
수(髓)를 보충한다"고 했다. 한편 사상체질의학에서는 토란을 태음인 체질에 좋은
식품으로 분류한다.

14. 연근

성질은 냉(冷)하고 맛은 달다. 심경(心經), 비경(脾經), 위경(胃經)에 작용한다.

효능과 주치 : 열을 내리며 폐(肺)를 윤택하게 하고 피를 식히면서 어혈(瘀血)을
흐트러뜨린다. 또 비장을 튼튼하게 하고 위장을 활성화 시키며 양혈(養血)하고
근육을 생성시킨다. 특히 연근은 열병으로 답답하고 갈증이 나는 증상과 토혈, 출
혈, 열성 임증을 치료한다.

이외에도 연근은 급성 위염과 장염, 코피 나는 증상, 더위 먹고 배가 아픈 증상

등에도 효과적이다. 이러한 연근은 생식해도 되고 익혀서 먹기도 한다. 또 가공하여 연근 가루와 밀전 등으로 만들어 먹어도 된다. 〈음선징요(飲膳正要)〉에 의하면 "연근은 맛이 달고 성질이 평하며 독은 없다. 주로 중초를 보하고 정신을 양호하며 기를 돕고 질병을 제거한다. 그리고 열로 빚어낸 갈증을 해소하고 피를 흩트린다"고 했다.

또 〈본초강목〉에는 연근의 효능에 대해 다음과 같이 밝히고 있다. "연근은 지혈하고 연심(蓮心)은 열을 내리며 심신(心身)을 안정시킨다. 연꽃 수염은 정기를 다지며 지혈하고 연방(蓮房)은 지혈하고 어혈(瘀血)을 몰아낸다. 연 줄기는 기를 소통하고 가슴을 시원하게 하며 젖이 잘 나오게 한다. 연잎은 더위와 열을 내리고 연잎 꼭지는 태(胎)를 안정시키며 지혈한다. 연꽃은 더위를 맑히며 지혈한다"고 했다. 이상의 기록에서도 보듯이 연근의 식용과 약용의 가치는 매우 높다.

15. 파

성질은 덥고 맛은 맵다. 폐경(肺經), 위경(胃經)에 작용한다.

효능과 주치 : 열을 해소하고 폐(肺)를 시원하게 하며 양기를 소통 시킨다. 특히 파는 감기 시초, 상풍(傷風)에 의한 코막힘, 대소변이 잘 나오지 않는 증상이나 산후 혈흔 등에 적용된다.

현대 약리학 연구에 의하면 파에는 휘발성 매운 성분이 있어 땀샘을 자극하여 땀을 나게 하며 열을 발산시키는 작용이 있는 것으로 알려져 있다. 또 소화액의 분비를 촉진해 소화를 돕고 병을 유발 시키는 병균을 소멸하거나 억제하는 작용이 있으며 특히 이질균과 피부 진균에 대한 작용이 뛰어난 것으로 밝혀져 있다.

옛 문헌 〈음선정요(飲膳正要)〉에 의하면 "파는 맛이 맵고 성질은 더우며 독은 없다. 눈을 밝게 하고 허약 부족을 보하며 땀을 나게 하고 종기를 사그라지게 한다"고 기록돼 있다. 한편 사상체질적으로 볼 때 파는 소음인 체질에 좋은 식품이다.

16. 생강

성질은 덥고 맛은 맵다. 폐경(肺經), 위경(胃經), 비경(脾經)에 작용한다.

효능과 주치 : 열을 발산하고 땀을 나게 한다. 중초를 덥게 하면서 구토를 멎게

하고 해독하는 효능이 있다. 특히 생강은 한기(寒氣)에 의한 감기, 구토와 침이 흘러나오는 데에 효과적이다.

현대 약리학 연구에 의하면 생강에는 혈액순환을 촉진하고 증강 시키며 위액분비를 촉진하는 효능이 있는 것으로 밝혀졌다. 또 평활근을 흥분시키며 소화작용을 촉진하는 것으로 드러나 있다. 특히 생강의 여과 액체는 포도상구균을 억제하는 것으로 알려져 있다. 생강의 약효에 대한 기록은 다양한 문헌에 나타나 있다. 〈본초경집주(本草經集注)〉에서는 "생강이 오장을 보하고 가래를 몰아내며 기를 내리고 구토를 멎게 한다. 또 풍(風), 습(濕), 한(寒), 열(熱)을 해소시킨다"고 기록돼 있다. 또 〈음선정요(飮膳正要)〉에서는 "생강의 맛은 맵고 약간 덥다. 주된 작용은 한기에 의한 두통, 기침에 기가 복받쳐 오르는 것과 구토를 멎게 하고 정신을 맑게 한다"고 했다. 따라서 생강은 맵고 향이 있어 식품뿐 아니라 조미료로도 쓰이며 비교적 훌륭한 한약재이기도 하다.

이러한 생강은 특히 소음인 체질에 좋은 식품으로 분류된다

17. 마늘

성질은 덥고 맛은 맵다. 비경(脾經)과 위경(胃經), 폐경(肺經)에 작용한다.

효능과 주치 : 중기(中氣)를 덥게 하고 습(濕)을 제거하며 적체를 해소한다. 또 해독 작용이 있으며 살충작용도 한다. 특히 마늘은 명치와 배가 냉(冷)하고 아픈 증상, 수종에 의한 헛배가 부르고 음식의 체증, 설사, 이질, 백일기침, 종기, 부스럼, 벌레 등에 물린 상처에 효과적이다. 현대 약리학 연구에 의하면 마늘의 약효성분인 휘발성의 매운 성분은 비교적 강하고 범위가 넓은 향균, 항원충(抗原蟲)의 작용이 있는 것으로 밝혀졌다. 연구 결과에 의하면 생마늘을 장기간 복용하면 위내부 초산염의 함유량을 낮추고 이를 만들어내는 균에 대해 뚜렷한 억제작용이 있는 것으로 나타났다는 것이다. 그러므로 마늘은 감기 예방과 치료, 위와 장의 세균성 전염병 등에 대해 비교적 좋은 효과가 있으며 암 예방의 효과도 큰 것으로 알려져 있다.

옛 문헌 〈명의별록(名醫別錄)〉에서는 마늘의 효능에 대해 다음과 같이 밝히고 있다. "마늘의 맛은 맵고 성질은 더우며 독이 있다. 종기, 화농성, 부스럼을 흩트리고 풍사(風邪)를 제거시키며 독기(毒氣)를 몰아낸다. 특히 외쪽 마늘이 좋다"고 했다.

한편 〈본초강목〉에 의하면 "마늘은 그 냄새가 진하고 거세며 오장을 소통하여 모든 곳을 뚫어주므로 한습(寒濕)을 제거하고 사악(邪惡)을 몰아내며 종기를 해소하면서 육식체증을 소화시킨다"고했다. 이러한 마늘은 특히 소음인 체질에 좋다.

18. 양파

성질은 평(平)하고 맛은 맵고 달다.

효능과 주치 : 열을 내리고 해독하며 가래를 삭인다. 이뇨작용과 해독작용이 있다. 따라서 양파는 다친 상처, 궤양, 변비, 여성 질속의 적충병(滴蟲病)에 뚜렷한 치료 효과가 있다. 그동안의 연구결과에 의하면 양파에는 전립선 호르몬과 혈중 섬유단백을 활성화 시키는 성분이 함유되어 있어 고지방 음식에 의해 빚어진 혈중콜레스테롤 수치 상승을 억제하는 것으로 밝혀졌다. 또한 인체내 혈압을 상승시키는 물질의 작용을 억제하는 기능도 있는 것으로 알려져 있다. 특히 나트륨의 배설을 촉진시켜 혈압을 내리게 하므로 평소 즐겨 먹으면 고지혈, 고혈압, 동맥경화증의 예방, 치료에 효과적이다. 이러한 양파는 특히 태음인 체질에 좋은 식품으로 분류되고 있다.

19. 호박

성질은 약간 냉하다. 맛은 달며 담담하고 대장경(大腸經), 소장경(小腸經), 폐경(肺經), 방광경(膀胱經)에 작용한다.

효능과 주치 : 열을 내리고 해독하며 이뇨작용이 있고 가래를 삭힌다. 따라서 만성위염, 신장염, 소변이 제대로 안 나오고 더위를 먹은 증상에 적용된다. 특히 호박은 나트륨 함량이 낮고 지방은 없으므로 비만한 사람의 다이어트 식품으로 적합하다. 또 하나 신장병, 부종,당뇨병에 대해서도 효과가 뛰어나다.
〈명의별록(名醫別錄)〉에 의하면 "호박은 아랫배의 수종을 치료하며 소변을 잘 나오게 하고 갈증을 멎게 한다"고 했다. 또 〈음선정요(飮膳正要)〉에 기록돼 있는 호박은 "맛은 달고 성질은 평(平)하며 약간 냉하고 독은 없다. 그 효능은 기를 돕고 얼굴의 혈색을 돌게 하며 허기를 느끼지 않게 한다"고 했다. 한편 본초재신(本草再新)〉에 의하면 "호박은 심화(心火)를 맑히고 비화(脾火)를 배설하며 습(濕)을 도

와 풍(風)을 몰아낸다. 종기를 개선하고 갈증을 해소하며 더위를 해소하고 열을 삭힌다"고 기록돼 있기도 하다. 이러한 호박은 그 씨도 훌륭한 작용을 하는 약재다. 호박씨에는 폐열(肺熱)을 맑히고 가래를 삭히며 종양을 흩어지게 만들고 배농 작용이 있는 것으로 밝혀져 있기 때문이다. 특히 호박껍질은 당뇨병 치료에 쓰이고 속살은 급성 신장염으로 빚어진 부종을 치료한다. 이러한 호박은 소양인과 태음인 체질에 좋은 식품으로 분류된다.

20. 수세미

성질은 차고 맛은 달다. 심경(心經), 간경(肝經), 위경(胃經)에 작용한다.

효능과 주치 : 열을 내리고 피를 식혀준다. 가래를 삭히며 경락을 소통시키고 해독하며 기생충을 살충하는 효능도 있다. 특히 수세미는 열병으로 몸에 열이 많이 나타나는 답답한 증상, 갈증, 그리고 기침에 가래가 많은 것과 장풍(腸風)으로 빚어진 치루, 종기, 화농성 부스럼을 치료하는 효능이 있다. 〈본초강목〉에 의하면 "수세미를 삶아서 먹으면 열을 제거하고 장(腸)에 유익하다. 늙은 수세미를 성질이 약간 남게 태워서 복용하면 풍(風)을 몰아내고 가래를 삭힌다. 또 피를 식히고 해독하며 기생충도 살충한다. 특히 경락을 소통시키며 혈맥을 운행하고 젖을 잘 나오게 한다"고 기록돼 있다.

21. 오이

성질은 냉하고 맛은 말며 비경(脾經), 위경(胃經), 대장경(大腸經)에 작용한다.

효능과 주치 : 열을 내리고 수(水)를 도운다. 특히 오이는 소변이 시원하지 않거나 사지 부종에 적용되고 고혈압, 황달에도 응용된다.
〈일용본초(日用本草)〉에 의하면 "오이는 가슴 속의 열을 제거하며 답답함과 갈증을 해소하고 수도(水道)를 유익하게 한다"고 적고 있다. 또 〈본초구진(本草求眞)〉에서도 오이의 효능에 대해 "열을 내리고 수(水)를 유익하게 한다"고 밝히고 있다. 최근의 연구에서 증명된 바에 의하면 오이 덩굴과 잎에는 혈압을 내리고 혈중 콜레스테롤 수치를 저하시키는 뛰어난 작용이 있다는 것이 밝혀지기도 했다. 이러한 오이는 특히 소양인 체질에 좋은 식품으로 분류된다.

22. 토마토

성질은 약간 냉하고 맛은 달면서 시큼하다. 간경(肝經), 비경(脾經), 위경(胃經)에 작용한다.

> 효능과 주치 : 진액을 생성시켜 갈증을 멎게 하고 위장을 튼튼하게 하여 소화를 촉진한다. 또한, 피를 식히며 간을 잔잔하게 한다. 이러한 토마토는 고혈압에 효과적이다.
>
> 〈육천본초(陸川本草)〉에는 토마토에 대해 다음과 같이 기록하고 있다.
>
> "토마토는 달고 시큼하며 약간 냉하다. 진액을 생성하여 갈증을 멎게 하며 위장을 튼튼하게 하고 소화가 잘되게 한다. 또한, 갈증과 식욕부진을 치료하기도 한다"고 했다. 현판 사상체질의학에서는 토마토를 소음인과 소양인 체질에 좋은 식품으로 분류한다.

23. 가지

성질은 냉하고 맛은 달며 비경(脾經), 위경(胃經), 대장경(大腸經)에 작용한다.

> 효능과 주치 : 열을 내리고 해독하며 어혈(瘀血)을 흐트리고 붓는 것을 가라앉힌다. 또 통증을 멎게 하고 이뇨작용을 한다. 특히 가지는 복통, 소변이 시원하지 못한 증상, 장풍(腸風)으로 빚어진 하혈,열독에 의한 종기, 부스럼 증상을 개선시킨다. 최근의 연구에 의하면 가지에는 혈중 콜레스테롤 수치를 저하시키는 성분이 함유되어있는 것으로 밝혀졌다.
>
> 또한 가지에는 비타민 P 함유량이 풍부하여 심장혈관질환을 앓고 있는 사람에게 훌륭한 식품으로 인정되고 있기도 하다. 이러한 가지는 특히 소양인 체질에 좋은 식품이다.

24. 고추

성질은 뜨겁고 맛은 매우며 심경(心經), 비경(脾經), 위경(胃經)에작용한다.

> 효능과 주치 : 중초(中焦)를 덥게 하고 한기(寒氣)를 흐트러뜨리며 적체를 해소시키면서 습(濕)을 제거한다. 특히 고추는 위가 냉하고 식욕이 없으며 소화불량, 헛배가 부른 증상에 효과적이다. 외과용 으로는 풍습통(風濕痛), 허리 근육통에 쓰

이고 동상에도 응용된다.

〈식물본초(食物本草)〉에 의하면 "고추는 맛은 맵고 성질은 더우며 독은 없다. 식적(食積)을 소화시키고 맺혀진 기(氣)를 풀며 위장을 소생시켜 입맛을 돌게 한다. 또 사악(邪惡)을 물리치며 비린내와 여러 독들을 해소한다"고 했다. 이러한 고추는 특히 소음인 체질에 좋은 식품이다.

25. 목이버섯

성질은 평(平)하고 맛은 달며 위경(胃經), 대장경(大腸經)에 작용한다.

효능과 주치 : 위장을 유익하게 하고 장(腸)을 윤택하게 하며 양혈(凉血)하고 화혈(和血)한다. 특히 목이버섯은 치루에 의한 혈변,혈뇨, 부인의 붕루하혈과 상처를 입어 출혈하는 등의 증상 치료에 효과적이다. 〈일용본초(日用本草)〉에 의하면 "목이버섯은 장 질환의 하혈을 치료한다"고 했고 〈음선정요(陰膳正要)〉에서는 "오장에 유익하고 장과 위를 소통하면서 독기를 몰아낸다"고 했다.

특히 검은 목이버섯은 천연의 자양식품이다. 실험을 통하여 밝혀진 바에 의하면 검은 목이버섯은 혈액 응고를 감소시키고 관상동맥 경화증을 예방하는 작용이 있는 것으로 나타났기 때문이다. 한편 사상체질의학에서는 목이버섯을 태음인 체질에 좋은 식품으로 분류하고 있다.

26. 표고버섯

성질은 평(平)하고 맛은 달며 위경(胃經), 비경(脾經), 간경(肝經)에 작용한다.

효능과 주치 : 기(氣)를 보하고 위장을 유익하게 하며 가래를 삭히고 해독하는 작용이 있다. 현대 약리학 연구에 의하면 표고버섯에 함유돼 있는 유효성분이 인체의 항암작용을 강화시킨다고 했다. 이밖에도 표고버섯에는 혈지(血脂)수치를 내리게 하는 작용이 있어 동맥경화, 고지혈, 고혈압과 당뇨병 환자에게 좋은 식품이다. 체질적 으로는 태음인 체질에 좋은 식품으로 분류된다.

3
과일류

1. 복숭아

성질은 약간 덥고 맛은 달며 시큼하다. 위경(胃經)과 대장경(大腸經), 소장경 (小腸經)에 작용한다.

효능과 주치 : 진액을 생겨나게 하고 장을 윤택하게 하며 활혈하고 적체를 해소 한다. 따라서 복숭아는 노인성 변비나 관상동맥경화증에 효과적이다.

〈음선정요(飮膳正要)〉에 의하면 "복숭아는 맛이 맵고 달며 독이 없다. 폐기(肺氣) 에 유익하고 기침을 멎게 하며 치밀어오르는 기(氣)를 가라앉힌다. 또 심장 아래 의 딱딱한 적괴(積塊)를 삭여 없앤다. 특히 복숭아 씨(도인)는 가슴앓이를 멎게 하고 뭉쳐진 나쁜 것을 제거하며 월경을 소통하게 한다"고 기록돼 있다. 이러한 복숭아는 특히 소음인 체질에 좋은 과일이다.

2. 앵두

성질은 덥고 맛은 달다. 간경(肝經), 위경(胃經), 신경(腎經)에작용한다.

효능과 주치 : 비장을 튼튼하게 하고 중초(中焦)를 조화롭게 한다.

갈증을 멎게 하며 진액이 생기게 한다. 피부와 살결을 자양하여 윤택하게 하고 풍습(風濕)을 몰아낸다. 특히 앵두는 모든 허약증세와 풍습(風濕)으로 빚어진 허 리와 다리의 통증, 사지마비 증상에 응용된다.

〈음선정요(飮膳正要)〉에 의하면 "앵두는 맛이 달고 주로 중초(中焦)를 조화시키며 비기(脾氣)를 도와 사람의 안색을 화사하게 한다"고 기록돼 있다.

또 〈전남본초(滇南本草)〉에는 앵두가 "모든 허약증세를 치료하며 원기를 크게 보하고 피부를 자양하며 윤택하게 한다. 이를 술로 담궈 마시면 반신마비증상, 사지의 마비와 풍습(風濕)에 의한 허리와 다리의 통증을 치료한다"고 했다. 이러한 앵두는 철분 함유량이 과일중에서 으뜸이므로 철분결핍성 빈혈치료에 효과가 매우 좋다. 사상체질의학에서는 앵두를 태양인 체질에 좋은 과일로 분류하고 있다.

3. 다래

성질은 냉하고 맛은 달고 시큼하다. 주로 신경(腎經)과 위경(胃經)에 작용한다.

효능과 주치 : 열을 내리며 답답함을 제거한다. 진액을 생성시켜 갈증을 멎게 하고 활혈하여 어혈(瘀血)을 흐트러뜨린다. 특히 다래는 노인과 몸이 허약한 사람, 그리고 병후 회복기에 있는 사람에게 훌륭한 보신(補身)과일이다.

〈개원본초(開元本草)〉에 따르면 "다래는 갑작스런 갈증을 멎게 하고 답답한 열증(熱症)을 해소한다"고 했다.

또 식료본초(食療本草)에도 "다래는 답답한 열증을 몰아내고 소갈증을 멎게 한다"고 기록돼 있다.

최근의 연구에 의해 밝혀진 것은 다래가 혈중 콜레스테롤 수치를 내리게 한다는 것이다. 임상 치료에서 다래는 고혈압, 동맥경화 · 뇌혈관질환에 유익하며 또 암을 예방하는 효과도 있다는 사실이 밝혀졌다. 특히 다래 과육 속의 비타민 C 함량은 과일 중에서 으뜸이며 우주식품으로 선발되기도 했다. 이러한 다래는 태양인 체질에 좋은 과일로 분류된다.

4. 배

성질은 냉하고 약간 시큼하며 달다. 주로 폐경(肺經), 위경(胃經)에 작용한다.

효능과 주치 : 열을 내리고 폐(肺)를 윤택하게 한다. 기침을 멎게하고 가래를 삭힌다. 진액을 생성하여 갈증을 멎게 하기도 한다. 특히 배는 열병으로 진액이 손상을 입은 것과 소갈증, 담열(痰熱)에 의한 기침, 변비 등의 증상에 널리 응용된다.

〈음선정요(飮膳正要)〉에 의하면 "배는 맛이 달고 성질은 냉하며 독이 없다. 열성질의 기침이나 갈증을 멎게 하고 풍(風)을 흐트리며 소변을 원활하게 한다"고 기록돼 있다.

또한 〈식물비서(食物秘書)〉의 기록에 의하면 "배는 해독작용과 폐를 소통하게 하며 심장을 식힌다. 가래를 삭히고 기침을 멎게 한다. 또 외열(外熱)로 가슴이 답답한 것을 해소하며 위속에 뭉쳐져 있는 열 덩어리를 치료한다"고 했다.

그러나 배는 성질이 차고 냉하므로 비장이 허약하여 설사기운이 있거나 한기(寒氣)에 의해 빚어진 냉기침 환자는 복용을 삼가해야 한다. 이러한 배는 특히 태음인 체질에 좋은 과일이다.

5. 오얏(자두)

성질은 평(平)하고 맛은 달며 쓰다. 주로 폐경(肺經)과 대장경(大腸經)에 작용한다.

효능과 주치 : 간열(肝熱)을 맑히며 이뇨작용을 한다. 음(陰)이 허하여 내열(內熱)이 있고 간과 쓸개에 습열(濕熱)이 차 있으며 소변이 시원하지 못한 증상을 개선시킨다. 당나라 의학자 손사막은 오얏을 간질환에 먹으면 좋다고 했다. 〈음선정요(飮膳正要)〉에서는 "오얏이 뭉친 열을 해소시키며 중초(中焦)를 조화롭게 한다"고 적고 있다. 이러한 오얏은 특히 태음인 체질에 좋은 과일이다.

6. 살구

성질은 약간 덥고 맛은 달며 시큼하다. 주로 폐경(肺經)과 대장경(大腸經)에 작용한다.

효능과 주치 : 가래를 삭히고 기침을 멎게 하며 장을 윤택하게 하여 배변이 잘 되게 한다. 특히 살구는 몸이 허약하고 과로에 의한 기침, 장의 조열(燥熱)로 빚어진 변비에 효과가 있다. 이러한 살구와 살구씨(행인)는 약선요법의 훌륭한 재료이다. 신선한 것과 과즙, 잼, 그리고 살구씨가루 등 모두가 훌륭한 작용을 하기 때문이다. 그중에서도 살구씨(행인)의 약용가치가 가장 크다. 주로 첨행인(恬杏仁)을 쓴다. 고행인(苦杏仁)은 독이 있기 때문에 날 것으로 먹어서는 안된다. 한편 살구는 사상체질의학에서 태음이게 좋은 과일로 분류하고 있다.

7. 오매(烏梅)

성질은 덥고 맛은 시큼하다. 간경(肝經), 비경(脾經), 폐경(肺經), 대장경(大腸經)에 작용한다.

효능과 주치 : 해열하고 답답함을 제거하며 진액을 생성하고 갈증을 멎게 하면서 회충을 다스린다. 그뿐만이 아니다. 폐(肺)를 수렴하며 기침을 멎게 하고 장을 수렴하여 설사를 멎게 하는 효능도 있다. 임상치료에서는 더위를 먹어서 답답하고 갈증이 나는 증상, 회충에 의한 복통, 폐가 허약하여 오래된 기침, 설사, 이질 등의 증상에 응용되고 있다.

〈본경봉원(本經逢源)〉에서 기록하기를 "오매는 맛이 시큼하여 수렴작용이 있고 진액을 도우며 위장을 활성화 시킨다. 또 폐를 영활하게 하고 장을 수렴하여 구토와 땀을 멎게 하고 가쁜 숨을 안정하며 회충을 다스린다"고 했다.

한편 〈음선정요(飮膳正要)〉에서는 "오매가 기(氣)를 내리며 답답함과 열을 해소하여 심장을 안정시킨다. 설사나 이질을 멎게 하고 갈증을 해소한다"고 적혀 있다. 이러한 오매는 특히 태음인 체질에 좋은 과일이다.

8. 사과

성질은 평(平)하고 맛은 새큼하며 달다. 주로 비경(脾經)과 폐경(肺經)에 작용한다.

효능과 주치 : 비장과 위장을 튼튼하게 하고 진액을 생성하여 갈증을 멎게 한다. 또 폐(肺)를 윤택하게 하며 가래를 삭힌다. 특히 사과는 소화불량, 입안이 마르고 목이 타며 대변이 원활하지 못한 증상에 효과적이다. 그리고 고혈압과 전해질의 균형도 조절해준다.

사과의 약효에 대한 기록은 〈수식거음식보(隨息居飮食譜)〉에 상세히 설명되어 있는데 이 문헌에 따르면 "사과는 폐(肺)를 윤택하게 하고 심장을 좋게 하며 진액을 생성하고 위장을 활성화 시켜서 술을 깨게 하는 효능이 있다"고 적혀있다.

이렇듯 영양성분이 풍부하게 함유돼 있는 사과는 사람들이 즐겨먹는 과일 중의 하나다. 특히 사상체질의학에서는 소음인 체질에 좋은 과일로 분류하고 있다.

9. 바나나

성질은 냉하고 맛은 달다. 폐경(肺經), 대장경(大腸經)에 작용한다.

효능과 주치 : 폐(肺)를 윤택하게 하고 장(腸)의 기능을 원활하게 하며 열을 내리고 진액을 생성한다. 특히 바나나는 열병으로 빚어진 답답함과 갈증, 대변비결(大便秘結) 등의 증상에 널리 응용된다.

바나나의 약효에 대한 기록으로 〈명의별록(名醫別錄)〉에서는 "바나나 뿌리가 크게 냉하여 화농성 종양과 열을 내리는 효능이 있다"고 적혀 있다.

또 〈본초구원(本草求原)〉에서는 "바나나가 갈증을 멎게 하고 폐(肺)를 윤택하게 한다. 비장을 맑히고 장(腸)을 원활하게 하므로 비화(脾火)가 거센 사람이 먹으면 갈증과 이질을 멎게 한다"고 했다.

한편 사상체질의학에서는 바나나가 소양인 체질에 좋은 과일로 분류하고 있다.

10. 포도

성질은 떫으며 평(平)하다. 맛은 달면서 새큼하고 폐경(肺經)과 비경(脾經), 신경(腎經)에 작용한다.

효능과 주치 : 음(陰)을 자양하고 진액을 생성시키며 이뇨작용을 한다. 포도는 옆구리 통증, 황달, 임증, 이질, 임신구토, 풍습비통(風濕痺痛)〉 등에 응용된다. 이러한 포도의 약효에 대해 신농본초경(神農本草經)〉에서는 다음과 같이 기록돼 있다. "포도는 근육과 뼈의 습비(濕痺)를 다스리고 기(氣)를 도와 힘을 장대하게 한다. 의지를 강하게 하며 근육을 자라게 하여 건강하게 한다. 허기를 견뎌내게 하고 풍한(風寒)을 이겨내게 한다. 따라서 포도를 오랫동안 먹게 되면 몸이 가벼워지고 늙지 않으며 장수를 누리게 된다"고 했다.

또 〈수식거음식보(隨息居飮食譜)〉에서는 "포도가 기(氣)를 보하고 신장을 자양하며 근육과 뼈를 강하게 한다. 갈증을 멎게 하고 태(胎)를 안정시킨다"고 기록돼 있기도 하다. 이러한 포도는 특히 태양인 체질에 좋은 과일이다.

11. 석류

성질은 평(平)하고 맛은 달고 시큼하다. 주로 신경(腎經), 대장경(大腸經)에 작용한다.

효능과 주치 : 갈증을 가라앉게 하고 설사와 이질을 멎게 하며 지혈의 효과가 있다. 특히 석류는 열병으로 답답하고 갈증이 나는 증상과 오랜 설사와 이질, 여성의 붕루하혈과 대하증에 적용된다.

〈명의별록(名醫別錄)〉에 의하면 "석류는 목타는 갈증을 다스린다"고 했고 〈음선정요(飮膳正要)〉에서는 "목 타는 갈증과 붕루하혈을 다스린다"고 기록돼 있다.

현대 약리학 연구에서는 "석류 껍질에 함유돼 있는 생물 알칼리 성분이 세균에 대한 억제작용이 비교적 강하여 이질을 치료하며 피부진균에 대해서도 억제작용이 있다"는 연구 결과가 발표되기도 했다. 특히 석류는 날 것으로 먹으면 진액이 생성되어 갈증이 멎게 되는 것으로 알려져 있어 석류의 다양한 효능에 관심이 높다. 이러한석류는 태음인 체질에 잘 맞는 과일 중 하나다.

12. 감

성질은 냉하고 맛은 달고 떫다. 주로 심경(心經), 폐경(肺經), 대장경(大腸經)에 작용한다.

효능과 주치 : 열을 내리고 폐(肺)를 윤택하게 하며 장(腸)을 수렴 한다. 특히 감은 인후에 열이 나는 통증, 기침에 가래가 많고 복통설사, 이질 등의 증상에 적용된다. 〈음선정요(飮膳正要)〉에서는 감의 이러한 효능에 대해 다음과 같이 기록하고 있다. "감잎은 달고 냉하며 독이 없다. 귀와 코의 기(氣)를 소통하고 허약과 과로를 보하며 장(腸)의 부족을 도우고 비장과 위장을 튼튼하게 한다"고 했다.

한편 〈본초강목〉에서는 "감은 비(脾)와 폐혈분(肺血分)의 과일이다. 그 맛은 달며 기는 평(平)하고 성질은 떫고 수렴하기 때문에 비장을 튼튼하게 하고 장(腸)을 수렴한다. 기침을 멎게 하며 지혈의 효능이 있다"고 했다. 이러한 감은 과육을 그대로 먹기도 하지만 곶감으로 만들어 먹기도 한다. 이밖에 곶감흰가루, 감꼭지, 감잎 등에도 뛰어난 약용가치가 있다.

이러한 감은 사상체질적으로 볼 때 태양인 체질에 좋은 과일로 분류되고 있다.

13. 대추

성질은 온화(溫和)하고 맛은 달다. 주로 비경(脾經), 위경(胃經)에 작용한다.

효능과 주치 : 기(氣)를 도우고 비장을 튼튼하게 한다. 양혈(養血) 하며 허약을 보하고 정신을 안정시킨다. 특히 대추는 비기허약(脾氣虛弱)과 권태롭고 무기력하며 내장의 조증(燥症)에 널리 적용된다.

임상에서는 대부분 보조 첨가약으로 응용하는데 약성을 완화시키고 정기(正氣)를 양호하는 작용이 있기 때문이다.

대추의 약효에 대한 기록으로는 〈신농본초경〉에 자세히 언급되어 있다. 이 기록에 따르면 "대추는 가슴과 복부의 사기(邪氣)를 다스리고 중초(中焦)를 안정시키며 비장을 양호하는 가운데 십이경(十二經)을 도와준다. 또 위기(胃氣)를 잔잔하게 하고 모든 혈류의 흐름을 원활히 하며 기와 진액의 부족을 보한다. 특히 모든 약재와 조화를 이루어 오래도록 복용하면 몸이 가벼워지고 장수를 누리게 된다"고 적혀 있다. 사상체질의학에서는 대추가 소음인 체질에 잘 맞는 과일로 분류하고 있다.

14. 귤

성질은 온화하며 달고 시큼하다. 주로 폐경(肺經)과 위경(胃經)에 작용한다.

효능과 주치 : 폐(肺)를 윤택하게 하고 가래를 삭힌다. 기(氣)를 다스리며 위장을 조화시키고 진액을 생성하여 갈증을 멎게 한다. 특히 귤은 흉곽에 기(氣)가 맺혀 있는 경우와 구역질이 나고 음식을 제대로 못먹으며 갈증이 나고 폐열에 의한 기침 등에 적용된다.

이러한 귤의 약효에 대해서는 〈음선정요(飮膳正要)〉에서 다음과 같이 밝히고 있다. "귤은 구역질을 멎게 하고 기(氣)를 내리며 수도(水道)를 유익하게 한다. 또 가슴에 뭉친 열을 제거하는 작용이 있다"고 했다.

한편 〈일용본초(日用本草)〉에서는 "귤이 갈증을 멎게 하고 조(燥) 를 윤택하게 하며 진액을 생성한다"고 했다.

이러한 귤은 전체가 약이다. 귤껍질은 약재 이름이 진피인데 비장을 튼튼하게 하고 기(氣)를 다스리며 습(濕)을 마르게 하여 가래를 삭힌다. 특히 귤핵은 기를 다스리고 통증을 멎게 하는 효과가 있어 산기(疝氣)치료에 자주 쓰인다.

한편 귤잎은 간을 소통하고 기를 도운다. 과실은 과일 중의 상품이다. 사상체질의학에서는 귤이 소음인 체질에 좋은 과일로 분류한다.

15. 유자

성질은 차고 맛은 달며 시큼하다. 주로 폐경(肺經), 비경(脾經)에 작용한다.

효능과 주치 : 기(氣)를 다스리고 가래를 삭힌다. 비장을 튼튼하게 하고 위를 활성화 시키며 열을 내리고 진액을 생성한다. 열병으로 갈증이 나며 가래가 많고 변비 등의 증상에 효과가 있다. 이러한 유자는 특히 소음인과 태음인 체질에 좋은 과일로 분류되고 있다.

16. 레몬

성질은 평(平)하고 맛은 시큼하며 폐경(肺經)과 위경(胃經)에 작용한다.

효능과 주치 : 진액을 생성하여 갈증을 멎게 한다. 위장을 조화롭게 하여 구토를 멎게 하고 태(胎)를 안정시킨다. 특히 레몬은 더위와 열로 인하여 답답하고 갈증이 나는 증상과 임신 구토에도 응용된다.

〈식물고(食物考)〉에서 밝히기를 "레몬을 즙내어 마시면 더위를 식히게 되고 임신부가 마시면 유익하여 태아를 안정시킨다"고 했다.

현대 약리학 연구에서는 레몬에 함유되어 있는 성분에 소염작용이 있으며 레몬산은 피부색소 침착작용을 방지하고 제거하는 작용이 있어 피부미용 화장품으로 응용할 수 있다고 했다. 특히 레몬에는 혈지(血脂) 수치를 내리고 혈압을 내리는 뛰어난 효능이 있는 것으로도 밝혀져 있다. 그러므로 고혈압과 관상동맥경화증 환자가 레몬음료를 늘 마시면 좋다. 특히 소음인이나 태음인 체질에 효과적이다.

17. 수박

성질은 냉하고 맛은 달며 심경(心經)과 위경(胃經), 방광경(膀胱經)에 작용한다.

효능과 주치 : 더위를 식히고 답답함을 해소한다. 진액을 생성하여 갈증을 멎게 하기도 한다. 또 위장을 활성화 하고 이뇨작용을 촉진 하기도 한다.

특히 수박은 더위를 먹어 내열이 차 있고 소변이 짧고 시뻘건색일 때 응용된다. 임상치료에서는 신장염, 황달, 소갈병의 보조치료제로 응용될 수 있다.

수박은 천연의 백호탕(白虎湯)이라고 할 수 있다. 이러한 수박의 약효에 대한 기록은 〈본초강목〉에 비교적 소상하게 기록돼 있다.

이 기록에 따르면 "수박은 답답함과 갈증을 해소하고 더위를 식힌다. 후비(喉痺)를 치료하고 중초를 편안하게 한다. 기(氣)를 내리며 수(水)를 유익하게 하면서 혈리(血痢)를 치료하고 주독을 해독 하기도 한다"고 했다. 따라서 수박은 더위를 식히는데 가장 큰 효과가 있다. 그 껍질은 더위를 맑히고 이뇨작용이 있어 더위와 습(濕)의 증상과 황달, 수종 등에 효능이 있다.

특히 수박씨는 폐를 맑히며 가래를 삭히고 장(腸)을 윤택하게 하면서 중초를 조화시키는 효능이 있고 또한 혈압을 낮추는 작용도있다. 이러한 수박은 특히 소양인 체질에 좋은 과일이다.

18. 오디(뽕나무 열매)

성질은 평(平)하고 맛은 달다. 주로 간경(肝經)과 신경(腎經)에 작용한다.

효능과 주치 : 음(陰)을 자양하고 양혈(養血)하며 진액을 생성시키고 장(腸)을 윤택하게 한다. 특히 오디는 간과 신장의 음(陰)이 부족하고 소갈병, 변비, 현기증, 불면증, 머리가 희어지는 증상에 효과가 있다.

〈수식거음식보(隨息居飮食譜)〉에서는 오디의 약효에 대해 다음과 같이 밝히고 있다. "오디는 간(肝)과 신장을 자양하고 혈액을 보충한다. 또 풍습(風濕)을 몰아내고 허풍(虛風)을 잔잔하게 하며 허열(虛熱)을 맑힌다"고 했다. 이러한 오디는 특히 태음인 체질에 좋다.

19. 밤

성질은 온화하고 맛은 달다. 주로 비경(脾經)과 위경(胃經), 신경(腎經)에 작용한다.

효능과 주치 : 비장을 튼튼하게 하고 위를 도운다. 신장을 보하고 허리를 강하게 하며 기(氣)를 도우고 화혈(和血)하게 한다. 특히 밤은 비장과 위장의 허약, 노년

기 몸 허약과 허리, 무릎이 시큰하고 기력이 없으며 폐(肺)의 조열(燥熱)로 빚어진 기침, 그리고 신장허약으로 빚어진 변비에 적용된다.

〈명의별록(名醫別錄)〉에는 밤의 약효에 대해 다음과 같이 밝히고 있다. "밤은 기(氣)를 도우며 위와 장을 튼튼하게 한다. 신기(腎氣)를 보하며 허기를 견디게 한다"고 했다.

한편 당나라 의학자 손사막은 "밤은 신장의 과실로서 생식하면허리와 다리의 행동불편을 치료한다"고 했다. 사상체질적으로 볼 때밤은 태음인 체질에 좋은 과일이라 할 수 있다.

20. 호두

성질이 온화하고 맛은 달며 신경(腎經), 폐경(肺經), 간경(肝經)에 작용한다.

효능과 주치 : 간과 신장을 자양하고 보한다. 양혈(養血)하며 정력을 왕성하게 하고 폐(肺)를 덥게 한다. 장(腸)을 윤택하게 하며 머리를 검게 하는 효능이 있다. 특히 호두는 폐와 신장의 허약부족, 불면증이나 건망증, 소변을 찔끔거리는 증상, 변비, 그리고 남성의 발기부전과 유정 치료에 효과적이다.

〈음선정요(飮膳正要)〉의 기록에 따르면 "호두를 먹으면 육신이 건강하고 피부가 윤택해지며 머리가 검게 된다"고 했다.

또 〈본초강목〉에 의하면 "호두는 기혈을 보하고 조(燥)를 윤택하게 하며 가래를 삭힌다. 명문혈에 도움을 주고 삼초(三焦)를 유익하게 하며 폐를 덥게 하고 장을 원활하게 한다. 특히 허한(虛寒)으로 빚어진 천식 기침과 허리와 다리가 무겁고 아픈 증상을 치료하며 혈변이질과 장풍(腸風) 증상에도 효과적이다"고 기록돼 있다.

현대 약리학 연구에서도 호두의 놀라운 효능들은 속속 드러나고 있다. 그 결과에 의하면 호두에는 불포화지방산이 대량으로 함유돼 있어 동맥경화를 예방할 수가 있으며 고혈압과 관상동맥경화증 환자의 건강 약선요법으로 각광을 받고 있다. 이러한 호두는 특히 태음인 체질에 좋다.

22. 잣

성질은 평(平)하고 맛은 달다. 주로 간경(肝經)과 폐경(肺經), 대장경(大腸經)에 작용한다.

효능과 주치 : 기(氣)를 도우며 음(陰)을 자양하고 장(腸)을 윤택 하게 한다. 또한 잣은 풍비증(風痺症), 조열한 기침, 변비 등에 효험이 있다.

특히 잣에는 불포화지방산이 다량 함유돼 있어 심장과 뇌혈관질 환자에게 유익한 식품으로 평가를 받고 있다. 사상체질의학에서는 잣을 태음인 체질에 좋은 식품으로 분류하고 있다.

22. 은행

성질은 평(平)하고 맛은 달며 쓰다. 주로 폐경(肺經)과 신경(腎經)에 작용한다.

효능과 주치 : 신장을 튼튼하게 하고 폐를 보한다. 기를 도우며 천식을 가라앉히고 해독작용이 있어 종기, 부스럼을 아물게 하기도 한다. 특히 은행은 폐질환에 의한 기침, 노년기 몸이 허약하여 빚어진 천식 등에 탁월한 효능이 있다.

〈본초강목〉의 기록에 따르면 "은행을 익혀서 먹으면 폐(肺)를 덥게 하고 기(氣)를 도우며 천식 기침을 가라앉히고 소변을 줄이며 백탁(白濁)을 멎게 한다. 날 것으로 먹으면 가래를 삭히고 소독작용과 살충작용이 있다"고 했다.

그러나 이러한 효능을 지닌 은행에는 약간의 독이 있다. 〈음선정요(飮膳正要)〉에 따르면 "은행은 볶고 굽거나 삶아서 먹어야 되며 날 것을 먹으면 병이 나게 된다"고 기록돼 있다.

한편 현대 약리학 연구에서는 은행기름에서 추출된 물질이 결핵균에 대해 뚜렷한 억제작용이 있음이 밝혀지기도 했다. 체질적으로는 태음인 체질에 좋은 식품이다.

4
동물종류

1. 돼지고기

성질은 평(平)하고 맛은 달며 짜다. 주로 비경(脾經)과 위경(胃經), 신경(腎經)에 작용한다.

 효능과 주치 : 신장을 보하고 양혈(養血)하며 음(陰)을 자양하고 조(燥)를 윤택하게 한다. 특히 돼지고기는 열병에 의해 진액이 손상되고 소갈증에 몸이 야위며 신장이 허(虛)하여 몸이 약한 것과 산후의 피 부족, 조열(燥熱)에 의한 기침과 변비에 효과가 있다.

〈음선정요(飮膳正要)〉의 기록에 따르면 "돼지고기는 폐혈(肺血)하고 맥이 약하며 근육과 뼈가 허약한 데 좋다"고 했다.

 이러한 돼지고기를 쇠고기, 양고기와 비교하면 단백질 함량은 낮고 지방과 콜레스테롤 함량은 약간 높다. 한편 돼지는 부분에 따라 각기 다른 효능이 있는 중요한 약재이기도 하다. 부분별 약효를 살펴보면 다음과 같다.

　　1. 돼지 염통 : 보혈하고 심장에 유익하며 심신을 안정시킨다. 특히 염통은 심장이 허(虛)하고 피가 부족하며 잘 놀라거나 가슴 두근거림, 불면증, 식은 땀이 나는 증상에 효과적이다.

　　2. 돼지 간 : 양혈(養血)하고 간을 보하여 눈을 밝게 한다. 따라서 약

시, 야맹증, 혈허(血虛), 부종 증상을 개선한다.

3. 돼지 지라 : 비장을 튼튼하게 하고 소화작용을 촉진한다. 따라서 식욕부진과 소화불량, 헛배가 부르는 증상에 효험이 있다.

4. 돼지 폐 : 폐를 윤택하게 하고 기침을 멎게 한다. 따라서 폐(肺) 허약으로 빚어진 기침, 각혈, 폐질환에 좋다.

5. 돼지 콩팥 : 허(虛)를 보하고 신장을 유익하게 하며 땀을 멎게 하고 수(水)를 도운다. 따라서 신장허약으로 빚어진 허리 통증, 난청, 유정, 식은 땀이 나는 증상, 부종 등에 효과적이다.

6. 돼지 췌장 : 폐를 유익하게 하고 비장을 보하며 음(陰)을 자양하고 조(燥)를 윤택하게 한다. 음액(陰液)부족으로 빚어진 소갈증, 폐허(肺虛)로 빚어진 기침, 각혈, 비장이 허(虛)하여 빚어진 질병이나 젖이 잘 나오지 않는 증상에 널리 응용된다.

7. 돼지 밥통 : 비장과 위장을 튼튼하게 하고 허약과 손상을 보해준다. 따라서 과로허약, 영양불량, 설사, 소갈증, 소변이 잦은 증상과 위하수, 유아감기에 좋다.

8. 돼지 포 : 돼지 방광을 말한다. 이는 신기(腎氣)를 도우고 개폐(開閉)를 주관하므로 유뇨, 산기(疝氣), 소갈증에 좋다.

9. 돼지 뇌 : 신장을 보하고 수(髓)를 보충하며 허약과 과로를 다스린다. 현기증, 어지러움, 편두통, 두통, 신경쇠약에도 효과적이다.

10. 돼지 골수 : 척추 골수와 골수가 포함된다. 이는 음(陰)을 보하고 골수에 영양을 보급하므로 뼈가 찌르는 듯한 허열(虛熱)이 있고 유정, 대하, 소갈증, 노년기 골다공증, 어린이 연골병 등에 응용된다.

11. 돼지 피 : 피를 생성하며 허(虛)를 보하므로 빈혈환자나 노년기 몸이 약할 때, 여성의 임신기간, 어린이 영양결핍에 먹으면 좋다.

12. 돼지 쓸개 : 종기를 가라앉히고 통증을 멎게 하며 해독작용이 있고

습(濕)을 제거한다. 또 간을 맑히고 눈을 밝게 하며 조(燥)를 윤택하게
하여 배변이 잘 되게 한다. 이러한 돼지 쓸개는 외과용으로 발라도 되
고 복용해도 된다.

13. 돼지 껍질 : 음(陰)을 자양하고 열을 제거한다. 답답한 마음을 맑게
하고 폐와 인후를 소통하게 한다. 종기를 가라앉히고 약의 독을 제거
하기도 한다. 특히 돼지 껍질은 음(陰)이 허하여 열이 나는 증상과 목
의 통증, 배탈, 설사와 이질, 종기, 부스럼 등에도 좋다.

14. 돼지 족 : 보혈(補血)하고 젖을 잘 나오게 하며 신장을 자양하여 정
력을 왕성하게 한다. 또 종기, 부스럼을 낫게 하면서 근육을 생성시킨
다. 특히 돼지 족은 허약과 산후에 젖이 부족한 경우, 신장 허약으로
허리와 다리가 무기력할 때, 수종, 종기, 독창 등에 효과적이다.

사상체질적으로 볼 때 이러한 돼지고기는 소양인 체질에 좋은 음식이다.

2. 쇠고기

성질은 덥고 맛은 달며 비경(脾經)과 위경(胃經)에 작용한다.

효능과 주치 : 비위(脾胃)를 보하고 기혈을 도우며 근육과 뼈를 튼튼하게 한다.
또 소갈증을 멎게 하며 수종을 해소한다.

〈음선정요(飮膳正要)〉의 기록에 의하면 "쇠고기는 소갈증을 다스리고 중기(中氣)
를 안정시키고 도우면서 비장과 위장을 보한다"고했다. 또 〈의림찬요(醫林纂要)〉
에서는 "맛이 단 쇠고기는 비토(脾土)를 전적으로 보한다. 비장과 위장은 후천적
혈기(血氣)의 근본으로 로서 이를 보하면 모든 기관에 보(補)가 된다"고 기록돼 있다.
이러한 약효를 일러 옛부터 한의학에서는 기를 보하는 쇠고기의 능력을 황기와
같다고 했을 정도다. 쇠고기 역시 각 부위가 모두 훌륭한 약재이다.

1. 소 염통 : 심혈(心血)을 보하고 도우므로 기혈(氣血)의 허약과 쇠퇴,
또는 노년기 몸이 허약한 경우 반찬으로 먹으면 좋다.

2. 소 간 : 양혈(養血)하고 간을 보하며 눈을 밝게 한다. 따라서 빈혈,

영양불량, 야맹증에 효과적이다.

3. 소 밥통 : 중기(中氣)를 보하고 비위(脾胃)의 기능을 도운다. 따라서 병후의 허약체질, 기혈부족, 몸이 야위는 증상 등에 효과가 있다.

4. 소 쓸개 : 간을 맑히고 밝게 하며 열을 해소하고 담(膽)에 유익하다. 해독작용이 있고 종기를 사그러지게 한다. 장(腸)의 기능을 원활하게 하여 배변이 잘 되게 한다. 특히 풍열(風熱)에 의한 눈병, 황달, 변비, 유아경풍, 화농성 종양, 부스럼 등에 효험이 있다.

5. 숫소 생식기 : 신장을 보하며 양기를 강장시킨다. 정력을 돋우며 보혈작용이 있어 남성의 발기부전이나 성기능장애, 여성의 적 · 백대하 증에도 효과가 있다.

한편 사상체질의학에서는 쇠고기를 태음인 체질에 좋은 식품으로 분류하고 있다.

3. 염소고기

성질은 덥고 맛은 달며 비경(脾經), 신경(腎經), 심경(心經)에 작용한다.

효능과 주치 : 중초(中焦)를 덥게 하여 한기(寒氣)를 몰아내고 기혈을 보한다. 위장을 활성화 시켜 몸을 건강하게도 한다. 특히 과로로 몸이 야위고 허리, 무릎이 시큰거리며 아픈 증상, 산후의 허약과 냉증, 젖부족이나 복통, 찬바람이 이는 증상에 좋다.

염소고기의 약효에 대해서는 〈음선정요(飮膳正要)〉에 비교적 상세하게 기록돼 있다. 이 기록에 따르면 "염소고기는 맛이 달고 열이 많으며 독은 없다. 중초(中焦)를 덥게 하고 두풍(頭風), 풍증(風症)에 효과적이고 식은 땀이 나는 증상과 허약증, 몸이 냉한 것을 다스리며 중기(中氣)를 보한다"고 했다. 이러한 염소 또한 각 부위에 따라 다양한 효능을 이끌어낼 수 있다.

1. 염소고기 : 질이 좋은 단백질이 풍부하고 지방 또한 돼지고기의 절반 정도밖에 함유되어 있지 않다. 따라서 옛부터 양기를 돋우는 보신

식품으로 인기가 높았다.

2. 염소 간 : 간(肝)을 보하고 양혈(養血)하며 눈을 밝게 한다.

피 부족과 몸이 야위고 간이 허하며 눈이 침침하고 야맹증이 있을때 효과가 있다. 특히 눈에 막이 덮이는 증상, 산후와 유아의 쇠약등에 응용해도 유익하다.

3. 염소 콩팥 : 신기(腎氣)를 보하고 정력과 골수를 돕는다. 특히 콩팥은 신장허약과 귀가 울리고 잘 들리지 않으며 허리, 무릎이 시큰하며 무기력한 것과 남성의 성기능장애, 발기부전, 유정, 빈뇨 등의 증상에 효과가 크다.

4. 염소 염통 : 심장을 보하며 울(鬱)을 해소한다. 과도한 심려로 가슴이 아프고 잘 놀라는 증상에 효과가 있다.

5. 염소 밥통 : 허(虛)를 보하며 비장과 위장을 튼튼하게 하므로 과로와 몸이 야위며 소갈증이 나는 증상에 효과가 있다. 특히 빈뇨나 식은땀이 나는 증상에도 응용하면 좋다.

6. 염소 폐 : 폐기(肺氣)를 보하며 기침을 멎게 한다. 풍사(風邪)를 몰아내고 소변을 시원하게 한다. 특히 폐(肺)질환에 의한 기침, 소갈증, 소변이 시원하지 못하거나 빈뇨 등의 증상에 나타날 때 응용하면 효과적이다.

7. 염소 족 : 신장을 보하고 정력을 돋우며 근육과 뼈를 강건하게 한다. 특히 신장허약과 과로손상 등의 증상에 좋다.

8. 염소 유지(油脂) : 허(虛)를 보하고 조(燥)를 윤택하게 하며풍(風)을 몰아내고 독을 해소한다. 따라서 허약과 과로로 몸이 야위고 피부가 메마르며 오래된 이질병, 단독, 부스럼, 버짐 등의 증상에 활용하면 효과적이다.

9. 염소 뿔 : 간을 맑히고 눈을 밝게 하며 풍(風)을 잠재운다. 또 심신

을 안정시키며 기(氣)를 도운다. 따라서 염소 뿔은 진정효과가 있고 놀란 마음을 가라앉히며 경련을 해소하는 약재이다.

이러한 염소고기는 특히 소음인 체질에 좋은 식품으로 분류된다.

4. 개고기

성질은 덥고 맛은 달면서 짜고 시큼하다. 주로 비경(脾經)과 위경(胃經), 신경(腎經)에 작용한다.

효능과 주치 : 오장을 편안하게 하고 허리와 무릎을 덥게 한다. 신양(腎陽)을 강장시키고 위기(胃氣)를 보한다. 특히 개고기는 비장과 신장의 기가 허약한 것과 헛배가 불러오는 증상에 효과적이다.

또 속이 더부룩하고 허리, 무릎이 시큰하며 무기력할 때도 응용 하면 좋다. 따라서 개고기는 부종, 남성 성기능 장애, 발기부전, 노년기 허약과 천식 등의 증상에 응용하면 좋은 효험을 볼 수 있다.

한편 개고기에 대한 기록은 〈음선정요(飮膳正要)〉에서 다음과 같이 밝히고 있다.

"개고기는 오장을 편안하게 하고 양기를 돋우며 혈맥(血脈)을 보한다. 위와 장을 튼튼하게 하고 하초(下焦)를 다지며 정력과 골수를 보충한다"고 했다. 이러한 개고기는 특히 소음인 체질에 좋다.

5. 닭고기

성질은 약간 덥고 맛은 달다. 주로 비경(脾經)과 위경(胃經)에작용한다.

효능과 주치 : 중기(中氣)를 덥도록 보하고 정력을 다지며 골수를 보강한다. 특히 닭고기는 과로와 야위는 증상, 비장이 허하여 식욕이 없고 소화도 잘 안되며 설사가 나는 증상을 다스린다. 또 소갈증, 수종, 빈뇨, 여성의 붕루하혈, 대하증, 산후 젖부족증, 병후 허약증 등에 효과적이다.

〈수식거음식보(隨息居飮食譜)〉에는 닭고기의 약효에 대해 다음과 같이 밝히고 있다.

"닭고기는 허(虛)를 보하고 위장을 덥게 하며 근육과 뼈를 강하게 한다. 또 활혈하여 월경을 순조롭게 하고 붕루, 대하증을 멎게하며 빈뇨 횟수를 줄인다. 특히 여성이 분만한 후 야위는 증상에 효과가 크다"고 했다. 이러한 닭고기는 특히 소음인 체질에 좋다. 부분별 약효를 살펴보면 다음과 같다.

    1. 닭 간 : 간과 신장을 보하며 눈을 밝게 한다. 간이 허하여 눈이 어두워진 야맹증, 소아감기 증상에 효과가 있다.

    2. 모래주머니(계내금) : 식체를 소화시키고 유뇨증을 멎게 한다. 결석을 녹이며 임증을 치료한다.

6. 오골계고기

성질은 평(平)하고 맛은 달다. 주로 간경(肝經), 신경(腎經)에 작용한다.

    효능과 주치 : 음(陰)을 양호하며 열을 제거하고 간장과 신장을 보한다. 오골계 고기는 또한 소갈증과 여성의 붕루, 대하증과 모든 허손성 질병에 효과적이다. 특히 오골계의 중요한 약효 중 하나는 정혈(精血)작용을 돕는다는데 있다.

    따라서 임산부나 빈혈환자가 먹으면 좋다. 체질적으로는 소음인 체질에게 효과적인 식품이다.

7. 꿩고기

성질은 약간 냉하고 맛은 시큼하다. 주로 비경(脾經)과 간경(肝經), 신경(腎經)에 작용한다.

    효능과 주치 : 기(氣)를 도우며 양혈(養血)한다. 근육을 강화하고 위장을 튼튼하게 하며 중초(中焦)를 보하고 이질을 멎게 한다. 특히 꿩고기는 소갈증, 이질, 소변이 시원하게 나오지 않는 증상, 기타 허약 손상에 효과적이다. 따라서 꿩고기 역시 영양이 풍부하여 약선요법의 훌륭한 재료가 된다. 한편 사상체질의학에서는 꿩고기를 소음인 체질에 좋은 식품으로 분류하고 있다.

8. 오리고기

성질은 약간 냉하고 맛은 달고 짜다. 주로 비경(脾經)과 위경(胃經), 폐경(肺

經), 신경(腎經)에 작용한다.

효능과 주치 : 음(陰)을 자양하고 허(虛)를 보하며 수(水)를 유익하게 하여 부종을 가라앉힌다. 따라서 오리고기는 몸의 허약과 소갈증, 무기력증과 식욕부진, 설사 기운이 있고 허약성 부종이 나타날때 응용하면 효과적이다.

〈음선정요(飮膳正要)〉의 기록에서도 "오리고기는 몸 속의 허약증을 보하고 독열 (毒熱)을 해소하며 수(水)를 유익하게 한다"고 했다.

〈본초강목〉에서도 "오리고기는 수(水)를 다스려 소변을 시원하게 하고 과로와 허약의 열독(熱毒)을 제거하며 장(腸)의 기능을 원활하게 한다"고 적혀 있다.

이러한 오리고기는 특히 소양인 체질에게 좋은 식품이다.

9. 계란

성질은 평(平)하고 맛은 달다. 주로 심경(心經)과 비경(脾經), 폐경(肺經), 위경(胃經), 신경(腎經)에 작용한다.

효능과 주치 : 기혈을 보하고 음(陰)을 자양한다. 특히 계란은 병후의 회복이나 산후 회복, 허약한 사람에게 좋은 식품이다.

옛 문헌 〈음선정요(飮膳正要)〉의 기록에 따르면 "계란은 산후의 이질병과 유아의 이질 치료에 먹으면 좋다"고 했고 〈일화자본초(日華子本草)〉에서는 "계란은 마음을 진정시키고 오장육부를 차분하게 한다. 흰자위는 약간 냉하여 눈이 충혈된 열통(熱痛)을 치료하고 가슴 속에 잠복해 있는 열을 제거하며 답답함을 멎게 한다"고 했다.

이러한 계란은 특히 소양인 체질에 효과적이다.

10. 오리알

성질은 약간 냉하고 맛은 달다. 주로 폐경(肺經)과 비경(脾經)에 작용한다.

효능과 주치 : 열을 내리고 음(陰)을 자양하며 화(火)를 내리게 한다. 따라서 오리알은 허약한 사람이 평소 즐겨 먹는 식품으로 삼으면 좋다. 오리알에 함유돼 있는 영양성분은 계란과 비슷하지만 단백질 함량은 약간 낮다. 그러나 지방은 약간

더 많다. 이러한 오리알은 특히 소양인 체질에 좋은 식품이기도 하다.

11. 메추리알

성질은 평(平)하고 맛은 달다.

효능과 주치 : 기혈을 보하며 몸을 튼튼하게 하고 뇌를 건강하게 한다. 오랫동안 병을 앓았거나 연로하여 몸이 쇠약하고 가슴이 두근 거리며 불면증이 있을 때 응용하면 효과가 있다. 또 몸이 나른하고 식욕이 없는 경우 일상적으로 먹으면 좋다. 특히 메추리 알은 영양이 높기 때문에 노인이나 심장, 뇌혈관질환이 있는 사람에게 이상적인 식품이다. 체질적으로는 소음인 체질에 효과적이다.

12. 우유

성질은 약간 냉하고 맛은 달다. 주로 심경(心經)과 비경(脾經), 폐경(肺經), 위경(胃經)에 작용한다.

효능과 주치 : 허약을 보하며 위를 유익하게 한다. 진액을 생성시키고 갈증을 멎게 하며 피부를 윤택하게 하면서 장(腸)의 기능을 원활하게 한다.

특히 우유는 허열(虛熱)로 빚어진 손상과 속이 뒤집혀 일어나는 딸꾹질, 소갈증, 변비 등에 효과적이다.

〈명의별록(名醫別錄)〉의 기록에 따르면 "우유는 허약을 보하고 갈증을 멎게 한다"고 했고 〈음선정요(飮膳正要)〉에서는 "우유가 오장을 윤택하게 하고 대소변을 시원하게 보게 하면서 십이경맥(十二經脈)의 흐름을 원활히 한다"고 기록돼 있다. 이러한 우유는 특히 태음인 체질에 좋다.

5

수산물

1. 잉어

성질은 평(平)하고 맛은 달다. 주로 비경(脾經), 신경(腎經), 폐경(肺經)에 작용한다.

> 효능과 주치 : 수(水)를 이롭게 하여 부종을 해소하고 기(氣)를 내려 젖이 잘 나오게 하면서 열을 내리고 해독한다.
>
> 따라서 잉어는 수종, 소변이 시원하지 못하거나 각기병, 황달, 그리고 젖이 잘 나오지 않는 증상 등에 효험이 있다.
>
> 이러한 약효는 〈음선정요(飮膳正要)〉나 〈본초강목〉 등에 상세히 기록돼 있다.
>
> 〈음선정요〉의 기록에 따르면 "잉어는 기침과 기가 역으로 치미는 증상, 황달을 주로 다스리고 갈증을 멎게 하며 태(胎)를 안정시킨다. 또 수종과 각기병을 치료한다"고 적혀 있다.
>
> 〈본초강목〉에서는 "잉어를 가루로 태워 먹으면 땀을 나게 한다. 또 잉어는 천식을 가라앉히고 기침을 멎게 하며 젖을 잘 나오게 하고 수종과 부종을 해소한다"고 했다.
>
> 한편 사상체질의학에서는 잉어를 소양인과 소음인 체질에 좋은 식품으로 분류하고 있다.

2. 붕어

성질은 평(平)하고 맛은 달다. 주로 비경(脾經)과 위경(胃經), 대장경(大腸經)

에 작용한다.

효능과 주치 : 기를 도우고 비장을 튼튼하게 한다. 수(水)를 유익하게 하며 부종을 해소하고 열을 내리면서 해독한다. 특히 경맥을 소통시켜서 젖이 잘 나오게도 한다. 따라서 붕어는 비장과 위가 허약하여 식사량이 적으며 무기력하고 이질, 혈변, 임증, 종기, 궤양성 부스럼 등에 효과가 있다.

이러한 붕어의 약효에 대해 〈의림찬요(醫林纂要)〉에서는 다음과 같이 적고 있다. "붕어는 성질이 온화하고 수(水)를 운행하면서도 조(燥)를 일으키지 않고 비장을 보한다"고 했다.

〈음선정요(飮膳正要)〉에서는 "붕어가 중초(中焦)를 조화롭게 하며 오장을 유익하게 한다"고 했다.

특히 〈본초경소(本草經疏)〉에서는 "붕어는 위에 들어가서 위가 약하여 소화가 잘 안되는 증상을 치료하고 대장에 들어가서 오래된적(赤)과 백(白)의 이질병과 대장의 이상 발효를 치료한다. 또 달고 따뜻함은 비장의 기능을 도와서 근육을 생성시키기 때문에 잘 낫지않는 부스럼 등도 잘 낫게 한다"고 했다. 사상체질 의학에서는 붕어를 태양인과 소양인 체질에 좋은 식품으로 분류한다.

3. 연어

성질은 덥고 맛은 달다. 주로 비경(脾經), 폐경(肺經)에 작용한다.

효능과 주치 : 기를 도우고 중초(中焦)를 덥게 하며 위장을 포근 하게 한다. 따라서 연어는 비장과 위장 허약, 중초(中焦)가 허하고 냉한 증상, 수종, 소변이 시원하지 못하며 대변에 설사기운이 있는 증상에 효과적인 생선이다.

한편 사상체질의학적으로 볼 때 연어는 태음인 체질에 좋은 식품으로 분류된다.

4. 조기

성질이 평(平)하고 맛은 달다. 주로 위경(胃經), 신경(腎經)에 작용한다.

효능과 주치 : 위장을 도우고 중초(中焦)를 덥게 한다. 기(氣)를 보하며 정기를 보충시키고 정신을 안정시킨다. 그중에서 어뇌석(魚腦石)은 석림(石淋)을 내리고 야생 버섯독을 해소할 수 있으며 소변이 제대로 나오지 않는 증상을 개선한다.

조기의 살코기는 비장이 허하여 제대로 못 먹고 무기력한 증상과 신장이 허약하여 빚어진 불면증, 건망증, 시야가 모호한 증상 등에 효험이 있다. 이러한 조기는 석수어(石首魚)라고도 부르는데 그것은 머리에 흰돌 세 개가 있기 때문에 붙여진 별명이다. 한편 사상체질의학에서는 조기를 소음인 체질에 좋은 식품으로 분류하고 있다.

5. 쏘가리

성질은 평(平)하고 맛은 달다. 주로 비경(脾經)과 위경(胃經)에 작용한다.

효능과 주치 : 비장과 위장을 도우고 허약과 피로를 보하며 기생충을 죽인다. 따라서 쏘가리는 허약과 몸의 피로, 야위는 증상과 장풍하혈(腸風下血)증상에 응용된다. 이러한 쏘가리의 효능에 대해 〈개보본초(開寶本草)〉에는 다음과 같이 기록돼 있다. "쏘가리는 나쁜 피를 제 거하고 기력을 돋우며 몸을 건강하게 하고 살찌게 한다.
또 뱃속의 기생충을 몰아낸다"고 했다. 이러한 쏘가리는 특히 소음인 체질에 좋은 식품이다.

6. 장어

성질은 덥고 맛은 달다. 주로 간경(肝經), 비경(脾經), 신경(腎經)에 작용한다.

효능과 주치 : 중기(中氣)를 보하고 도우며 풍(風)과 습(濕)을 몰아낸다. 근육과 뼈를 강하게 하고 혈맥의 소통이 잘 되게 한다. 따라서 장어는 몸이 허약하고 기력이 없으며 풍(風)과 한기(寒氣)로 빚어진 습(濕)과 비증(痺症), 피고름이 나오는 이질병, 치질, 종양, 부스럼 등의 질환에 효험이 있다. 장어의 약효에 대한 기록으로는 〈수식거음식보〉에 상세히 언급돼 있다.
이 기록에 따르면 "장어는 성질이 덥고 맛은 달다. 따라서 허약을 보하고 기력을 돋운다. 풍한(風寒)에 의한 습비(濕痺)를 몰아내고 혈맥을 소통하며 근육과 뼈에 유익을 준다. 또 산후의 허약과 야위는 것을 치료하고 치질, 종기, 부스럼 등을 낫게 한다"고 기록돼 있다. 이러한 장어는 특히 태음인 체질에 잘 맞는 식품이다.

7. 미꾸라지

성질은 평(平)하고 맛은 달다. 주로 비경(脾經)과 신경(腎經), 대장경(大腸經)에 작용한다.

효능과 주치 : 기를 돕우고 중초(中焦)를 보하며 해독작용이 있고 치질을 아물게 한다.

특히 미꾸라지는 남성의 성기능장애와 발기부전을 치료하고 소갈병, 치질병, 전염성 간염 등에도 효과가 있다.

〈본초강목〉의 기록에 따르면 "미꾸라지는 중초(中焦)를 덥게 하고 기를 돕우며 술을 깨도록 하고 소갈증을 해소시킨다"고 했고〈전남본초(塡南本草)〉에서는 "미꾸라지를 끓여 먹으면 부스럼과 버짐을 낫게 하고 혈맥을 소통시켜 음분(陰分)을 크게 보한다"고 했다. 이러한 미꾸라지는 특히 소음인 체질에 좋은 식품이기도 하다.

8. 메기

성질은 냉하고 맛은 달다. 주로 비경(脾經)과 신경(腎經)에 작용한다.

효능과 주치 : 보혈하고 신장을 자양한다. 중기(中氣)를 조화롭게 하고 양기를 돋운다. 특히 메기는 혈허(血虛)로 월경이 막힌 것과 대하증, 그리고 신장허약에 의한 허리, 다리의 무기력증, 남성의 발기부전, 성기능장애, 유정 치료에도 효과가 있다. 한편 사상체질의학 에서는 메기를 소음인 체질에 좋은 식품으로 분류한다.

9. 갈치

성질은 덥고 맛은 달다. 주로 비경(脾經), 위경(胃經)에 작용한다.

효능과 주치 : 오장을 보하고 유익하게 하며 중초(中焦)를 조화롭게 하여 위장의 기능을 활성화 시킨다. 또한 풍(風)을 몰아내고 기생충을 죽이며 피부를 윤택하게 한다. 특히 갈치는 오랜 병으로 몸이 허약하고 기혈이 부족할 경우, 식욕부진, 숨이 차고 무기력하며 피부가 거칠어지는 등의 증상에 효과가 있다.

〈본초종신(本草從新)〉에서도 "갈치가 오장을 보하고 풍(風)을 몰아내며 기생충을 몰아낸다"고 했고 〈수식거음식보(隨息居飮食譜)〉에서는 "갈치가 위장을 덥게 하고 허약을 보하며 피부를 윤택하게 한다"고 했다. 이러한 갈치는 특히 소음인 체질에 좋다.

10. 자라

성질은 평(平)하고 맛은 달다. 주로 간경(肝經)과 신경(腎經)에 작용한다.

효능과 주치 : 기를 도우고 허약을 보하며 음(陰)을 자양하고 피를 식히는 작용을 한다. 또한 자라는 뼈를 찌르는 듯한 열감과 오래된 이질병, 여성의 붕루하혈과 대하증, 오장육부가 허약하고 손상된 여러 증상에도 효과가 크다.

자라의 약효에 대해 〈명의별록(名醫別錄)〉에는 "자라가 중초(中焦)의 손상을 낫게 하고 기를 도우며 부족을 채운다"고 했고 〈수식거음식보〉에서는 "자라가 간장과 신장의 음(陰)을 자양하고 허열(虛熱)과 과로에서 오는 허열을 해소한다"고 기록 돼 있다.

한편 〈음선정요(飮膳正要)〉에서는 "자라가 기를 내리고 뼈 마디 사이의 열을 제거한다"고 했고 〈일용본초(日用本草)〉에서는 "과로에 의한 손상을 보하고 양기를 돋우며 음(陰)의 부족을 크게 보한다"고 기록돼 있기도 하다. 따라서 자라는 옛부터 자양과 몸 보신에 좋은 식품으로 각광을 받아왔다. 자라 피는 음(陰)을 자양하고 열을 물러가게 하므로 결핵질환의 물러가지 않는 저열(低熱)을 다스린다.

자라 등껍질은 음(陰)을 자양하고 양(陽)을 잔잔하게 하며 몽아리를 흐트러뜨리고 부기를 가라앉히는 효능이 있다.

현대 약리학 연구에 의하면 자라 등껍질, 즉 별갑(鱉甲)에서 추출된 유효성분이 간과 비장의 결체조직 비대를 억제하고 혈장단백의 수치를 높인다고 했다. 이러한 자라는 특히 항섬유화 작용이 훌륭하여 근래에 와서 만성간염, 간경화, 간과 비장이 비대하게 부어오르는 증상 치료에 널리 응용되고 있기도 하다. 한편 사상 체질의학에서 는 자라를 소양인 체질에 좋은 식품으로 분류한다.

11. 게

성질은 냉하고 맛은 짜다. 주로 간경(肝經)과 위경(胃經)에 작용한다.

효능과 주치 : 음(陰)을 자양하고 열을 내린다. 어혈이 흩어지게 하며 골수를 보

한다. 특히 게는 전신의 타박상, 어혈로 인하여 부어오른 통증, 난산, 산후 어혈복통, 황달, 부스럼 등의 증상을 치료한다.

〈신농본초경〉의 기록에는 "게가 장(腸) 속의 사기(邪氣)와 열이 뭉쳐진 덩어리를 제거하고 얼굴이 뒤틀리고 부어오르는 증상을 낫게 한다"고 했다. 〈음선정요(飲膳正要)〉에서는 "게가 위기(胃氣)를 소통하고 경맥(經脈)을 조화롭게 한다"고 했다.

한편 〈수식거음식보(隨食居飮食譜)〉에서는 "게가 골수를 보하고 간장과 신장을 자양하며 위액을 채운다. 또 근육을 양호하고 활혈하며 종기를 치료한다"고 기록돼 있다. 이러한 약효를 지닌 게는 바닷게와 민물 게로 구분된다. 모두가 맛있는 식품이지만 약재용으로는 민물 게가 좋다. 껍질은 차고 냉하여 열을 내리고 해독시키며 어열(瘀熱)을 제거하고 적(積)을 해소한다.

특히 게 다리는 산모의 출산을 돕는다. 현대 약리학 연구에서 증명된 사실은 "게에는 항결핵과 면역기능 조절작용이 있고 또한 동물의 이식성 종양에 대해서도 억제작용이 있다는 연구 결과가 발표 되기도 했다. 체질적으로 볼 때 게는 소양인에게 좋은 식품이다.

12. 새우

성질은 덥고 맛은 달고 짜다. 주로 간경(肝經)과 신경(腎經)에 작용한다.

효능과 주치 : 신장을 보하고 양기를 강장케 하며 비장을 튼튼하게 하면서 가래를 삭힌다. 따라서 새우는 신장허약으로 빚어진 성기능장애나 남성 발기부전에 효과가 크고 비장허약으로 음식량이 줄고 정신이 나른하며 무기력한 증상에도 효험이 있다. 즐겨 먹으면 젖을 잘 나오게도 한다.

이러한 새우의 약효에 대해 〈본초강목 습유(本草綱目拾遺)〉에 다음과 같이 밝히고 있다. "새우는 신장을 보하고 양기를 복돋우며 소주에 담궈 먹으면 담(痰)과 화(火)에 의한 반신불수와 근육, 뼈마디 통증을 낫게 한다"고 했다. 또 〈수식거음식보(隨食居飮食譜)〉에서는 "새우가 위장을 활성화 하고 가래와 담(痰)을 삭힌다"고 했다. 체질적으로 볼 때 새우는 소양인과 태양인 체질에 좋은 식품으로 분류된다.

13. 갑오징어

성질은 약간 덥고 맛은 짜다. 주로 간경(肝經)과 신경(腎經)에 작용한다.

효능과 주치 : 음(陰)을 자양하고 양혈(養血)하며 기를 도우고 의지를 강하게 한다. 따라서 갑오징어는 혈허(血虛)로 인해 월경이 폐쇄 되었거나 월경 후기에 양이 줄어드는 증상, 대하증 등에 효과가 있다.

〈신농본초경〉의 기록에는 "갑오징어가 맛은 달고 성질은 냉하며 습(濕)과 비증(痺症)을 다스리고 안면부종을 가라앉히며 월경을 나오게 한다"고 했다. 〈의림찬요(醫林纂要)〉에서는 "갑오징어가 심장을 보하고 음(陰)을 양호하며 신수(腎水)를 맑힌다. 또 수(水)를 운행하여 습(濕)과 어울리게 하고 해독하면서 열을 제거한다"고 적었다.

이러한 갑오징어는 단백질 함유량이 높아 해산물 중에서도 좋은 식품이다. 갑오징어 뼈는 약재로 쓰이는데 위장을 조화롭게 하고 위산을 억제하며 수렴작용과 지혈작용이 있는 것으로 알려져 있다. 체질적으로 볼 때 갑오징어는 소양인과 태음인 체질에 좋은 식품이다.

14. 해삼

성질은 덥고 맛은 달고 짜다. 주로 심경(心經)과 신경(腎經), 비경(脾經), 폐경(肺經)에 작용한다.

효능과 주치 : 신장을 보하고 정력을 돋우며 양기를 강장시키고 음(陰)을 자양한다. 양혈(養血)하면서 조(燥)를 윤택하게 한다. 따라서 해삼은 신장이 허하여 빚어진 남성의 발기부전이나 유정 등의 성기능장애에 효과가 뛰어나다. 또 소변이 잦은 빈뇨나 음(陰)이 허하고 장(腸)의 조열로 빚어진 변비, 출혈성 빈혈, 폐결핵, 신경쇠약 등의 증상에 효험이 있다. 특히 암 환자의 보조치료요법으로 쓰이기도 한다.

〈본초종신(本草從新)〉에서는 해삼에 대하여 "신장을 보하고 정력을 돋우며 양기를 강장시켜 발기부전, 양위를 치료한다"고 했다.

〈수식거음식보(隨食居飮食譜)〉에서는 "해삼은 음(陰)을 자양하고 보혈하면서 양기를 강장케 한다. 조(燥)를 윤택시키고 월경을 조절 하며 순산을 돕는 효능이 있다"고 기록돼 있다.

현대 약리학 연구에서는 해삼에 함유돼 있는 해삼 성분이 여러 종류의 곰팡이균을 억제하며 해삼효소용액은 일부 암 종양을 억제할 수가 있다는 연구 결과가 발표되기도 했다. 특히 경련성 마비에 대해서도 치료효과가 있는 것으로 밝혀져 있다. 이러한 해삼은 특히 소양인 체질에 좋다.

15. 전복

성질은 평(平)하고 맛은 달고 짜다. 주로 간경(肝經)과 신경(腎經)에 작용한다.

효능과 주치 : 간(肝)을 보하고 신장을 유익하게 하며 열을 내리고 눈을 밝게 한다. 또 음(陰)이 허(虛)하고 내열(內熱)이 있으며 뼈를 찌르는 듯한 열이 나거나 습열(濕熱)이 속에 차서 빚어진 임증이나 황달, 아물지 않는 종기나 부스럼 등의 증상에 먹으면 좋다.

특히 전복은 그 껍질이 약재로서 석결명(石決明)이라고 한다. 이약재는 간을 편안하게 하고 양기를 잔잔하게 한다. 또 열을 내리고 풍(風)을 잠재우며 눈을 밝게 하는 효능이 있다. 이러한 전복은 특히 소양인과 태양인 체질에 좋다.

16. 조개

성질은 냉하고 맛은 달고 짜다. 주로 간경(肝經)과 위경(胃經)에 작용한다.

효능과 주치 : 음(陰)을 자양하고 양혈(養血)하며 열을 내리고 해독한다. 따라서 조갯살은 소갈병, 여성의 붕루하혈, 대하증에 효과가 있다.

〈수식거음식보(隨食居飮食譜)〉에 의하면 "조갯살은 열을 내리고 음(陰)을 자양하며 간을 양호하면서 피를 식힌다. 또 풍(風)을 잠재우고 술을 깨게 하며 눈을 밝게 하고 마음을 안정시킨다"고 기록돼 있다.

이러한 조개는 그 껍질 또한 훌륭한 약재이다. 진주모(珍珠母)라 불리는데 그 약효는 간을 편안하게 하고 진정작용이 있어 임상에서 현기증 등의 치료에 널리 쓰이며 위산을 중화시키는 작용도 있는 것으로 밝혀져 있다. 체질적으로는 태양인과 소양인 체질에 좋은 식품이다.

17. 파래

성질은 냉하고 맛은 달다. 주로 신경(腎經)과 방광경(膀胱經)에 작용한다.

효능과 주치 : 열을 내리며 수(水)를 유익하게 하며 딱딱한 몽아리를 흐트러뜨리고 부드럽게 한다.

따라서 파래는 심혈관질환이나 갑상선이 부어오른 증상, 갑상선종, 영양불량, 빈혈 등에 일정한 치료효과가 있다. 사상체질적으로는 태음인 식품으로 분류된다.

18. 김

성질은 냉하고 맛은 짜다.

효능과 주치 : 열을 내리며 수(水)를 유익하게 하고 가래를 삭히면서 딱딱한 것을 부드럽게 한다. 따라서 김 또한 갑상선종, 목 임, 파 결핵, 각기병 등에 효과가 있다. 김의 약효에 대해 〈본초강목〉에서는 "속에 혹이 있는 경우와 각기병 환자가 먹으면 좋다"고 했고 〈식료본초(食療本草)〉에서는 "김이 열기(熱氣)를 내린다. 만약 열기가 목을 막고 있으면 즙을 내어 마시면 된다"고 했다.

현대 약리학 연구에서는 김의 추출물이 혈중 콜레스테롤 함량을 저하시키므로 심 · 뇌혈관질병에 응용된다고 했다.

또한 요오드 함량이 비교적 많기 때문에 요오드 결핍으로 빚어진 갑상선 질병에 대해 보조치료식품으로 가치가 높다. 이러한 김은 특히 태음인 체질에 좋다.

19. 미역

성질은 냉하고 맛은 짜다. 주로 신경(腎經)과 방광경(膀胱經)에 작용한다.

효능과 주치 : 딱딱한 몽아리를 부드럽게 풀어주고 수(水)를 도와열을 배설시킨다. 혈압을 내리게 하고 기침을 진정시키면서 천식을 가라앉힌다.

〈명의별록(名醫別錄)〉의 기록에 따르면 "미역은 12가지 수종을 다스리고 몽아리와 기가 뭉쳐진 것을 흐트러뜨리며 종기, 부스럼을 치료한다"고 했고 〈음선정요(飮膳正要)〉에서는 "뭉쳐진 기를 개선하고 종양을 치료한다"고 했다.

현대 약리학 연구에서는 미역에 함유돼 있는 성분이 백혈병을 예방하고 또한 지혈작용이 있다는 연구 결과가 발표되기도 했다. 특히 미역 추출물은 혈지(血脂)

와 혈압을 내리는 작용이 있으며 근래에 와서는 미역에 항암작용도 있다는 보고
가 흘러나오고 있다. 이러한 미역의 한약명은 곤포(昆布)이다. 한편 체질적으로
미역은 태음인 식품으로 분류된다.

6
조미료류

1. 식초
성질은 덥고 맛은 시큼하다.

효능과 주치 : 기(氣)를 내리고 소화작용을 하며 어혈(瘀血)을 흐트러뜨리고 통증
을 멎게 한다. 또 부패를 방지하고 살균하며 딱딱하게 뭉쳐진 몽아리를 풀어주고
흩어지게 한다. 따라서 식초는 종기나 여성의 가슴앓이에 효과가 있고 생선과 게
의 독을 해독시키기도 한다. 특히 식초를 적당히 복용하면 혈압과 혈지를 내리므
로 심, 뇌혈관 질환을 예방할 수도 있다. 이러한 식초는 특히 소음인 체질에 좋다.

2. 청주
성질은 덥고 맛은 맵고 달다.

효능과 주치 : 한기(寒氣)를 흐트러뜨리고 경맥을 소통하며 활혈 시킨다. 따라서
청주는 풍습(風濕)에 의해 저리는 증상, 가슴이 저리고 근맥(筋脈)의 경련이나 타
박상에 효험이 있다. 특히 청주는 발산하는 성질을 지니고 있어 양념으로도 응용
되지만 또한 약재의 기운을 강하게 발휘시키기도 한다. 체질적으로는 소음인 체
질에 좋다.

3. 육계(肉桂)
성질은 열이 많고 맛은 맵고 달다.

효능과 주치 : 원기와 양기를 보하고 비장과 위장을 덥게 하며 뭉쳐진 냉기를 제거하면서 혈맥을 소통시킨다. 따라서 계피는 명문혈 쇠약과 사지가 냉하고 맥박이 허약한 증상, 양기가 시들어 허탈해진 상태, 복통설사, 허리와 무릎이 냉하고 아픈 증상, 월경 폐쇄, 음부의 부스럼 등의 증상에 효험이 있다. 체질적으로는 소음인 체질에 특히 좋다.

4. 후추

성질은 열이 있고 맛은 맵다.

효능과 주치 : 중초(中焦)를 덥게 하고 기를 내리며 가래를 삭히고 해독한다. 따라서 냉한이나 담(痰)으로 빚어진 체증, 복부의 냉통에 효과가 있다. 또 맑은 물을 토하는 증상이나 설사, 냉한 성질의 이질병, 음식의 독도 해독시킨다. 특히 소음인 체질에 좋은 식품이다.

5. 정향(丁香)

성질은 덥고 맛은 맵다.

효능과 주치 : 중초(中焦)와 신장을 덥게 하면서 치밀어 오르는 것을 내린다. 따라서 정향은 구역질이나 구토, 위가 뒤집힌 듯한 증상, 설사에 효과가 있다. 또 복부가 냉하고 아프며 버짐 등의 증상에도 효험이 있다. 체질적으로는 소음인 체질에 좋은 식품으로 분류된다.

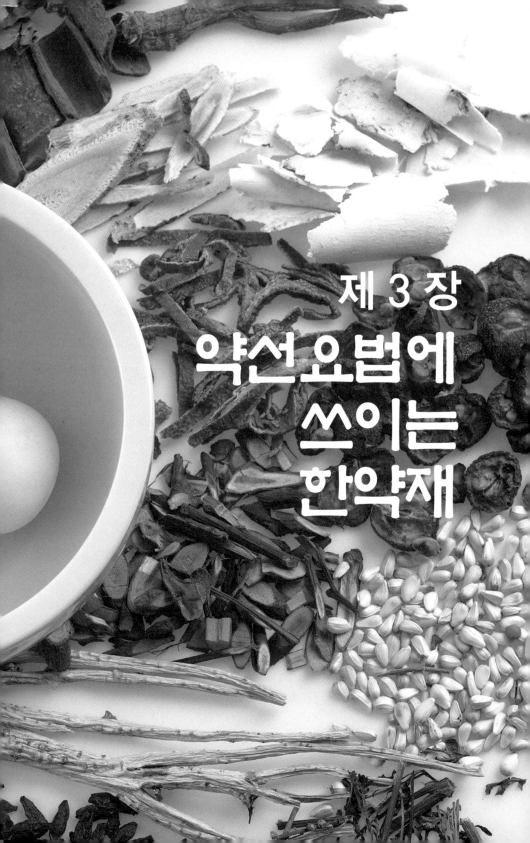

제 3 장
약선요법에
쓰이는
한약재

1
해표약(解表藥) (열을 발산하는 약재)

1. 계지(桂枝)

성질은 덥고 맛은 맵고 달다. 주로 심경(心經)과 폐경(肺經), 방광경(膀胱經)에 작용한다.

효능과 주치 : 땀이 나게 하며 열을 발산한다. 경맥을 덥게 하여 소통시킨다. 또 양기를 원활하게 유통시키면서 기를 조화롭게 한다.

따라서 계지는 풍한(風寒)에 의한 감기, 한기(寒氣)와 습(濕)에 의한 마비 및 저리는 통증에 효과적이다. 또 월경통에도 많이 쓰인다.

이러한 계지의 열 발산 작용은 경맥을 따뜻하게 유통시킨다. 양기를 유통시키면서 열을 발산하게 되는 것이다. 그러므로 풍한표실증(風寒俵實症) 치료에 마황과 배합해 쓰면 땀을 나게 하는 능력을 강화하게 된다.

현대 약리학 연구에 따르면 계지에 함유돼 있는 휘발성 기름은 땀샘의 분비를 자극하여 피부혈관을 확장시켜서 땀을 나게 하고 해열하는 작용이 있다는 것이다. 또 계지 기름은 자궁에 특이성 출혈작용을 일어나게 하고 모세혈관을 확장시키는 작용도 있다고 했다.

특히 강심작용과 평활근 경련도 해소할 수가 있어 복통을 완화시킬 수 있다는 연구 결과도 보고돼 있다. 그러나 계지는 성질이 덥고 열을 조장하므로 음(陰)을 해치고 피를 움직이는 우려가 있을 수 있다. 그러므로 온열병(溫熱病)과 음(陰)이 허하고 화(火)가 거세거나 월경이 과다한 경우, 출혈이 있는 경우는 신중하게 사용해야 한다.

일반적으로 약선요법에 사용되는 계지의 사용량은 3~10g이며 체질적으로는 소음인 체질에 좋은 약재이다.

2. 자소(紫蘇)

성질은 덥고 맛은 맵다. 주로 폐경(肺經)과 비경(脾經)에 작용한다.

효능과 주치 : 땀을 나게 하고 열을 발산한다. 기(氣)를 운행시켜 중초(中焦)를 편안하게 하며 생선과 게의 독을 해독한다. 따라서 자소는 풍한(風寒)에 의한 감기, 가슴이 답답하고 구역질이 나는 경우에 그 효과가 뛰어나다. 생선과 게를 먹은 후 빚어진 각종 복통, 설사 등에도 효과가 있다. 특히 자소는 땀을 나게 하여 한기(寒氣)를 흐트러뜨리고 표면의 사(邪)를 해소한다. 기를 운행시켜 중초(中焦)를 편안하게 하기도 한다. 또한 표면의 증상은 없지만 기가 적체되어 개운치 못한 경우에도 소통시키게 된다. 가슴을 시원하게 하고 맺힌 것을 풀어주는 것이 바로 자소의 중요한 작용이다.

현대 약리학 연구에서는 자소가 소화액 분비를 촉진시키고 위와장의 활동을 강화하며 세균에 대한 억제작용이 비교적 강한 것으로 밝혀졌다.

이러한 자소를 약재로 쓸 때는 잎과 줄기를 구별해서 쓴다. 체질적으로는 소음인 체질에 특히 좋은 약재이다.

3. 형개(荊芥)

성질은 덥고 맛은 맵다. 주로 폐경(肺經)과 간경(肝經)에 작용한다.

효능과 주치 : 풍(風)을 몰아내고 열을 발산시키며 지혈작용을 한다.

형개는 풍한(風寒)에 의한 감기에 주로 응용된다. 또한 맵고 차가운 열 발산 약재에 배합하거나 열을 내리는 약재에 첨가하여 쓰면 풍열(風熱) 감기 치료에 효과적이다. 특히 부스럼, 종양이 처음 발생되어 열이 있을 때, 마진이 제대로 돋아나지 않을 경우에도 응용한다.

이러한 형개를 숯으로 볶아 사용하면 지혈작용이 있어 출혈, 혈변, 여성의 붕루하혈 등의 증상에도 자주 응용된다. 형개와 자소는 똑같이 땀을 내며 열을 발산시킨다. 그러나 자소는 한기를 흐트리는 힘이 가하고 기분(氣分)에만 작용할 뿐만 아니라 기를 다스리고 중초(中焦)를 편안하게 하는 효능이 강하다. 반면 형개는 풍(風)을 몰아내는 힘이 강하고 혈분(血分)에만 작용한다.

또 형개는 탄(炭)으로 볶아쓰면 지혈작용도 하므로 기를 다스리 는데 있어서는 자소를 널리 쓰지만 피를 다스리는 데에는 형개를 주로 쓴다. 약선요법에 일반적으로 사용하는 형개의 양은 3~10g이며 체질적으로는 소양인 체질에 좋은 약재이다.

4. 방풍(防風)

성질은 약간 덥고 맛은 달며 주로 방광경(膀胱經), 간경(肝經), 비경(脾經)에 작용한다.

효능과 주치 : 풍한(風寒)을 몰아내고 열을 발산시킨다. 풍습(風濕)을 몰아내고 통증을 멎게 한다. 그 성질은 약간 더울 뿐 조(燥) 하지 않고 약의 성질이 부드럽기 때문에 풍열(風熱)이 거세고 눈이 충혈되며 붓고 아픈 증상에 적용된다.

따라서 방풍은 풍한(風寒) 또는 풍열(風熱)감기, 풍습비통(風濕痺痛), 파상풍을 다스리고 복통, 설사, 이질 등의 증상에 효과적이다.

그러나 방풍은 풍(風)을 몰아내고 경련을 해소하는 힘이 그리 강하지 않기 때문에 파상풍을 치료하는데 있어서는 보조약재로 쓸 수 있을 뿐 단독으로 응용하여 좋은 약효를 기대하기는 어렵다. 한편 방풍을 볶아서 탄(炭)으로 만들면 지혈작용이 있어 혈변과 여성의 붕루하혈에도 효과가 있다. 이러한 방풍은 늘 형개와 함께 써서 풍(風)을 몰아내고 열을 발산시키므로 서로간에는 돕는 작용이 있다.

이 두 약재 중에서 형개의 발산능력이 좀 강하지만 방풍은 풍(風)을 몰아내고 통증을 멎게 하는 효능이 비교적 뛰어나다.

일반적으로 약선요법에 쓰이는 방풍의 양은 3~10g이며 체질적으로는 소양인 체질에 좋은 약재이다.

5. 강활(羌活)

성질은 온화하고 맛은 맵고 쓰다. 주로 방광경(膀胱經)과 신경(腎經)에 작용한다.

효능과 주치 : 풍(風)을 소통시키며 열을 발산하고 풍습(風濕)을 몰아내면서 통증

을 멎게 한다. 따라서 강활은 풍한(風寒)에 의한 감기, 오한이 들고 열이 나는 증상, 머리와 온몸이 아픈 것과 풍습비통(風濕痺痛)에 효과가 있다. 이러한 강활을 임상 치료에서 열을 발산시키는 약재로 쓸 때는 땀을 나게 하고 풍(風)을 몰아내며 통증을 멎게 하는 이중 효과를 고려해야 할 것이다. 즉 풍한(風寒)에 의해 나타난 증상을 치료할 때는 두통, 또는 뼈마디에 시큰한 통증이 있을 때만 쓰고 풍습비통(風濕痺痛)을 치료하는 데에는 드러난 증상이 있건, 없건간에 모두 쓸 수 있다.

일반적으로 약선처방에 쓰는 양은 3~10g이다. 한편 강활은 진한냄새가 있어 구토를 잘 일으키므로 사용량을 너무 초과해선 안된다.

6. 백지(白芷)

성질은 덥고 맛은 맵다. 주로 폐경(肺經)과 위경(胃經)에 작용한다.

효능과 주치 : 백지는 맵고 풍(風)을 흐트리며 더운 조기(躁氣)로 습(濕)을 제거한다. 또 향기가 있고 모든 곳으로 스며들기 때문에 통증을 멎게 할 뿐만 아니라 종기를 가라앉히고 농(膿)을 배출한다.

특히 백지는 지통작용이 뛰어나기 때문에 임상치료에서 두통을 치료할 뿐만 아니라 풍습비통(風濕痺痛) 치료에도 응용된다.

근래에 와서는 백지가 삼차신경통 치료에도 효과가 있다는 보고가 있다. 한편 사상체질의학에서는 백지를 태음인 체질에 좋은 약재로 분류한다.

7. 박하(薄荷)

성질은 차고 맛은 맵다. 주로 폐경(肺經)과 간경(肝經)에 작용한다.

효능과 주치 : 풍열(風熱)을 흐트러뜨리며 인후를 맑게 하고 마진을 완전히 돋게 한다. 박하는 풍열(風熱)에 의한 감기, 열병이 시작될 때 효과가 있다. 또 인후가 붓고 통증이 있으며 풍진(風疹), 피부소양증, 마진 초기 때 많이 응용되는 약재다. 이밖에도 박하에는 간(肝)을 소통하고 울(鬱)을 해소하는 작용이 있어 시호, 작약과 배합하여 쓰면 간기울체(肝氣鬱滯)로 빚어진 가슴 답답증과 옆구리가 아픈 증상에 효과가 크다.

현대 약리학 연구에 의하면 박하에는 휘발성 기름이 함유되어 있는데 이 성분을 감각말초신경에 쓰면 감각의 마비를 일으킨다고 했다.

그러므로 외과용으로 쓰면 통증과 가려움증을 멎게 하는 작용이 있다.

박하의 일반적인 사용량은 1~5g이다. 이때 만약 열 발산과 마진을 돋아나게 하고 풍(風)을 흐트리며 인후를 이롭게 하려면 박하를 제일 뒤에 넣는다.

반면 간을 소통하고 맺힌 것을 풀고자 할 때에는 박하를 함께 넣고 달이면 된다.

사상체질의학에서는 박하를 소양인 체질에 좋은 약재로 분류한다.

8. 상엽(桑葉:뽕나무 잎)

성질은 냉하고 맛은 쓰고 달다. 주로 폐경(肺經)과 간경(肝經)에 작용한다.

효능과 주치 : 풍열(風熱)을 흐트리고 간(肝)을 맑히며 눈을 밝게 한다. 따라서 상엽은 풍열에 의한 질환, 두통, 기침, 눈의 충혈과 부어오르고 아픈 증상에 효험이 있다. 상엽은 또한 발산작용이 있어 임상에는 주로 폐(肺)와 간(肝)을 맑게 배설시키는 작용에 응용 된다. 풍열(風熱)이 폐(肺)를 덮치고 기침에 가래가 걸쭉하게 나오거나 조열(燥熱)에 폐가 상한 증상, 건성기침에 가래가 없고 풍열(風熱)이 위로 치솟거나 간화(肝火)가 위로 이글거리며 눈이 충혈 되고 부어오른 채 아픈 증상에 주로 많이 응용된다.

일반적인 사용량은 3~10g이며 체질적으로는 태음인 체질에 좋은 약재이다.

9. 국화

성질은 약간 냉하고 맛은 달고 쓰다. 주로 폐경(肺經)과 간경(肝經)에 작용한다.

효능과 주치 : 풍(風)을 흐트리며 열을 발산한다. 간(肝)을 맑히고 눈을 밝게 한다. 또 열을 내리며 해독하고 간양(肝陽)을 차분히 내린다. 따라서 국화는 풍열(風熱)에 의한 질환과 열이 나고 오한이 들며 두통, 눈 충혈, 종기, 부스럼 등의 통증에 효과가 있다. 또 간양(肝陽)이 치밀어올라 빚어진 현기증, 어지럽고 머리가 뻐근하며 아픈 증상에도 효험이 있다.

이러한 국화는 흰국화, 노란국화, 들국화 등 세 가지 종류가 있다. 이중에서 황, 백국화는 똑같이 풍열(風熱)을 흐트러뜨리고 간(肝)을 잔잔 하게 한다. 또 눈을 밝게 하면서 열을 내리고 해독하는 효능이 있다.

반면 흰국화는 눈을 밝게 하는데 효과가 특히 뛰어나고 노란국화는 열을 배설시키는 힘이 강하다. 또 들국화는 해열하고 해독하는작용이 황, 백국화보다 뛰어나다.

현대 약리학 연구에 의하면 국화에는 혈압을 내리는 작용이 있는 것으로 밝혀졌다. 또한 심장을 활성화 시키는 여러 성분이 들어 있어 관상동맥을 확장시키고 관상동맥의 혈류량을 증가시키는 작용이 있다는 것이다.

특히 병을 유발하는 여러 종류의 병독(病毒), 병균(病菌)과 진균(眞菌)에 대하여 몸 밖에서 억제하는 작용을 하는 것으로 알려져 있다. 실제 임상에서는 고혈압이나 동맥경화, 관상동맥경화증에 대 하여 뚜렷한 치료 효과가 있다. 또한 상호흡기 감염과 병독성 간염등에 대하여 예방과 치료의 작용이 있다. 국화의 일반적인 사용량은 10~15g이며 체질적으로는 태음인 체질에 좋은 약재이다.

10. 갈근(葛根)

성질은 평(平)하고 맛은 맵고 달다. 주로 비경(脾經)과 폐경(肺經)에 작용한다.

효능과 주치 : 열을 발산하고 마진(痲疹)을 돋게 하며 진액을 생성시키고 설사를 멎게 한다. 따라서 갈근은 감기나 열이 나고 오한이 들 때 사용하면 효과적이다. 또 위장에 열이 있어 갈증이 나고 비장 허약에 의한 설사, 습열로 인한 설사나 이질 등의 증상에도 유익한 작용을 한다.

현대 약리학 연구에서는 갈근이 심장과 뇌혈관을 확장시키며 혈소판이 모여 응고되는 것을 억제하는 작용도 있는 것으로 밝혀졌다.

따라서 갈근은 고혈압이나 관상동맥경화증, 가슴앓이 등에 대해 훌륭한 치료작용이 있다. 또한 혈당치를 떨어뜨리고 해열작용도 있으며 근육경련도 완화시킬 수가 있는 것으로 알려져 있다.

일반적으로 약선요법에 사용하는 갈근의 양은 10~15g 정도이며 체질적으로는 태음인 체질에 좋은 약재이다.

11. 승마(升麻)

성질은 약간 냉하고 맛은 맵고 달다. 주로 폐경(肺經)과 비경(脾經), 대장경(大腸經), 위경(胃經)에 작용한다.

효능과 주치 : 열을 발산하여 마진(痲疹)을 완전히 돋아나게 한다.

또 열을 내리며 해독하고 양기를 치켜올린다. 따라서 승마는 마진이 제대로 피어나지 않는 것과 열독(熱毒)에 의한 반진(斑疹)을 다스린다. 또 위화(胃火)가 거세어 잇몸이 붓고 아픈 증상, 종기나 부스럼 등에 효과가 있다. 특히 기(氣)가 허(虛)하고 밑으로 함몰되어 빚어진 오랜 설사나 탈항, 자궁하수 등의 증상도 개선시킨다.

한편 승마는 시호, 갈근과 배합하여 쓰면 효과가 더더욱 상승된다. 기를 올리고 발산시키는 효능이 시호, 갈근과 비슷하기 때문이다. 이러한 승마는 열을 내리고 해독하는 작용은 상당히 뛰어나므로 많은 종류의 열독(熱毒)질환 치료에도 효과적이다.

일반적인 사용량은 3~10g이며 체질적으로는 태음인 체질에 좋은약재이다.

2

청열약(淸熱藥) (열을 내리는 약재)

1. 천화분(天花粉)

성질은 약간 냉하고 맛은 달면서 약간 쓰고 시큼하다. 주로 폐경(肺經)과 위
경(胃經)에 작용한다.

> 효능과 주치 : 열을 내리고 진액을 생성하며 종기를 가라앉히면서 농(膿)을 배출
> 시킨다.
>
> 따라서 천화분은 폐열(肺熱)에 의한 기침이나 열병으로 진액이 손상된 증상, 소
> 갈증, 화농성 종기나 부스럼 등에 응용된다.
>
> 특히 천화분은 외과용으로 많이 쓰이는데 피부습진을 치료하고 찍어서 바르면
> 유행성볼거리를 치료하기도 한다. 일반적인 사용량은 10~15g 정도이며 체질적
> 으로는 소양인 체질에 특히 좋은 약재이다.

2. 치자(梔子)

성질은 냉하고 쓰다. 주로 심경(心經)과 간경(肝經), 폐경(肺經), 위경(胃經)
에 작용한다.

> 효능과 주치 : 열을 내리고 화(火)를 배설한다. 피를 식히면서 해독을 하고 습(濕)
> 을 제거하며 부어오른 것을 가라앉힌다. 따라서 치자는 열병으로 가슴이 답답하
> 고 눈충혈에 붓고 아프며 종기나 부스럼 등의 증상에 적용된다.
>
> 또 열독실화(熱毒實火)로 인하여 빚어진 토혈(吐血)이나 출혈(出血), 요혈(尿血)
> 등의 각종 출혈 증상에도 효과가 있다. 이밖에도 습열이 뭉쳐져서 빚어진 황달

치료에도 응용된다.

외과용으로 바르면 부어오른 것을 가라앉히고 경락을 활성화 시키므로 타박상 등의 치료에도 효험이 있다.

특히 치자는 성질이 가벼워 위로 올라가며 폐화(肺火)를 배설하고 살갗 표면의 열을 제거하므로 외부로부터 열병이 침입하여 속과밖 모두에 열이 있을 때 이중으로 해소시키는 작용을 하게 된다.

또 치자의 쓰며 냉한 성질은 삼초화(三焦火)를 배설하고 피를 식히며 심장의 열을 내리기도 한다. 이러한 치자를 생것으로 쓰면 열을 내리고 해독하는 능력이 강하고 볶아서 쓰면 피를 식히고 지혈하는 작용이 두드러진다.

일반적인 사용량은 3~10g이며 체질적으로는 소양인 체질에 좋은 약재이다.

3. 죽엽(竹葉)

성질은 냉하고 맛은 달다. 주로 심경(心經)과 위경(胃經)에 작용 한다.

효능과 주치 : 열을 내리고 답답함을 제거하며 이뇨작용을 한다.

따라서 죽엽은 열병으로 가슴이 답답하고 갈증이 나며 입술과 혀에 부스럼이 생기는 증상에 응용된다. 또 소변이 붉고 짧으며 찔끔거리고 통증이 있는 증상에도 적용된다. 이러한 죽엽은 신선한 죽엽과 담죽엽(淡竹葉)이 있는데 두 가지 모두 심장을 맑히며 답답함을 제거하고 소변을 잘 나오게 한다. 그러나 신선한 죽엽이 심장을 맑히는 작용이 좀더 좋고 담죽엽은 이뇨작용이 뛰어나며 습(濕)이 스며들고 열을 배설시키는 작용이 있다는 것이 장점이다.

일반적인 사용량은 3~10 정도이며 체질적으로는 태음인 체질에 좋은 약재이다.

4. 결명자(決明子)

성질은 약간 냉하고 맛은 달고 쓰며 짜다. 주로 간경(肝經)과 담경(膽經)에 작용한다.

효능과 주치 : 간을 맑히며 눈을 맑게 하고 장(腸)의 기능을 원활하게 하여 배변이 잘 되게 한다. 특히 결명자는 눈이 충혈되고 부어 올라 아프며 눈물이 나고 눈이 흐릿하며 안보이는 증상에 효과가 있고 변비 치료에도 효과가 있다.

현대 약리학 연구에 의하면 결명자는 혈압을 내리고 혈중 콜레스테롤 수치를 저하시키는 작용이 있는 것으로 밝혀졌다. 또한 여러 종류의 병을 유발시키는 병균에 대하여 저항력과 배설작용이 있다는 사실도 드러나 있다. 이러한 결명자는 이미 노쇠현상을 완화시키는 약재로 개발되기도 했다.

일반적인 사용량은 5~15g 정도이며 체질적으로는 소양인 체질에좋은 약재이다.

5. 생지황(生地黃)

성질은 냉하고 맛은 달고 쓰다. 주로 심경(心經)과 간경(肝經), 신경(腎經)에 작용한다.

효능과 주치 : 열을 내리고 피를 식히며 음(陰)을 양호하고 진액을 생성한다. 따라서 생지황은 열병(熱病)에 의한 열사(熱邪)가 영(營)에 들어감으로써 혀가 시뻘겋고 갈증이 나며 온몸에 반진(斑疹)이 돋는 증상에 효과가 있다.

또 음(陰)이 허하고 화(火)가 거세어 목이 붓고 아픈 증상과 뜨거운 피가 멋대로 돌아다님으로써 빚어진 토혈이나 출혈 등의 증상도 완화시킨다.

특히 생지황은 냉하고 달며 즙이 많다. 차가운 성질이지만 적체가 안되고 습윤(濕潤)하여 뻣뻣하지 않다. 말려서 약재로 쓰는데 건지황(乾地黃)이라고 한다. 효능은 생지황과 비슷한데 단지 열을 내리고 진액을 생성하는 능력이 좀 떨어진다.

현대 약리학 연구에서는 생지황에는 강심(强心)과 심근(心筋)에 영양성 혈류량을 증가시키는 작용이 있는 것으로 밝혀졌다. 또 인체의 면역기능을 높이고 간장을 보호하며 향방사선 작용도 있는 것으로 알려져 있다. 특히 혈압을 내리고 이뇨작용을 하며 혈당치를 내리는 작용도 있다.

사용량은 일반적으로 10~30g이고 건지황은 적절히 양을 줄여서 쓴다. 이러한 생지황은 특히 소양인 체질에 좋은 약재이다.

6. 적작약(赤芍藥)

성질은 약간 냉하고 맛은 쓰다. 주로 간경(肝經)에 작용한다.

효능과 주치 : 열을 내리고 피를 식히며 활혈하고 어혈(瘀血)을 흩어지게 한다. 따라서 적작약은 온열병(溫熱病)의 열이 영혈(營血)에 들어가서 열이 나며 혀가

시뻘겋고 온몸에 두드러기 반점이 돋아나는데 응용된다. 또한 피가 뜨거워져 멋 대로 운행하여 발생한 토혈이나 출혈 등을 다스리는 데도 효과가 있다.

특히 폐경(肺經)이나 타박상, 종기나 부스럼 등 기혈어체(氣血瘀滯)의 증상에도 쓰인다.

사용량은 일반적으로 3~10g 정도이며 체질적으로는 소음인 체질에 좋은 약재이다.

7. 단피(丹皮)

성질은 약간 냉하고 맛은 맵고 쓰다. 주로 심경(心經)과 간경(肝經), 신경(腎 經)에 작용한다.

효능과 주치 : 열을 내리고 피를 식히며 활혈하고 어혈(瘀血)을 해소시킨다. 따라 서 단피 또한 온열병의 열이 영혈(營血)에 들어감 으로써 열이 나고 혀가 붉으며 온몸에 두드러기 반점이 돋는 증상에 효과가 있다. 또 피가 뜨거워지면서 멋대로 운행하여 빚어진 토혈이나 출혈, 요혈(尿血)에도 응용되고 음(陰)이 허하여 열이 나는 증상 등에도 효능이 있다. 특히 월경이 막히고 타박상과 종기, 부스럼, 장염 등의 증상에도 쓰인다.

이러한 단피는 적작약과 그 약효가 비슷하기 때문에 항상 함께 써야 한다. 그러 나 적작약은 활혈(活血)하고 어혈(瘀血)을 해소하는데 효과가 있어 혈분(血分)에 의한 실열(實熱)에만 쓴다. 그것은 단피가 피를 맑히면서도 실열(實熱)을 분산시 키고 또한 음(陰)이 허하여 생겨나는 열을 내리고 피를 식히는 작용이 비교적 강 하기 때문이다.

사용량은 일반적으로 3~10g 정도이며 체질적으로는 소양인 체질에 좋은 약재이다.

8. 백모근(白茅根)

성질은 냉하고 맛은 달다. 주로 폐경(肺經)과 위경(胃經)에 작용한다.

효능과 주치 : 열을 내리고 진액을 생성한다. 피를 식히고 지혈(止血)한다. 따라 서 백모근은 열병으로 답답하고 갈증이 나며 위에 열이 있어 구역질이 나는데 효 과가 있다. 또 폐열(肺熱)로 인하여 기침이 나는 증상이나 뜨거운 피가 제 멋대로 돌아다님으로써 빚어진 토혈, 출혈, 요혈 등의 증상도 완화시킨다. 이밖에도 백모

근에는 이뇨작용이 있어 수종, 열림증(熱林症), 황달 등의 증상에도 응용된다.

현대 약리학 연구에 의하면 백모근에는 많은 양의 칼륨염 성분이 함유되어 있어 뚜렷한 이뇨작용이 있고 혈액응고시간과 출혈시간을 단축시킬 수가 있어 지혈작용도 있는 것으로 밝혀졌다.

사용량은 일반적으로 5~10g 정도이며 체질적으로는 태음인 체질에 좋은 약재이다.

9. 현삼(玄蔘)

성질은 냉하고 맛은 쓰고 짜다. 주로 폐경(肺經)과 위경(胃經), 신경(腎經)에 작용한다.

효능과 주치 : 열을 내리고 해독하며 음(陰)을 자양하고 피를 식힌다. 따라서 현삼은 온열병의 열이 영혈(營血)에 들어감으로써 갈증이 나고 혀가 시뻘개지고 답답하고 불안하며 의식이 흐리거나 온몸에 두드러기 반점이 돋는 증상에 적용된다.

또한 목이 붓고 아프며 눈이 충혈되고 종기, 부스럼과 결핵 등의 증상에도 효과가 있다. 일반적인 사용량은 3~10g 정도이며 체질적으로는 소양인 체질에 특히 좋은 약재이다.

10. 연교(連翹)

성질은 약간 냉하고 맛은 쓰다. 주로 심경(心經)과 담경(膽經)에 작용한다.

효능과 주치 : 열을 내리고 해독한다. 종기와 몽아리를 가라앉히고 흐트리며 사(邪)를 발산시켜 심장을 맑히고 답답함을 해소한다. 따라서 연교는 외부로부터 침입한 풍열(風熱) 또는 온병(溫病)의 초기때와 사열(邪熱)이 거세어 그 열이 영혈(營血)에 들어감으로써 빚어진 고열과 답답함, 갈증, 반점이 돋아나는 증상이 있을 때 효과가 있다. 또한 종기나 부스럼, 단독(丹毒), 종양 등의 증상에도 쓰인다.

연교와 금은화는 똑같이 열을 내리고 해독하는 작용이 뛰어나다.

그 성질이 맑고 가벼워 위로 뜨기 때문에 열을 발산시킬 뿐만 아니라 몸속의 열도 내리며 종독과 부스럼독을 해소하는 것이다.

그러므로 임상 치료에서는 이 두 가지 약재를 함께 쓰는 것이 보편화 되어 있다.

특히 금은화는 피를 식히며 이질을 멎게 하고 또 연교는 심장의 열을 내리고 몽아리를 풀며 흐트리는 데에도 특별한 효과가 있기 때문에 이 두 가지 약재를 함께 쓰면 열을 내리고 해독하는 효과가 더욱 뛰어나기 때문이다. 일반적인 사용량은 3~10g 정도이며 체질적으로는 소양인 체질에 좋은 약재이다.

11. 토복령

성질은 평(平)하고 맛은 달면서 싱겁다. 주로 간경(肝經)과 위경(胃經)에 작용한다.

효능과 주치 : 열을 내리고 해독하며 습(濕)을 제거하면서 경락을 소통한다. 따라서 토복령은 습열(濕熱)에 의한 독창이나 매독에 효과가 있고 뼈와 근맥(筋脈)이 경련을 일으키며 아픈 증세, 화농성 종기나 부스럼 등에도 응용된다. 이러한 토복령은 달여서 그 즙을 복용하면 급성세균성이질, 만성신장염, 목 임파결핵 등의 질병을 치료한다는 보고가 있기도 하다. 사용량은 10~15g 정도 이며 태음인 체질에 좋은 약재이다.

12. 황련(黃蓮)

성질은 냉하고 맛은 쓰다. 주로 심경(心經)과 간경(肝經), 담경(膽經), 위경(胃經), 대장경(大腸經)에 작용한다.

효능과 주치 : 열을 내리며 습(濕)을 건조하고 화(火)를 배설하면서 해독한다. 따라서 황련은 습열이 속에 차 있고 가슴 속이 답답하며 열이 있고 더부룩한 증상에 효과가 있다. 또 혀의 태가 누렇고 진할 경우나 황달, 그리고 위와 장속에 습열이 있으며 구토나 설사, 이질, 치질 등의 질환에도 쓰인다.

특히 심화(心火)가 거세어 불면증이 있거나 피가 뜨거워져 멋대로 돌아다님으로써 나타나는 토혈이나 출혈 등에도 효과가 있고 열독(熱毒)에 의해서 돋아난 종기나 부스럼 등에도 효험이 있다. 이밖에 위화(胃火)가 거세어 빚어낸 소갈증에도 쓰이고 입술과 혀에 부스럼이 난 것에 발라도 된다.

사용량은 일반적으로 1~5g 정도이며 소양인 체질에 좋은 약재이다.

13. 황금(黃芩)

성질은 냉하고 맛은 쓰다. 주로 심경(心經)과 폐경(肺經), 담경(膽經), 대장경(大腸經), 소장경(小腸經)에 작용한다.

효능과 주치 : 열을 내리고 습(濕)을 건조시킨다. 화(火)를 배설시키고 해독하며 태아를 안정시킨다. 따라서 황금은 습(濕)으로 인하여 열이 나고 가슴이 답답하며 갈증은 있되 물은 마시고 싶지 않은 증상에 효과가 있다.

또한 습열에 의한 이질이나 설사, 황달 등도 다스리고 폐열(肺熱)로 인해 기침이 나고 열이 거세어 피가 밖으로 뿜어나오게 함으로써 빚어진 토혈이나 출혈, 변혈, 붕루하혈에도 효과가 있다. 특히 열독(熱毒)에 의한 종양이나 부스럼 등의 질환에도 널리 응용된다.

현대 약리학 연구에 따르면 황금에는 혈압을 내리고 이뇨와 진정, 세균억제 약리작용이 있으며 항암작용까지 있다는 연구 보고도 있다.

사용량은 일반적으로 3~10g 정도이며 체질적으로는 태음인 체질에 좋은 약재이다.

14. 황백(黃柏)

성질은 냉하고 맛은 쓰다. 주로 신경(腎經)과 방광경(膀胱經), 대장경(大腸經)에 작용한다.

효능과 주치 : 열을 내리고 습(濕)을 건조시킨다. 화(火)를 배설하고 해독하며 허열(虛熱)을 맑힌다. 따라서 황백은 습열로 빚어진 설사나 이질, 습열황달에 효과가 있다. 또 소변을 찔끔거리고 뻣뻣한 통증이 있는 증상과 적 · 백대하증, 음부의 통증과 붓는 증상도 다스린다. 발과 무릎의 통증과 무기력증에도 효험이 있다. 특히 열독(熱毒)에 의한 종양이나 습진을 비롯하여 음(陰)이 허하고 열이 나는 증상과 몽유, 활정 등의 질환에도 응용된다.

한편 황백, 황금, 황련을 습관적으로 삼황(三黃)이라고 한다. 똑같이 열을 내리며 습(濕)을 건조하고 화(火)를 배설하며 해독하기 때문이다. 그러나 황금은 폐화(肺火)를 맑히는 작용이 두드러지며 상초(上焦)를 치료한다. 반면 황련은 심화(心火)를 배설하고 구역질을 멎게 하며 중초(中焦)를 치료한다. 특히 황백은 신화(腎火)를 배설시키며 허열을 물러가게 하고 하초(下焦)를 치료한다. 그러나 지금은 임

상에서 세 가지 약재를 함께 쓰면서 엄격히 구분을 하지 않는다. 사용량은 일반
적으로 3~10g 정도이며 소양인 체질에 좋은 약재이다.

15. 용담초(龍膽草)

성질은 냉하고 맛은 쓰다. 주로 간경(肝經)과 담경(膽經)에 작용한다.

효능과 주치 : 열을 내리고 습(濕)을 건조하며 화(火)를 배설하고 경기를 완화시킨
다. 따라서 용담초는 습열(濕熱)에 의한 황달이나 백대하증, 음낭이 붓고 아픈 증
상에 효과가 있다. 또 두통이나 눈충혈, 가슴과 옆구리가 찌르는 듯이 아픈 통증,
어린이 경기, 경련등의 질환에도 널리 응용된다.

사용량은 일반적으로 3~10g 정도이며 태음인 체질에 특히 좋다.

16. 지골피(地骨皮)

성질은 냉하고 맛은 달면서 싱겁다. 주로 폐경(肺經)과 신경(腎經)에 작용한다.

효능과 주치 : 열을 내리고 피를 식히며 허열(虛熱)을 물러가게 하고 폐열(肺熱)
을 배설시킨다. 따라서 지골피는 폐열에 의한 기침이나 숨이 가쁜 증상, 또는 가
래 속에 피가 섞여나오는 증상에 효과가 있다. 또 피가 뜨거워져 멋대로 운행함
으로써 빚어진 토혈이나 출혈, 요혈 등의 증상에도 응용된다. 특히 지골피는 음
(陰)이 허하여 열이 나고 저열이 물러가지 않는 증상에도 널리 쓰인다. 또 당뇨병
이나 허화(虛火)가 위로 치솟아 이빨이 아픈 증상에도 효과가 있다. 사용량은 일
반적으로 3~10g 정도이며 소양인 체질에 특히 좋은 약재이다.

3

수(水)를 이롭게 하고
습(濕)에 스며들게 하는 약재

1. 복령(茯苓)

성질은 평(平)하고 맛은 달고 싱겁다. 주로 심경(心經)과 폐경(肺經), 비경(脾經), 위경(胃經), 신경(腎經)에 작용한다.

효능과 주치 : 수(水)를 이롭게 하고 습(濕)에 스며들게 한다. 또 비장을 튼튼하게 하고 중초(中焦)를 조화롭게 하며 심신을 안정시킨다. 따라서 복령은 소변이 잘 안나오며 수종이 있고 입맛이 없어 밥을 제대로 먹지 못하거나 속이 답답한 증상을 개선시킨다. 또 설사기운이 있으며 담(痰)이 정체된 상태, 기침이 나고 가슴이 답답한 증상에 응용된다.

특히 가슴이 두근거리며 불면증이 있는 증상에도 효과적이다. 그것은 부드럽고 차분한 성질을 지닌 복령이 심장과 비장을 유익하게 하며 수습(水濕)의 기능을 돕기 때문이다. 또 보하는 작용이 넘치지 않고 유익하게 하는 작용 또한 맹렬하지 않다. 이러한 특성으로 인해 정(正)을 돕고 (邪)를 몰아내게 되는 곳이다.

한편 임상에서도 복령은 그 용도가 매우 넓다. 기(氣)를 보하는 인삼, 백출, 감초와 함께 쓰면 비장을 튼튼하게 한다. 또 수(水)를 유익하게 하는 택시나 차전자와 함께 쓰면 습(濕)을 제거한다. 그래서 복령은 각기 다른 지방에서 각기 다른 작용을 발휘하게 되는 것이다.

한편 복령와 복령 처방의 제제에 대해 현대 약리학적 연구는 비교적 활발히 진행되고 있는 실정이다.

그동안의 연구 결과에 의하면 복령은 이뇨작용이 있고 혈당 수치를 내리며 균을 억제하면서 면역기능을 강화시키는 효능이 있는 것으로 밝혀져 있다. 또 간장을 보호하고 궤양을 억제하며 심근의 수축능력을 강화시키고 진정, 항종양 등의 작용이 있다는 것이다. 특히 복령 처방 제제는 신경쇠약이나 불면증, 소화불량에 효과가 있고 비장허약에 의한 설사 치료에는 확실한 효과가 있다는 연구 결과가 발표되기도 했다.

이러한 복령은 다공균과식물(多孔菌科植物)로서 각 부분과 이름, 효능이 각기 다르다. 검은 색의 외피(外皮)는 복령피(茯苓皮)라고 하는데 이는 수(水)를 유익하게 하여 부종을 가라앉히는 효능이 있다.

또한 복령은 속이 엷은 홍색이면 적복령(赤茯苓)이라고 하는데 이는 습열(濕熱)을 맑히는데 쓰인다. 특히 그 안쪽의 흰색부분은 백복령(白茯苓)이라고 하는데 이는 비장을 튼튼하게 하고 습(濕)을 제거하며 가래를 삭히는 효능을 가지고 있다. 한편 소나무 뿌리를 싸고 뭉키어서 생긴 복령을 복신(茯神)이라 하는데 이는 심신(心神)을 안정시키는 작용을 한다.

그리고 주사(朱砂)로 버무린 것을 주복령(朱茯苓)이라고 하는데 이 또한 심신을 안정시키는 효능을 강화시킨 것이다.

사용량은 일반적으로 5~15g 정도이며 소양인 체질에 특히 좋은 약재이다.

2. 택사(澤瀉)

성질은 냉하고 맛은 달다. 주로 신경(腎經)과 방광경(膀胱經)에 작용한다.

효능과 주치 : 수(水)를 도우고 습(濕)을 조화롭게 하며 열을 배설 시킨다. 따라서 택사는 소변이 제대로 나오지 않고 수종, 설사, 임탁(淋濁), 대하증 등의 증상이 있을 때 활용하면 효과적이다. 특히 수(水)를 유익하게 하는 택사의 작용은 복령과 비슷하다. 그러나 택사는 습(濕)에 스며들어 열을 배설시키므로 배설기능만 있고 보(補)하는 기능은 없다.

반면 복령은 이와는 다르다. 배설하는 기능도 있고 보하는 기능도 있으며 (濕)에 스며들어 비장을 튼튼하게 한다. 그러므로 임상에서는 반드시 구분해서 써야 한다. 택사의 사용량은 일반적으로 3~10g 정도이며 소양인 체질에 특히 좋은 약재이다.

3. 의이인(薏苡仁)

성질은 약간 냉하고 맛은 달며 싱겁다. 주로 비경(脾經)과 위경(胃經), 폐경(肺經)에 작용한다.

효능과 주치 : 수(水)를 유익하게 하며 습(濕)에 스며든다. 비장을 튼튼하게 하고 설사를 멎게 하며 습(濕)과 비증(痺症)을 몰아내고 폐를 맑히며 농을 배출시킨다. 따라서 의이인은 소변이 붉고 짧은 증상과 수종, 각기병, 경락에 적체된 습(濕)을 다스린다. 또 풍습비통(風濕痺痛)에 의한 근맥(筋脈)의 경련, 비장이 허(虛)하고 습(濕)이 맺힌 설사 등의 증상에 효과적이다. 폐농양(肺膿瘍), 장농양(腸膿瘍) 등의 치료에도 쓰인다.

특히 의이인은 성질이 약간 냉하면서도 위장을 해치지 않고 비장을 유익하게 하면서도 느끼하지 않다. 그 성질은 부드러워 맑게 보하며 습을 도우는 좋은 약이고 또한 장수를 가져다주는 식품이다.

이러한 의이인을 생것으로 쓰면 습(濕)에 스며들고 비증(痺症)을 제거한다. 볶아서 쓰면 비장을 튼튼하게 하고 설사를 멎게 한다.

사용량은 일반적으로 15~30g 정도인데 죽이나 음식으로 만들 때는 양을 크게 구애받지 않는다. 이러한 의이인은 특히 태음인 체질에 좋은 약재이다.

4. 차전자(車前子)

성질은 냉하고 맛은 달다. 주로 간경(肝經)과 신경(腎經), 소장경(小腸經), 폐경(肺經)에 작용한다.

효능과 주치 : 수(水)를 도와 임증(淋症)을 소통시킨다. 설사를 멎게 하고 간(肝)을 맑히며 눈을 밝게 한다. 또 폐를 맑히고 가래를 삭힌다. 따라서 차전자는 소변이 잘 안나오고 찔끔거리며 아픈 증상과 습열설사를 다스린다. 또 눈이 충혈되어 붓고 아프거나 눈이 아찔하고 바람결에도 눈물이 나는 증상과 가래가 많은 기침 등의 증상에도 효과적이다. 특히 혈압을 내리는 작용이 있어 고혈압 치료에도 응용된다.

한편 차전자와 택사의 경우는 그 약효가 종종 비교되곤 한다. 둘다 수(水)를 도우고 습(濕)에 스며들어 열을 배설시키는 효능을 가지고 있기 때문이다. 그러나 차전자의 경우는 응용 범위도 넓고 작용도 복잡하지만 택사의 작용은 비교적 단순하다는 특성이 있다. 특히 차전자의 부드러운 잎은 약명으로 차전초(車前草)라 하는데 이는 질병을 치료할 뿐만 아니라 야생나물이어서 반찬으로 만들어 먹어도 좋다.

차전자의 사용량은 일반적으로 3~10g 정도이며 소양인 체질에 특히 좋은 약재이다.

5. 등심초(燈心草)

성질은 약간 냉하고 맛은 싱겁고 달다. 주로 심경(心經)과 소장경(小腸經)에 작용한다.

효능과 주치 : 열을 내리고 수(水)를 도운다. 따라서 등심초는 가슴이 답답하고 잠을 잘 못이루며 소변을 찔끔거리는 증상에 응용된다. 특히 등심초는 습(濕)을 도우며 열을 배설시키므로 위쪽에 맺힌 열을 밑으로 내려가게 하여 소변으로 배설하게 한다.

사용량은 일반적으로 2~5g 정도이며 소양인 체질에 특히 좋은 약재이다.

6. 목통(木通)

성질은 냉하고 맛은 쓰다. 주로 심경(心經)과 폐경(肺經), 소장경(小將經), 방광경(膀胱經)에 작용한다.

효능과 주치 : 수(水)를 도우며 임증(淋症)을 소통한다. 심장을 맑히고 화(火)를 내리며 젖을 잘 나오게 하고 비증(痺症)을 제거시킨다. 따라서 목통은 입술과 혀가 헐고 부스럼이 나는 증상에 효과가 있다. 또 가슴이 답답하고 불면증이 있으며 소변이 짧고 시뻘건색에 뻣뻣한 통증이 있을 때에도 응용된다. 특히 각기병으로 붓고 아프며 산후에 젖이 부족한 경우에도 효험이 있다.

사용량은 일반적으로 3~10g 정도이며 소양인 체질에 특히 좋은 약재이다. 그러나 많은 양을 쓰면 급성 신기능 쇠약을 유발시킬 수 있으므로 주의해야 한다. 물론 일반적인 사용량에는 독성이 없다.

7. 인진(茵蔯)

성질은 평(平)하고 맛은 쓰다. 주로 비경(脾經)과 위경(胃經), 간경(肝經), 담경(膽經)에 작용한다.

효능과 주치 : 습열을 맑히며 황달을 물러가게 한다. 따라서 인진은 습열황달에 쓰인다. 인진은 쓰고 배설하는 작용을 하며 습열을 전적으로 맑히는 작용이 뛰어나므로 황달을 치료하는 데에 있어서는 매우 중요한 약재이다. 이러한 인진을 쓸 때에는 인진 한 가지만 써도 되고 냉과 열에 따라 적절한 보조약재를 첨가해도 된다.

현대 약리학 연구에 의하면 인진에는 뚜렷함 담(膽)을 이롭게 하는 작용이 있는 것으로 밝혀졌다. 담즙의 분비를 증가시키면서 담즙속의 고체물 담산(固體物 膽酸)과 담홍소(膽紅素)의 배출량을 증가시키는 것으로 나타났던 것이다. 또한 매우 강한 해열작용과 혈압을 내리는·작용도 중요한 약효로 평가를 받고 있다.

사용량은 일반적으로 10~30g 정도이며 소음인 체질에 특히 좋다.

4

습(濕)을 제거하고
풍습(風濕)을 몰아내는 약재

1. 곽향(藿香)

성질은 약간 덥고 맛은 맵다. 주로 비경(脾經)과 위경(胃經), 폐경(肺經)에 작
용한다.

효능과 주치 : 습(濕)을 해소하고 중초(中焦)를 조화롭게 하며 더위를 식히고 열
을 발산케 한다. 따라서 곽향은 습(濕)이 비장과 위장을 가로막아 가슴과 명치 부
위가 더부룩하고 식욕부진, 속이 메스껍고 구토증세가 있거나 배탈, 설사 증상이
나타날 때 응용된다. 또 더위와 습(濕)으로 온몸이 나른하고 가슴 속이 답답하며
개운치 않을 때 적용된다. 특히 찬바람에 의한 감기나 오한을 다스리며 비염치료
에도 효과가 있다.

이러한 곽향은 냄새와 맛이 향긋하면서도 맹렬하지 않고 성질은 더우면서도 조
열(燥熱)이 없어 표사(表邪)를 발산시킬 뿐만 아니라 더위를 식히는 작용도 있다.
또 곽향의 특성 중 하나인 습(濕)을 해소하고 비장을 활성화시키는 성질은 기(氣)
를 원활하게 운행시켜 중초를 편안하게 하고 중초(中焦)를 소통시켜 맺힌 울(鬱)
을 해소 시키는 작용이 있다.

한편 곽향을 써서 더위를 식혀야 할 때는 신선한 것을 쓰는 게좋다. 사용량은 일
반적으로 3∼10g 정도이며 소음인 체질에 특히 좋다.

2. 사인(砂仁)

성질은 덥고 맛은 맵다. 주로 비경(脾經)과 위경(胃經), 신경(腎經)에 작용한다.

효능과 주치 : 습(濕)을 해소하고 비장을 활성화 시킨다. 기(氣)를 운행하여 중초 (中焦)를 편안하게 한다. 설사를 멎게 하며 태아를 안정시킨다. 따라서 사인은 비 장과 위장의 기(氣)가 체한 증상이나 가슴과 명치 부위가 더부룩한 증상에 효과 가 있다. 또 습(濕)이 비장과 위장을 막아 복통, 설사증세가 나타날 때에도 적용된 다. 특히 임신 후유증, 태아의 불안한 요동 등에도 효과가 있다.

사용량은 일반적으로 3~6g 이며 소음인 체질에 좋은 약재이다.

한편 사인은 냄새가 향긋하고 휘발성 기름을 함유하고 있기 때문에 탕약으로 달 일 때 오래 달이면 안되므로 맨 나중에 넣어야 된다.

3. 후박(厚朴)

성질은 덥고 맛은 맵고 쓰다. 주로 비경(脾經)과 위경(胃經), 폐경(肺經), 대 장경(大腸經)에 작용한다.

효능과 주치 : 습(濕)을 건조시키고 배가 팽팽히 불러지는 것을 제거하며 기(氣)를 운행하여 치밀어오르는 것을 내리게 한다. 따라서 후박은 습(濕)이 비장과 위장 을 가로막고 명치와 배가 더부룩하며 헛배가 불러나오는 증상에 응용된다.

또 담습(痰濕)이 속에서 막아 폐기(肺氣)가 적체되고 가슴이 답답하면서 기침이 나고 숨이 가쁜 증상에도 효과가 있다. 특히 후박은 성질이 덥고 조(燥)하여 헛배 가 부른 증상을 해소하는 작용이 매우 뛰어나다.

임상에서는 배합에 따라 각기 다른 특징을 발휘할 수가 있는데 만약 습체(濕滯) 일 때는 창출을 보조약으로 쓰면 습(濕)을 건조하고 비장을 튼튼하게 한다.

또 기체증(氣滯症)일 때는 목향을 보조약으로 쓰면 기를 운행하여 통증을 멎게 한다. 식체증(食滯症)일 때는 지실을 보조약으로 쓰면 체증을 내리고 더부룩하게 헛배 부른 증상을 해소시킬 수가 있다. 한편 담체증(痰滯症)일 때는 반하를 보조 약으로 쓰면 습(濕)을 제거하고 가래를 삭힌다. 또 한체증(寒滯症)일 때는 건강을 보조약 으로 쓰면 중초를 덥게 하고 한기를 몰아낸다. 특히 열체증(熱滯症)일 때 는 대황을 보조약으로 쓰면 열을 배설하고 체증을 소통한다.

사용량은 일반적으로 3~10g 정도이며 소음인 체질에 특히 좋은약재이다.

4. 창출(蒼朮)

성질은 덥고 맛은 쓰다. 비경(脾經)과 위경(胃經)에 작용한다.

효능과 주치 : 습(濕)을 건조하고 비장을 튼튼하게 한다. 풍(風)과습(濕)을 몰아내
며 눈을 밝게 한다. 따라서 창출은 습(濕)이 비장과 위장을 가로막아 가슴과 명치
부위가 더부룩하고 답답하며 식욕부진에 속이 메스껍고 구토가 있는 증상을 다
스린다. 한기(寒氣)와 습(濕)으로 빚어진 대하증의 치료에도 효과가 있다. 또 습온
(濕溫)으로 열이 나고 뼈마디가 시큰하며 혀의 태가 진한 증상에도 응용된다. 특
히 습열이 아래로 내려가 발과 무릎이 붓고 아프며 힘이 없고 풍습(風濕)으로 저
리고 아픈 증상과 온몸의 관절통증에도 치료효과가 있다. 이밖에도 창출은 눈이
침침하고 뻣뻣한 증상에 쓰인다.

이러한 창출은 냄새가 향기롭고 더러운 탁기(濁氣)를 몰아내는 작용을 한다. 현
대 약리학 연구에 의하면 창출과 백지를 태워서 연기를 피우면 살균소독작용이
있다는 사실이 밝혀졌다.

사용량은 일반적으로 3~6g 이며 소음인 체질에 좋은 약재이다.

5. 백두구

성질은 덥고 맛은 맵다. 주로 폐경(肺經)과 비경(脾經), 위경(胃經)에 작용한다.

효능과 주치 : 습(濕)을 해소하고 위장을 조화시키며 기(氣)를 운행하여 중초(中
焦)를 덥게 한다. 따라서 백두구는 습(濕)이 비장과 위장을 가로 막아 가슴과 명
치 부위가 더부룩하고 식욕이 없는 증상을 다스린다.

또 위가 냉하여 일어난 구토나 메스꺼움 등의 증상에도 효과가 있다. 특히 유아
의 위장이 냉하여 젖을 토하는 증상에도 응용이된다.

사용량은 일반적으로 3~6g 정도이며 소음인 체질에 좋다.

6. 모과

성질은 덥고 맛은 시큼하다. 주로 간경(肝經)과 비경(脾經)에 작용한다.

효능과 주치 : 근육과 경락을 시원하게 하고 위장을 조화롭게 하여 습(濕)을 해소
한다. 따라서 모과는 각기병의 부종이나 무릎이 저리는 통증, 허리와 무릎에 힘이

없는 증상에 효과가 있다. 또 토사곽란이나 근육과 경락에 쥐가 나며 경련을 일으키는 증상에도 적용된다. 특히 모과는 소화작용이 있어 소화불량에 응용이 많이 되기도 한다. 이러한 모과는 단일로 써도 되고 청피, 산사와 함께 써도 된다. 사용량은 일반적으로 3~10g 정도이며 태양인 체질에 특히 좋은 약재이다.

7. 위령선(威靈仙)

성질은 덥고 맛은 맵다. 주로 방광경(膀胱經)에 작용한다.

효능과 주치 : 풍(風)과 습(濕)을 몰아내고 경락을 소통시켜서 통증을 멎게 한다. 따라서 위령선은 풍습(風濕)에 의해 저리는 통증, 근육과 뼈마디의 시큰한 통증, 각기 통증에 효과가 있다. 특히 생선뼈가 목에 걸렸을 때에도 치료를 한다. 사용량은 일반적으로 3~10g 이며 태음인 체질에 좋은 약재이다.

8. 오가피(五加皮)

성질은 덥고 맛은 맵고 쓰다. 주로 간경(肝經)과 신경(腎經)에 작용한다.

효능과 주치 : 풍습(風濕)을 몰아내며 근육과 뼈를 강하게 하고수(水)를 도와서 부종을 해소한다. 따라서 오가피는 풍습(風濕)에 의해 저리는 통증, 근육과 경락의 경련, 간장과 신장의 기능이 부실 하여 빚어진 허리, 무릎의 통증 완화에 효과가 있다. 또 하체의 허약과 무기력 증상도 다스린다. 특히 오가피는 수종, 소변이 제대로 나오지 않는 증상을 치료한다. 사용량은 일반적으로 3~10g 이며 태양인 체질에 좋은 약재이다. 현대 약리학 연구에 의하면 오가피는 인체의 저항력을 증강시키며 인삼보다 더욱 뛰어난 적응원(適應原)의 작용이 있는 것으로 밝혀졌다. 또한 소염, 진정, 해열, 혈당수치를 하강시키는 작용도 있는 것으로 알려져 있다.

9. 상기생(桑寄生)

성질은 평(平)하고 맛은 쓰다. 주로 간경(肝經)과 신경(腎經)에작용한다.

효능과 주치 : 풍(風)과 습(濕)을 몰아내고 간장과 신장을 보한다. 근육과 뼈를 튼튼하게 하고 태아를 안정시킨다. 따라서 상기생은 풍과 습으로 빚

어진 요통이나 관절이 뻣뻣하고 근육과 뼈가 시큰하며 아픈 증상에 효과가 있다. 또 태아의 불안한 요동이 나타날 때에도 응용된다. 특히 상기생은 혈압을 내리고 관상동맥을 확장시키는 작용도 있어 근래에 와서 고혈압과 관상동맥경화증의 치료와 예방에 많이 활용되고 있기도 하다. 사용량은 일반적으로 10~20g 이며 태음인 체질에 특히 좋은 약재이다.

5
기(氣)를 다스리는 약재

1. 진피(陳皮)

성질은 덥고 맛은 맵고 쓰다. 주로 비경(脾經)과 폐경(肺經)에 작용한다.

효능과 주치 : 기(氣)를 다스리고 비장을 튼튼하게 하며 습(濕)을 건조하면서 가래를 삭힌다. 따라서 진피는 비장과 위장의 기체(氣滯)를 다스리고 명치와 복부가 더부룩하고 헛배가 부른 증상, 속이 메스껍고 구토가 나며 만성 소화불량 증세도 다스린다. 또 담(痰)과습(濕)이 적체되어 가슴이 답답하고 기침에 가래가 많은 증상에도 효과가 있다.

특히 진피는 주로 폐(肺)와 비(脾)의 질환을 치료하는데 이는 진피가 기를 다스리고 습을 제거하고 약효가 있기 때문이다. 이러한 진피에 인삼과 백출을 배합하면 비장을 튼튼히 하고 기를 유익하게 한다.

또 반하를 배합하면 습(濕)을 제거하고 가래를 삭힌다. 창출, 후박과 배합하면 습(濕)을 건조하고 헛배 부른 것을 해소한다. 방풍, 백작약, 백출을 배합하면 복통설사를 멎게 한다. 죽여와 생강을 배합 하면 위장을 조화시켜 치밀어오르는 것을 내리게 한다.

한편 옛 의서 〈본초강목〉에는 진피의 약효에 대해 다음과 같이 밝히고 있다. "진피를 보약과 함께 쓰면 보하게 되고 배설하는 약과 함께 쓰면 배설을 시킨다. 기능을 올리는 약과 함께 쓰면 기능이 올라가고 내려가는 약과 함께 쓰면 내려가게 된다"고 했다.

사용량은 일반적으로 3~10g 이며 소음인 체질에 좋은 약재이다.

2. 청피(靑皮)

성질은 덥고 맛은 맵고 쓰다. 주로 간경(肝經)과 담경(膽經)에 작용한다.

효능과 주치 : 간(肝)을 소통하게 하고 기를 무찌르며 몽아리를 흐트러뜨리고 적체를 해소한다. 따라서 청피는 간기울체(肝氣鬱滯)나 옆구리의 더부룩한 통증, 유방의 더부룩한 통증을 다스린다. 또음식의 적체로 헛배가 부르며 명치가 답답하고 트림이 나는 증상에도 효과가 있다. 이러한 청피는 진피와 마찬가지로 귤의 껍질이다.

귤이 채 익지 않았을 때는 껍질이 청피로 쓰이고 익은 귤의 껍질은 진피이다.

임상 응용에 있어서 청피는 약성이 맹렬하여 간(肝)을 소통하고기를 무찔러 적체된 체증을 소화, 해소한다. 반면 진피는 약성이 부드럽고 비장을 튼튼하게 하며 기를 운행하고 습을 제거하여 가래를 삭히는 작용이 강하다.

따라서 임상에서는 청피와 진피를 서로 구별해서 쓰는 것이 좋다.

때로는 배합하여 쓸 때도 있다. 사용량은 일반적으로 3～10g 이며 소음인 체질에 특히 좋은 약재이다.

3. 지실, 지각

성질은 약간 냉하고 맛은 쓰다. 주로 비경(脾經)과 위경(胃經)에 작용한다.

효능과 주치 : 기(氣)를 무찌르며 체증을 해소한다. 담(痰)을 배설 하여 더부룩함을 제거한다. 따라서 지실은 음식의 소화가 잘 안되고 위와 장에 적체되어 명치와 배에 더부룩한 팽만감이 있는 증상에 효과가 있다. 또 복통이나 변비, 설사와 이질이 나타날 때에도 응용된다. 특히 담습(痰濕)이 몸 속을 가로막았거나 냉기의 응체로 기가적체되어 명치 부위가 더부룩한 증상도 다스린다.

한편 지각은 성질, 맛, 그리고 효능이 지실과 비슷하다. 그러나 힘이 약하고 성질이 부드러워 가슴이 더부룩하고 명치 부위가 갑갑 한 증상에 쓰인다.

이러한 지각과 지실은 사실 진피와 청피의 차이와 같은 것이라 할 수 있다. 지실은 채 익지 않은 과실로서 기(氣)를 무찌르는 힘이 강하고 적체를 해소한다. 반면 지각은 익은 과실로서 작용이 비교적 부드러워 기(氣)를 운행하여 중초(中焦)를 편안하게 하고 헛배가 부르고 더부룩한 증상을 해소시키는 것이 주요한 기능으로 부각돼 있다.

현대 약리학 연구에 의하면 지실, 지각을 달인 추출물은 혈압을 높이고 신장의 용적(容積)을 감소시키며 자궁에 대해 흥분작용이 있어 자궁수축 능력을 강화하는 것으로 밝혀졌다.

특히 위와 장에도 흥분작용이 있어 위장의 활동을 강화하고 리듬이 있게 한다는 연구 결과도 보고돼 있다. 따라서 지실을 이용하여 위확장증, 자궁하수증, 탈항 등의 질병 치료에 응용한 결과 만족할 만한 효과를 거두었다는 보고가 있기도 하다.

사용량은 일반적으로 3~10g 정도이며 소음인 체질에 좋은 약재이다.

4. 목향(木香)

성질은 덥고 맛은 맵고 쓰다. 주로 비경(脾經)과 대장경(大腸經)에 작용한다.

효능과 주치 : 기(氣)를 운행하며 통증을 멎게 한다. 따라서 목향은 명치와 복부의 더부룩한 통증, 설사가 나고 복통이 있으며 이질등의 증상이 나타날 때 활용하면 효과적이다. 냄새가 향기롭고 기를 운행하는 목향은 통증을 멎게 하는데 특별한 약효가 있기 때문이다.

그러나 이러한 목향을 활용할 때에는 주의해야 한다. 목향에는 휘발성 기름이 함유되어 있어 약재에 첨가할 때에는 오래 달여서는 안된다. 또 목향을 생 것으로 쓰면 기를 운행하고 통증을 멎게 하는 효능이 더 뛰어나며 살겨로 볶아서 쓰면 설사와 이질을 치료한다.

사용량은 일반적으로 2~5g 정도이며 소음인 체질에 좋은 약재이다.

5. 향부자(香附子)

성질은 평(平)하고 맛은 맵고 달며 약간 쓰다. 주로 간경(肝經)과 삼초경(三焦經)에 작용한다.

효능과 주치 : 간(肝)을 소통하고 기를 다스리며 월경을 조절하고 통증을 멎게 한다. 따라서 향부자는 간기울체(肝氣鬱滯)로 가슴이 답답하고 옆구리가 아프며 위통, 복통 등의 증상이 나타날 때 효과가 있다.

특히 여성의 월경불순, 월경통 등에는 반드시 써야 될 선약으로 알려져 있다. 그

외에 헛배가 부른 것을 해소하는 데에도 독특한 작용을 발휘한다. 이러한 향부자
는 소음인 체질에 좋다.

6. 오약(烏藥)

성질은 덥고 맛은 맵다. 주로 비경(脾經)과 폐경(肺經), 신경(腎經), 방광경
(膀胱經)에 작용한다.

효능과 주치 : 기를 운행시키며 통증을 멎게 한다. 신장을 덥게 하여 한기(寒氣)
를 몰아낸다. 따라서 오약은 가슴이 답답하고 헛배가 부른 증상, 배가 차고 아픈
증상에 효과가 있다. 또 월경 중의 복통이나 소변 횟수가 잦으며 유뇨 등의 증상
이 나타날 때에도 응용된다.

오약은 예로부터 기를 순조롭게 하고 치밀어 오르는 것을 내리며 한기를 흐트리
는 작용이 뛰어난 것으로 알려져 있다. 또 폐와 비장에 작용해서 가슴과 복부에
적체된 기를 소통하고 시원하게 하는 것으로 관심을 끌었다. 그러므로 한기(寒
氣)가 맺히고 기가 적체되어 유발된 가슴 답답증과 헛배가 부르거나 위와 복부에
통증이 나타나는 증상에 모두 응용될 수 있는 것이다.

사용량은 일반적으로 3~10g 이며 소음인 체질에 특히 좋다.

6

피를 다스리는 약재

1. 천궁(川芎)

성질은 덥고 맛은 맵다. 주로 간경(肝經)과 담경(膽經), 심포경(心包經)에 작용한다.

효능과 주치 : 활혈(活血)하고 어혈(瘀血)을 몰아낸다. 기를 운행하는 작용이 있어 흩어지기를 잘하여 혈중(血中)의 기약(氣藥)으로 통한다. 위로는 머리와 눈에 이르고 아래로는 혈해(血海)에 닿고 있다. 또한 천궁은 활혈(活血)의 처방에서 어혈(瘀血)을 흐트리는 약기운을 증강시키기도 한다.

특히 보혈(補血)처방에서는 기혈(氣血)을 소통하여 보(補)를 해도 적체가 되지 않는다. 따라서 천궁은 월경불순이나 경폐(經閉), 월경통, 산후의 어체복통(瘀滯腹痛), 그리고 타박상, 종양 통증 등에 효과가 있다. 또 풍습(風濕)으로 빚어진 저리는 통증에도 효험이 있다. 특히 감기두통이나 편두통 증상을 개선시키기도 한다.

현대 약리학 연구에 의하면 천궁에는 관상동맥을 확장하고 관상 동맥의 혈류량을 증가시켜 심근의 산소 소모량을 감소시키고 외곽의 미세순환을 개선하는 약효가 있는 것으로 밝혀졌다.

또 혈소판의 응취(凝聚)를 억제시키고 혈압을 내리는 작용도 있는 것으로 관심을 모으고 있다.

따라서 천궁은 실제 임상에서 고혈압이나 관상동맥경화증, 가슴앓이 치료에 응용하면 확실한 치료 효과가 있다.

특히 천궁에는 자궁 평활근 수축 능력을 강화하는 작용이 있고진통, 진정, 경련해소와 향균작용이 있어 임상치료에서 비교적 널리 쓰이는 상약이다.

사용량은 일반적으로 3~10g 이며 소음인 체질에 좋은 약재이다.

2. 단삼(丹蔘)

성질은 약간 냉하고 맛은 쓰다. 주로 심경(心經)과 심포경(心包經)에 작용한다.

효능과 주치 : 활혈(活血)하고 어혈(瘀血)을 물리친다. 피를 식히며 양혈(養血)하
면서 심신을 안정시킨다. 따라서 단삼은 월경불순, 월경중 복통, 산후어체 복통
(産後瘀滯腹痛) 증상에 효과가 있다.

온몸의 통증, 가슴과 복부에 찌르는 듯한 통증도 다스린다.

또 온열병(溫熱病)에 의해 전신에 돋아난 두드러기나 열독(熱毒)에 의한 종양, 부
스럼에도 응용된다. 특히 가슴이 떠리고 두근거리며 넋이 나가고 잠이 안오는 불
면증 치료에도 쓰인다.

이러한 단삼은 활혈하고 어혈(瘀血)을 몰아내는 작용이 매우 뛰어나므로 단삼 한
가지만으로 네 가지 약재의 효과와 맞먹는 능력이 있다는 학설이 있다. 그러나
단삼의 양혈(養血)작용은 비교적 약하다.

사용량은 일반적으로 5~15g 이며 소음인 체질에 특히 좋다.

3. 도인(桃仁)

성질은 평(平)하고 맛은 달고 쓰다. 주로 심경(心經)과 간경(肝經), 대장경(大
腸經)에 작용한다.

효능과 주치 : 활혈하고 어혈(瘀血)을 몰아내며 장(腸)을 윤택시켜 대변을 소통한
다. 따라서 도인은 혈체(血滯)로 인해 월경이 막히거나 월경통에 효과가 있고 산
후에 어혈(瘀血)이 막혀서 빚어진 복통, 타박상 등에도 응용된다.

또 어체(瘀滯)로 인해 빚어진 통증이나 옆구리 통증은 물론 폐질환이나 장질환,
대장의 조열로 인해 빚어진 변비 증상에도 효과적이다. 특히 도인은 기침을 멎게
하는 작용이 있어 기침과 천식 치료의 보조약재로 많이 쓰인다. 사용량은 일반적
으로 3~10g 이며 소음인 체질에 좋은 약재이다. 한편 도인을 몰래 용해하면 독
소를 방출하는 물질이 있으므로 내복시에는 일정한 양을 지켜야 한다.

4. 홍화(紅花)

성질은 덥고 맛은 맵다. 주로 심경(心經)과 간경(肝經)에 작용한다.

효능과 주치 : 활혈하고 어혈(瘀血)을 몰아내며 월경을 원활하게 소통시킨다. 따라서 홍화는 혈체(血滯)로 인해 월경이 막히거나 산후 어혈로 복통, 타박상 증상이 나타날 때 효과적이다.

또 어체(瘀滯)로 인해 빚어진 통증이나 관절의 시큰한 통증, 종양, 부스럼에도 응용된다. 이러한 홍화는 한 가지만으로도 활혈(活血)하고 어혈(瘀血)을 흐트러뜨리는 약재이다. 일반적으로 적게 쓰면 활혈하고 많은 양을 쓰면 어혈(瘀血)을 흐트러뜨린다고 알려져 있다.

이는 내과, 외과, 부인과의 활혈 처방에서 널리 쓰이는 약재이다.

임상과 실험을 통하여 밝혀진 바에 의하면 홍화나 홍화 제품은 관상동맥을 확장하여 관상동맥의 혈류량을 증가시키는 약효가 있다는 것이다.

이러한 특성으로 인해 홍화는 미세순환계통을 소통하여 심근(心筋)의 혈액부족 상태를 개선한다. 따라서 홍화는 임상에서 관상동맥 경화증이나 가슴앓이를 치료하는데 훌륭한 효과를 거두고 있다.

사용량은 일반적으로 5~15g 이며 소양인 체질에 특히 좋다.

5. 익모초(益母草)

성질은 약간 냉하고 맛은 맵고 약간 쓰다. 주로 심경(心經)과 간경(肝經)에 작용한다.

효능과 주치 : 활혈하고 어혈(瘀血)을 몰아내며 수(水)를 도와 부종을 해소한다. 따라서 익모초는 월경불순이나 월경통, 산후 하혈에 효과적이다. 또 어체(瘀滯)로 인해 빚어진 복통이나 타박상에도 적용된다.

특히 어혈(瘀血)에 의한 통증이나 수종, 소변 배출이 잘 안되는 증상에도 쓰인다. 이밖에도 익모초에는 혈압을 내리는 작용이 있어 고혈압에 쓸 수가 있다.

이러한 익모초는 월경질환에 대하여 특별한 효능이 있기 때문에 익모초라 불리게 된 어원을 가지고 있다. 사용량은 일반적으로 10~30g 이며 특히 소음인 체질에 좋은 약재이다.

6. 우슬(牛膝)

성질은 평(平)하고 맛은 쓰고 시큼하다. 주로 간경(肝經)과 신경(腎經)에 작용
한다.

효능과 주치 : 활혈하고 어혈(瘀血)을 몰아낸다. 간장과 신장을 보하며 근육과 뼈
를 강화시킨다. 수(水)를 도와 임증(淋症)을 소통하고 피를 아래로 내려가게 한다.
따라서 우슬은 혈체(血滯)에 의해 빚어진 월경이 막힌 증상을 개선하고 월경통이
나 월경불순, 타박상 등에도 효과적이다. 또 어체(瘀滯)로 인해 빚어진 통증이나
뜨거운 피가 멋대로 나돌아다녀 빚어진 토혈이나 출혈에도 응용된다. 그리고 음
(陰)이 허하고 화(火)가 거세어 잇몸이 붓고 아픈 증상이나 간장과 신장의 부종으
로 빚어진 허리, 무릎의 시큰하고 힘이 없는 증상에도 효능이 있다. 특히 임증(淋
症)으로 빚어진 요혈(尿血)이나 요도(尿道)의 뻣뻣한 통증 등에도 쓰인다.

한편 우슬은 천우슬과 회우슬로 나누어지는데 둘다 현과식물이고 효능도 비슷하
다. 회우슬은 활혈하고 경락을 소통시키는 것 외에도 간장과 신장을 보하며 뼈와
근육을 강화하는 작용이 있다. 천우슬은 활혈하고 어혈(瘀血)을 몰아내는 데에
효능이 탁월하다.

사용량은 일반적으로 5~15g 이며 소양인 체질에 좋은 약재이다.

7. 왕불류행(王不留行)

성질은 평(平)하고 맛은 쓰다. 주로 간경(肝經)과 위경(胃經)에 작용한다.

효능과 주치 : 활혈하고 월경을 소통하며 젖을 잘 나오게 한다. 따라서 왕불류행
은 월경이 막혀버린 증상이나 산후의 젖 부족, 또는 젖이 잘 나오지 않는 증상을
치료한다. 이밖에도 왕불류행은 이뇨작용의 효능이 있어 소변을 찔끔거리고 시
원하지 못한 증상에도 쓰인다. 그것은 왕불류행이 혈분(血分)에 들어가서 혈맥을
소통하고 멈추지 않고 운행하며 계속 돌아다니므로 위로는 젖을 나오게 하고 아
래로는 월경이 막힌 것을 소통하기 때문이다. 사용량은 일반적으로 3~10g 이며
소양인 체질에 특히 좋다.

8. 천산갑(穿山甲)

성질은 약간 냉하고 맛은 짜다. 주로 간경(肝經)과 위경(胃經)에작용한다.

효능과 주치 : 활혈하고 어혈(瘀血)을 몰아낸다. 월경을 소통하고 젖을 잘 나오게 한다. 종기를 가라앉히며 농(膿)을 배출시킨다. 따라서 천산갑은 월경이 막혀 불통되거나 젖이 잘 나오지 않는 증상에 효과적이다. 또 풍습(風濕)으로 저린 통증이나 근육과 뼈가 경련을 일으키는 증상에도 응용된다. 특히 종기가 막 돋을 때, 또는 화농이 되고도 터지지 않을 때 쓰인다. 그것은 천산갑이 돌아다니기를 잘하여 활혈하고 어혈(瘀血)을 흐트리며 경락 사이를 통행하는 약효가 있기 때문이다. 그러나 종기가 이미 터졌을 때에는 쓰지 않도록 주의한다. 사용량은 일반적으로 3~10g 이며 태음인 체질에 특히 좋다.

9. 측백엽(側柏葉)

성질은 약간 냉하고 맛은 쓰고 떫다. 주로 폐경(肺經)과 대장경(大腸經)에 작용한다.

효능과 주치 : 피를 식히며 지혈하고 가래를 삭히며 기침을 멎게한다. 따라서 측백엽은 피가 뜨거워져 함부로 운행하여 빚어진 각종 출혈질환에 효과적이다. 즉 각혈이나 토혈, 출혈, 요혈(尿血), 변혈(便血), 붕루 등을 다스린다. 특히 외상출혈이나 지방성 피부염, 노년기 만성기관지염 치료에 효과적이다.
사용량은 일반적으로 3~10g 이며 태음인 체질에 좋은 약재이다.

10. 애엽(艾葉)

성질은 덥고 맛은 맵고 쓰다. 주로 간경(肝經)과 비경(脾經), 신경(腎經)에 작용한다.

효능과 주치 : 월경을 덥게 하고 지혈하며 한기(寒氣)를 흐트러뜨리고 통증을 멎게 한다. 따라서 애엽은 각혈이나 출혈, 변혈(便血)을 치료하고 월경과다, 임신하혈, 붕루, 월경 중의 복통에도 효과적이다. 그것은 애엽의 성질이 덥고 매우며 향기로와 기혈을 따뜻하게 하고 경맥을 덥게 하기 때문이다. 이러한 약효로 한기를

몰아내고 냉통을 멎게 한다. 따라서 애엽은 부인과 질환 치료에 널리 쓰이는 약재 중 하나다. 주로 월경과 대하증 치료에 많이 응용된다.

한편 애엽을 물에 끓여서 그 물로 몸을 씻으면 피부습진이나 소양증 치료에 효과적이다. 또 애엽 뜸을 행하면 기혈을 원활히 하고 경락을 소통시키는 작용이 배가된다. 사용량은 일반적으로 3~10g 이며 소음인 체질에 특히 좋은 약재이다.

7

가래를 삭히고
기침을 멎게 하는 약재

1. 반하(半夏)

성질은 덥고 맛은 맵다. 주로 비경(脾經)과 위경(胃經)에 작용한다.

효능과 주치 : 습(濕)을 건조하고 가래를 삭힌다. 더부룩함을 해소하고 몽아리를 흐트리며 치미는 기(氣)를 내리고 구토를 멎게 한다.

따라서 반하는 기(氣)가 치밀어 오르는 것과 가래가 끓고 많아지는 증상을 치료한다. 또 위기(胃氣)가 조화를 상실하여 가슴과 명치가 답답하고 속이 메스꺼우며 구토가 나오는 증상에도 효과적이다. 이밖에도 반하는 화농성 종기나 부스럼 등에도 응용된다. 이러한 반하의 주요 효능은 두 갈레로 나누어진다. 즉 가래를 삭히는 것과 구토를 멎게 하는 것이 바로 그것이다.

가래는 비장이 습(濕)을 소화하지 못함으로써 습(濕)이 모여져 생기고 구토를 하는 것은 담기(痰氣)가 꽉 막히도록 차 있으며 위기(胃氣)가 치밀어올라 조화를 상실한 것이 주요 원인이다. 그런데 반하의 약효는 이러한 증상들을 다스린다는 말이다.

한편 반하를 쓸 때에는 생것으로 쓰면 안된다. 독이 있어 내복시 에는 대부분 법제화 한 반하(半夏)를 쓴다. 사용량은 일반적으로 3~10g 이며 소음인 체질에 특히 좋은 약재이다.

2. 소자(蘇子)

성질이 덥고 맛은 맵다. 주로 폐경(肺經)에 작용한다.

효능과 주치 : 기침을 멎게 하고 가쁜 숨을 완화시킨다. 기를 내리고 가래를 삭히며 장(腸)을 윤활하게 하여 배변이 잘 되게 한다. 따라서 소자는 가래와 담(痰)이 거세고 기침에 기(氣)가 역으로 치밀 어오르며 숨이 가쁜 증상과 대장의 조열(燥熱)에 의한 변비 증상을 다스린다. 그것은 자소(紫蘇)의 열매인 소자의 성질이 윤활하면서 조(燥)하지 않기 때문이다. 이러한 약효로 인해 기를 내리고 가쁜숨을 잔잔하게 한다. 또 횡격막에 유익을 주며 가래를 삭히는 효능을 가지고 있다. 임상치료에서는 병세에 따라 적절히 약재를 배합해 쓰면 된다. 사용량은 일반적으로 5~10g 이며 소음인 체질에 특히 좋은 약재이다.

3. 백개자(白芥子)

성질은 덥고 맛은 맵다. 주로 폐경(肺經)에 작용한다.

효능과 주치 : 가래와 담(痰)을 몰아내며 기침을 멎게 하고 기(氣)를 도와 몽아리가 흩어지게 한다. 따라서 백개자는 냉한 담(痰)이 막힌 채 적체되고 가슴이 더부룩하며 옆구리가 아프고 기침이 나는 증상에 효과적이다. 또 기(氣)가 치밀어 올라 가래가 많은 것과 사지의 뼈마디가 아픈 증상을 치료한다. 특히 백개자는 한기(寒氣)를 몰아내는 효능이 있어 냉한 담(痰)과 천식 치료에 응용된다. 그것은 백개자가 맵고 흐트리는 성질이 있으며 따뜻하게 소통하면서 기를 도우는 작용을 하기 때문이다. 이러한 약효는 폐(肺) 경락에 응체되 어 있는 냉한 담(痰)을 몰아내므로 폐(肺)가 냉하여 빚어진 기침과 가쁜 숨결을 치료한다.

또한 한기를 가슴과 횡격막에서 몰아내어 가슴과 옆구리의 더부룩한 통증을 치료한다. 특히 피막(皮膜)과 근육, 뼈 사이에 뭉쳐진담(痰)을 훑어내리므로 백개자의 담(痰)을 몰아내는 약기운은 다른 어떤 약재보다 뛰어나다. 사용량은 일반적으로 3~10g 이며 소음인 체질에 특히 좋은 약재이다.

4. 길경(桔梗)

성질은 평(平)하고 맛은 맵고 쓰다. 주로 폐경(肺經)에 작용한다.

효능과 주치 : 가래를 삭히고 담(痰)을 몰아내며 기침을 멎게 한다. 폐(肺)를 시원하게 하고 인후(咽喉)를 유익하게 하며 농(膿)을 배출하여 종기를 사그라지게 한

다. 따라서 길경은 가래가 많은 기침이나 목이 아프고 쉬는 증상에 효과적이다. 또 폐농양이나 인후농양, 목이 붓고 아픈 증상을 치료하기도 한다.

현대 약리학 연구에 의하면 길경에는 비교적 강한 기관분비를 촉진하는 작용이 있어 가래를 희석시켜 배출이 잘 되게 한다는 것이다. 그리고 기침을 진정시키고 소염과 진통해열작용도 있어 상호흡기 감염이나 폐렴, 기관지염 등에 쓰인다. 사용량은 일반적으로 3~10g 이며 태음인 체질에 특히 좋은 약재이다.

5. 나복자

성질은 평(平)하고 맛은 맵고 달다. 주로 비경(脾經)과 위경(胃經), 폐경(肺經)에 작용한다.

효능과 주치 : 가래를 삭히고 기를 내리며 음식을 소화하여 적체를 없앤다.

따라서 나복자는 음식물을 먹고 체한 증상이나 위와 명치가 더부룩하고 신물이 올라오며 트림이 나는 증상을 다스린다. 복통 설사나 헛배가 부르고 개운치 못한 증상에도 효과가 있고 기침에 가래가 많으며 숨이 가쁜 증상도 치료한다. 사용량은 일반적으로 10~15g 이며 태음인 체질에 특히 좋은 약재이다.

6. 과루(瓜蔞)

성질은 냉하고 맛은 달다. 주로 위경(胃經)과 대장경(大腸經)에작용한다.

효능과 주치 : 폐(肺)를 맑히며 가래를 삭힌다. 가슴을 시원하게 하며 몽아리를 흐트러뜨리고 조(燥)를 윤택하게 하여 장(腸)의 기능을 원활히 한다. 따라서 과루는 폐농양이나 가슴과 옆구리의 통증, 유방농양의 통증을 다스린다. 또 장(腸)의 조열(燥熱)에 의한 변비 치료에도 효과적이다. 한편 과루는 껍질과 속살이 그 효능을 함께 지니고 있다.

사용량은 일반적으로 10~15g 이며 소양인 체질에 특히 좋은 약재이다.

7. 죽여(竹茹), 죽려

성질은 약간 냉하고 맛은 달다. 주로 폐경(肺經)과 위경(胃經)에 작용한다.

효능과 주치 : 열을 내리고 가래를 삭히며 구토를 멎게 한다. 따라서 죽여는 폐열(肺熱)에 의한 기침이나 걸쭉한 가래가 나오는 증상에 효과적이다. 또 위열(胃熱)에 의한 구토나 구역질 등의 질환에도 응용된다.

한편 죽력의 효능은 죽여와 비슷하다. 그러나 열을 내리고 가래를 삭히는 작용이 죽여보다 강하여 폐열(肺熱)에 의한 기침이나 가래가 많고 숨이 가쁘며 가슴이 답답한 증상에 효과적이다. 또 중풍으로 정신이 혼미하고 가래가 거센 증상에도 적용된다. 그러나 죽력의 열을 내리고 가래를 삭히는 힘이 죽려보다는 못하지만 위장을 조화롭게 하고 치밀어오르는 기(氣)를 내리게 하는 데에는 효능이 뛰어나다. 따라서 죽여는 위열(胃熱)에 의한 구토나 구역질 증상에 많이 응용되며 임신 구토에도 활용된다.

사용량은 일반적으로 10~15g 이며 태음인 체질에 특히 좋다.

한편 죽려는 30~60g을 물에 타서 복용한다.

8. 행인(杏仁)

성질은 덥고 맛은 달고 쓰다. 독이 약간 있으며 주로 폐경(肺經)과 대장경(大腸經)에 작용한다.

효능과 주치 : 기침을 멎게 하며 가쁜 숨을 가라앉히고 장(腸)을 윤택하게 하여 대변을 소통시킨다. 따라서 행인은 기침이 나고 숨이 가쁘며 장의 조열(燥熱)로 인한 변비를 치료한다. 또 기(氣)를 내리고 기침을 멎게 하므로 주로 기침에 기(氣)가 치밀고 숨결이 가쁜 증상에 효과적인데 그것이 풍한(風寒)이던, 풍열(風熱) 증상이던 모두 응용될 수가 있다. 이때 풍한(風寒)에 의한 기침과 숨이 가쁜 증상에는 마황과 배합하여 쓰면 더욱 효과적이고 풍열기침일 때는 상엽과 배합해 쓰면 좋다.

한편 행인의 성분은 물에 분해되면 독소가 발생하게 되는데 이성분이 호흡중추신경에 대해 진정하는 작용이 있다. 그러나 너무 많은 양을 복용하면 호흡마비를 일으키므로 과다복용은 금한다.

사용량은 일반적으로 3~10g 이며 태음인 체질에 특히 좋은 약재이다.

9. 상백피(桑白皮)

성질은 냉하고 맛은 달다. 주로 폐경(肺經)에 작용한다.

효능과 주치 : 폐(肺)를 사(瀉)하고 가쁜 숨을 가라앉히며 수(水)를 운행시켜 부종을 해소한다. 따라서 상백피는 폐열(肺熱)에 의한 기침이나 숨이 가쁘고 가래가 많은 증상에 효과적이다. 또 얼굴 부종이나 소변이 잘 나오지 않는 증상도 치료한다. 최근에는 상백피를 응용하여 세균을 억제하고 혈압을 내리며 항암작용이 있다는 연구 결과가 발표되기도 했다.

사용량은 일반적으로 10〜15g 이며 태음인 체질에 특히 좋은 약재 이다.

8

보익약재(補益藥材)

1. 인삼(人蔘)

성질은 평(平)하고 맛은 달다. 주로 비경(脾經)과 폐경(肺經)에작용한다.

효능과 주치 : 원기를 크게 보한다. 폐(肺)를 보하며 비장을 도운다. 진액을 생성하여 갈증을 멎게 하고 심신을 양호하여 안정시킨다. 따라서 인삼은 기(氣)가 허하고 맥박이 미약하여 끊어질 듯한 증상에 효과적이다. 또 폐가 허약하고 숨이 가쁘며 비장과 위장이 허약하여 권태로운 증상을 다스린다. 특히 무기력하며 식욕이 없고 헛배가 부르며 오랜 설사로 탈항된 증상에도 쓰인다. 이밖에 소갈병과 열병으로 진액이 손상된 경우나 심신불안에 가슴이 두근거리고 불면증 증상이 나타날 때에도 활용하면 효과를 볼 수 있다.

이렇듯 인삼은 원기를 크게 보하는 특성이 있어 오랜 병으로 기가 허해진 증상에 주로 쓰여지지만 구급작용으로 허탈을 다지고 돌이키므로 허(虛)를 보하고 정(正)을 부추기는데 있어서도 중요한 약재로 꼽힌다. 따라서 인삼은 모든 기혈부족과 진액이 부족한 증상에 쓰인다.

임상치료에서도 인삼은 심혈관질환이나 간장질환, 당뇨병, 신경쇠약 등에 뛰어난 치료 효과를 나타낸다. 또 남성의 발기부전이나 양위, 조루 등의 성기능장애에도 각기 다른 치료효과가 있다. 그러나 인삼은 보기작용(補氣作用)이 비교적 강하기 때문에 실증(實症)질환에는 쓰지 않는 게 좋다. 즉 감기 시초, 또는 속의 열이 거세거나 간양(肝陽)이 위로 치솟는 증상, 음식에 체했을 경우에는 쓰지 않도록 주의해야 한다. 또 젊고 건장하며 허(虛)한 현상이 없으면 역시 인삼으로 보할 필요는 없다. 인삼은 명약이긴 하지만 잘못 쓰거나 남용하면 종종 숨이 막히는 현상이 있을 수 있기 때문이다.

〈본초강목〉에서는 인삼이 여로와 상극이고 오령지, 조협, 검은 콩과도 조화가 잘 안되며 좋지 않다고 하였으므로 임상에서 쓸 때는 주의해야 한다.

이밖에도 일반적으로 인삼을 복용할 때에는 무나 진한 녹차, 커피등을 마시지 않는 것이 좋다. 사용량은 일반적으로 3~10g 이며 소음인 체질에 특히 좋은 약재이다.

2. 황기

성질은 약간 덥고 맛은 달다. 주로 비경(脾經)과 폐경(肺經)에 작용한다.

효능과 주치 : 기(氣)를 보하고 양기(陽氣)를 솟게 한다. 외표(外表)를 다지고 땀을 멎게 한다. 종기, 부스럼을 아물게 하고 새살을 나게 하며 수(水)를 도와 부종을 물러가게 한다. 따라서 황기는 기가 허하고 쇠약하거나 권태롭고 무기력한 증상에 효과가 있다. 또 중기(中氣)가 아래로 함몰되고 탈항, 자궁하수 등의 증상이 나타날 때에도 응용된다. 식은 땀이 나거나 기혈이 부족하고 부스럼, 종기가 안으로 들어간 증상, 화농이 되고도 안 터지는 경우에 활용하면 효과가 있다. 특히 오랫동안 궤양 상태에서 아물지 않는 증상을 치료하고 수종이나 각기병, 얼굴 부종 증상도 개선한다.

이러한 황기는 활혈하고 어혈(瘀血)을 몰아내며 경락을 소통시키는 약재와 배합하면 중풍으로 몸이 마른 증상이나 반신불수를 치료한다. 또 기를 도우고 음(陰)을 양호하는 약재와 배합하면 소갈병을 치료한다.

현대 약리학 연구에 의하면 황기에는 인체의 생리적 신진대사를 증상시키고 전신의 영양상태를 개선하는 작용이 있다는 사실이 밝혀졌다. 또 면역기능과 항병독 감염의 능력을 높여주어 정상적인 심장에 대하여 수축작용을 강화시키는 것으로 알려져 있다.

특히 중독이나 피로로 인하여 쇠약해진 심장에 대해서는 강심작용이 더한층 두드러지게 나타나는 것으로 알려져 있다. 이밖에도 황기는 요단백 증상을 개선하는데 뚜렷한 효과가 있고 간장을 보호하며 간장의 당원(糖元)감소작용을 방지하기도 한다. 특히 여러 종류의 병을 유발시키는 병균에 대한 진정과 억제작용도 뛰어나다.

한편 황기는 인삼을 비교한다면 인삼은 보기작용이 강하고 진액을 생성하면서 심신을 안정시키는 효능이 강하다. 반면 황기는 보기 작용에 있어서는 인삼을 따르지 못한다. 그러나 기를 도우고 양기를 부추기며 외표(外表)를 다지고 속을 강화시키는 것과 수(水)를 도와 부종을 해소시키는 효능은 인삼을 능가한다. 이러한 황기는 생것으로 쓰면 표(表)를 다지고 종기를 낫게 하며 수(水)를 도와서 비증(痺症)을 운행, 해소시키는 작용이 탁월해진다. 또 벌꿀로 적(炙)하면 중기(中氣)를 보하고 보리겨, 또는 쌀, 밀기울로 볶아서 쓰면 기를 보하고 비장을 튼튼하게 한다.

사용량은 일반적으로 10∼20g 이고 특별한 상황 아래서는 120∼200g 을 쓸 수도 있다. 체질적으로는 소음인 체질에 좋은 약재로 분류된다.

3. 감초(甘草)

성질은 평(平)하고 맛은 달다. 주로 십이경(十二經)에 작용한다.

효능과 주치 : 중기(中氣)를 보하고 화(火)를 배설시키며 해독한다. 폐(肺)를 윤택하게 하고 가래를 몰아내며 약성을 조화롭게 하면서 통증을 멎게 한다. 따라서 감초는 비장과 위장의 허약증세, 기혈부족, 종기나 부스럼 등에 효과가 있다. 또 기침이 나고 숨이 가쁜 증상이나 배가 갑자기 당기고 아픈 경우에도 응용된다. 특히 감초는 약의 성질을 조화롭게 하므로 처방약에 있어 특별한 약재로 쓰인다. 이러한 감초의 임상 응용은 매우 광범위하다. 우선 기(氣)를 도우고 화(火)를 배설하는 효능 외에도 보조와 맛을 조정하는데 쓰인다.

특히 약재들을 서로 조화시키는 것이 주요한 특징이다. 예를 들어 사역탕(四逆湯) 처방에서는 건강, 부자의 온열(溫熱)을 완화하고 승기탕(承氣湯)에서는 맹렬한 약기운을 완화시킨다.

한편 감초, 황기, 인삼 등 세 가지 약재를 비교해보면 모두 기를 보하는 효능이 있다는 점은 동일하다. 그러나 황기의 보기작용(補氣作用)은 표(表)에서 실(實)로 집중되면서 기를 보호하고 인삼의 기를 보하는 작용은 속으로 집중되고 원기를 보한다. 그런데 감초의 기를 보하는 작용은 인삼과 황기 사이에 위치하면서 기를 조화시킨 다고 할 수 있다. 이러한 감초를 생 것으로 쓰면 곧 생감초이다. 이는 화(火)를 배설하고 해독하며 폐(肺)를 윤택하게 하여 가래를 물리친다. 통증을 멎게 하기도 한다. 또 밀적(蜜炙)이면 자감초(炙甘草)로서 중기를 보하고 도우는 작용을 한다.

한편 감초는 해조, 대극, 원화, 감축과는 상극이므로 임상응용에서는 신중을 기해야 한다. 이밖에도 감초는 옹색된 기를 해소함에 있어 더디게 작용하므로 중초가 팽만한 느낌이 들게 한다. 옛 의서에는 중초가 더부룩하고 팽만하면 감초를 피하라는 학설이 기록돼 있다. 그러므로 이런 경우에는 주의해야 한다.

사용량은 일반적으로 3~10g 인데 심기(心氣)를 도우려면 양을 적절히 증가하면 된다. 이러한 감초는 특히 소음인 체질에 좋은 약재로 분류된다.

4. 백출(白朮)

성질은 덥고 맛은 쓰고 달다. 주로 비경(脾經)과 위경(胃經)에 작용한다.

효능과 주치 : 비장을 튼튼하게 하고 습(濕)을 건조한다. 수(水)를 도우며 부종을 해소하고 땀을 멎게 하며 태아를 안정시킨다. 따라서 백출은 비장과 위장 허약, 헛배가 부르고 권태로우며 기력이 없고 설사가 나는 증상에 효과적이다. 또한 수습(水濕)이 적체되어 빚어진 담음(痰飮)이나 수종을 다스리고 식은 땀이 나는 증상에도 응용된다. 특히 백출은 기를 보하는 작용은 약하지만 쓰고 더운 성질은 습(濕)을 건조하므로 비양(脾陽)의 부족을 보할 수가 있다. 그런 탓에 백출은 비양(脾陽)이 위축되고 수습(水濕)이 적체된 담음(痰陰) 이나 헛배가 부른 증상, 수종, 설사 등의 증상에 모두 적용될 수가 있는 것이다. 또 생백출이냐, 초백출이냐에 따라 그 약효가 조금씩 다르다. 생백출은 습(濕)을 건조하고 수(水)를 도우는 작용이 비교적 좋고 초백출은 조성(燥性)이 다소 약화되긴 하지만 비장을 튼튼하게 하고 기를 보하는 능력이 뛰어나다. 그러나 백출은 임상에서 활용할 때 다음과 같은 경우는 쓰지 말아야 한다. 만약 위음(胃陰)이 부족하고 혀의 태가 벗겨지고 진액이 부족하여 입안과 입술이 마르는 경우는사용을 금한다.

사용량은 일반적으로 3~10g 이며 소음인 체질에 특히 좋은 약재이다.

5. 산약(山藥 : 마)

성질은 평(平)하고 맛은 달다. 주로 폐경(肺經)과 비경(脾經)에작용한다.

효능과 주치 : 비장과 위장을 보하고 폐와 신장을 도운다. 따라서 산약은 비장과 위장의 허약이나 식욕이 없는 경우를 다스린다. 또 몸이 나른하고 설사 증상이 나타날 때에도 응용하고 부인의 대하증을 개선하기도 한다. 특히 폐가 허약하여 오래된 기침이나 신장허약으로 빚어진 몽정, 활정을 다스리고 소변이 잦고 소갈병 등의 질환이 나타날 때에도 적용된다. 그것은 산약의 성질이 평(平)하고 조열(燥熱)이 없으며 보하면서도 적체가 되지 않기 때문이다. 이러한 약효는 비기(脾氣)를 보하면서 위음(胃陰)을 유익하게 하므로 산약은 비장과 위장에 가장 유익한 약재이다. 사용량은 일반적으로 10~30g

이며 태음인 체질에 특히 좋은 약재이다.

6. 황정(黃精 : 둥굴레)

성질은 평(平)하고 맛은 달다. 주로 비경(脾經)과 폐경(肺經)에 작용한다.

효능과 주치 : 비장을 보하고 폐를 윤택하게 한다. 따라서 둥굴레는 비장과 위장의 허약을 다스리고 몸이 나른하고 무기력한 증상에 효과적이다. 특히 폐 허약으로 빚어진 기침이나 소갈병, 그리고 병후의 허약 등에도 응용된다.

현대 약리학 연구에 의하면 황정에는 혈압을 내리고 혈당 수치를 낮추며 관상동맥의 혈류량을 증가시키는 작용이 있어 혈액 속의 지단백(脂蛋白), 콜레스테롤을 뚜렷하게 저하시키는 작용이 있다는 것이다. 따라서 임상에서 황정은 주로 고지혈증이나 동맥경화, 관상동 맥경화, 당뇨병 등에 응용되고 있다. 특히 황정을 응용하여 폐결핵을 치료했다는 학계의 보고가 있기도 하다. 사용량은 일반적으로 10~15g 이며 태음인 체질에 좋은 약재로 분류된다.

7. 숙지황(熟地黃)

성질은 약간 덥고 맛은 달다. 주로 심경(心經)과 간경(肝經), 신경 (腎經)에 작용한다.

효능과 주치 : 보혈하고 음(陰)을 자양한다. 따라서 숙지황은 피부족으로 안색이 누렇고 현기증이 나며 가슴이 두근거리는 증상에 효과적이다. 또 불면증이나 월경불순, 붕루 등의 증상도 개선시킨다.

특히 심은 땀이 나거나 유정이나 소갈병 등의 증상이 나타날 때에도 응용된다.

이러한 숙지황은 신선한 생지황을 찌고 가공하여 만든 것이다. 보혈(補血)과 음(陰)을 자양하고 작용이 뛰어나지만 습(濕)을 도와 위에 장애를 잘 주므로 비장과 위장이 허약하고 습(濕)이 가로막아 가슴이 답답하며 식욕이 없고 설사기운이 있을 때에는 응용을 삼가한다. 또 혈허(血虛)에 간장과 신장이 부족하면서 비장과 위장의 호화운동이 불량인 경우에 숙지황을 응용하려면 기를 다스리고 비장을 튼튼하게 하고 약재인 진피, 사인 등과 배합해서 응용해야 한다.

사용량은 일반적으로 10~30g 이며 소양인 체질에 특히 좋은 약재이다.

8. 하수오(何首烏)

성질은 약간 덥고 마맛은 떫고 쓰다. 주로 (肝經)과 신경(腎經)에 작용한다.

능과 주치 : 간장과 신장을 자양하고 보하며 정력을 도우고 양혈(養血)한다. 장(腸)을 윤택하게 하며 대변을 소통하고 해독을 한다.

따라서 하수오는 혈허(血虛)로 안색이 누렇고 현기증이 나며 불면증이 나타날 때 황용하면 효과가 있다. 또한 머리가 빨리 희어지거나 허리, 무릎이 시큰하며 무기력한 증상에도 응용된다. 특히 뼈와 근육이 튼튼하지 못하고 장의 조열로(燥熱)로 빚어진 변비나 임파선 결핵, 종기, 부스럼 등의 질환을 치료한다.

한편 하수오는 제형에 따라 약효에 차이가 있다. 생 것으로 쓰면 장(腸)을 윤택하게 하고 종기, 부스럼독을 해독한다. 제하수오(製何首烏)는 간장과 신장을 보하고 정혈(精血)을 유익하게 한다. 이러한 제하수오는 임상에서 비교적 응용범위가 넓다. 최근에 와서 하수오를 이용하여 고혈압, 동맥경화, 관상동맥 심장병을 치료한다는 연구 결과가 학계에 보고되기도 했다.

사용량은 일반적으로 10~30g 이며 소음인 체질에 특히 좋은 약재이다.

9. 당귀((當歸)

성질은 덥고 맛은 맵고 달다. 주로 간경(肝經)과 심경(心經), 비경(脾經)에 작용한다.

효능과 주치 : 보혈하고 조절하며 활혈(活血)하면서 통증을 멎게 한다. 따라서 당

귀는 월경불순, 월경통, 폐경(肺經), 붕루 등에 효과가 있고 혈허(血虛)로 인해 몸
이 허약한 것과 타박상, 종기,부스럼 등의 통증 치료에도 응용된다. 또 산후 (瘀
滯)의 복통이나 풍습(風濕)에 의해 저리는 통증, 그리고 경락의 소통이 원활하지
못한 증상을 치료한다. 특히 당귀는 성질이 윤택하여 혈허장조(血虛腸燥)에 의한
변비에도 응용이 된다.

이러한 당귀는 보혈하고 (活血)하며 화혈(和血)하는 작용이 있어 혈병 치료의 중
요한 약재이다. 월경 조절에 뛰어난 약효가 있기 때문에 부인과 질환 치료에서
중요시 되고 있다. 월경불순이나 혈허(血虛)로 월경이 막히고 산후의 여러 질환
치료에 응용된다. 또 어혈(瘀血)을 흐트리며 통증을 멎게 하는 당귀의 효능은 외
과에서도 효능이 크다.

사용량은 일반적으로 3~10g 이며 소음인 체질에 특히 좋은 약재이다.

10. 백작약(白芍藥)

성질은 약간 냉하고 맛은 쓰고 시큼하다. 주로 간경(肝經)에 작용한다.

효능과 주치 : 양혈(養血)하고 음(陰)을 수렴한다. 간을 부드럽게 하고 통증을 멎
게 하며 간양(肝陽)을 잔잔하게 한다. 따라서 백작약은 혈허(血虛)로 안색이 누렇
고 월경불순에 월경 시 복통이 나타나는 증상에 효과가 있다. 또 붕루 증상이 있
고 식은 땀이 나며 손발이 경련을 일으키고 아픈 증상에도 적용된다. 특히 간양
(肝陽)에 의한 두통이나 현기증 등에 치료 효과가 있다.

한편 백작약과 적작약은 같은 종류의 식물이다. 백작약은 양혈(養血)하고 간(肝)
을 잔잔하게 하며 (陰)을 수렴하는 데에 특별한 효과가 있다. 반면 적작약은 피를
식히며 활혈하고 어혈(瘀血)을 해소하고 소통하는데 효과가 뛰어나다. 그러므로
보혈하고 음(陰)을 양호하는 것과 월경을 조절하는 처방에는 백작약을 쓰고 열을
내리고 피를 식히며 활혈하고 어혈(瘀血)을 몰아내는 처방에는 적작약을 쓴다.
이러한 백작약은 생 것으로 쓰면 간을 잔잔하게 하고 볶아서 쓰면 양혈(養血)하
고 음(陰)을 수렴한다.

사용량은 일반적으로 3~10g 이며 소음인 체질에 특히 좋은 약재이다.

11. 아교(阿膠)

성질은 평(平)하고 맛은 달다. 주로 폐경(肺經)과 간경(肝經), 신경(腎經)에 작용한다.

> 효능과 주치 : 보혈하고 지혈(止血)하며 음(陰)을 자양하고 폐를 윤택하게 한다. 따라서 아교는 혈허(血虛)에 의한 여러 질환이나 과로와 허약으로 각혈하고 토혈, 변혈, 요혈, 붕루 등의 출혈질환에 널리 응용된다.
>
> 또 열병으로 음(陰)이 손상되고 답답하여 불면증이 나타날 때에도 효과가 있고 음(陰)이 허한 기침 등의 질환도 치료한다. 특히 보혈(補血)하고 지혈(止血)하는 작용이 모두 뛰어난 아교는 표(標)와본(本)을 동시에 다스리는 효능이 있다.
>
> 이러한 아교를 숙지황과 비교하면 보혈의 효과는 숙지황보다 뛰어나고 끈적이는 성질도 숙지황을 능가한다. 그러므로 어체(瘀滯)가 있거나 비장과 위장이 허약하고 외표(外表)증상이 있으면 아교를 쓰지 말아야 한다.
>
> 사용량은 일반적으로 5~10g 이고 녹여서 쓴다. 체질적으로는 태음인 체질에 좋은 약재로 분류된다.

12. 산조인(酸棗仁)

성질은 평(平)하고 맛은 달고 시큼하다. 주로 심경(心經)과 비경(脾經), 간경(肝經), 담경(膽經)에 작용한다.

> 효능과 주치 : 음혈(陰血)을 양호하고 심장과 간을 유익하게 하여 심신을 안정시킨다. 주로 혈허(血虛)로 심장을 양호하지 못하거나 허화(虛火)가 치솟아 올라 나타난 증상을 다스리고 땀을 수렴한다.
>
> 따라서 산조인은 답답하고 불면증이 있으며 가슴이 두근거리며 넋이 나가는 증상에 효과가 뛰어나다. 또 몸이 허하여 식은 땀이 나는 증상을 치료하기도 한다.
>
> 이러한 산조인은 종종 백자인, 복령, 단삼 등과 함께 쓰면 효과가 더욱 높아진다. 특히 태음인 체질에 좋은 약재이다.

13. 백자인(柏子仁)

성질은 평(平)하고 맛은 맵고 달다. 주로 심경(心經)과 간경(肝經), 신경(腎經)에 작용한다.

효능과 주치 : 심신을 안정하고 양호시키며 장(腸)을 윤택하게 하여 대변을 소통한다. 따라서 백자인은 허증(虛症)과 답답함으로 잠을 못 이루는 증상과 가슴이 두근거리며 넋이 나가는 증상에 효과가 있다. 또 장의 조열(燥熱)로 빚어진 변비질환도 치료한다. 그것은 백자인이 음혈(陰血)을 자양하며 정신을 안정시키는 약효가 뛰어나기 때문이다. 이러한 백자인은 늘 산조인, 생지황과 배합하여 쓴다. 그러면 혈(血)이 심장을 양호하지 않고 허하고 답답한 불면증 치료에 효과가 탁월해진다.

사용량은 일반적으로 10∼15g 이며 태음인 체질에 특히 좋은 약재이다.

14. 사삼(沙蔘)

성질은 약간 냉하고 맛은 달다. 주로 폐경(肺經)과 위경(胃經)에작용한다.

효능과 주치 : 음(陰)을 양호하고 폐를 윤택하게 하며 위장을 도우고 진액을 생성한다. 따라서 사삼은 폐가 허하고 열이 있으며 마른 기침에 가래가 적거나 오랜 기침으로 목이 쉰 증상에 효과가 있다. 또 위음(胃陰)이 손상되고 진액이 적어져 갈증이 나는 증상도 치료한다. 특히 사삼은 폐를 맑히고 음(陰)을 양호하면서 폐기(肺氣)를 유익하게 하므로 폐가 허하고 열로 기침이 나는 증상을 치료 하는데 있어서는 중요한 약재 중 하나다.

이러한 사삼은 맥문동이나 패모 등과 늘 함께 배합하여 응용되고 있다. 사용량은 일반적으로 10∼15g 이며 태음인 체질에 좋은 약재이다.

15. 천문동(天門冬)

성질은 크게 냉하고 맛은 달고 쓰다. 주로 폐경(肺經)과 신경(腎經)에 작용한다.

효능과 주치 : 폐를 윤택하게 하고 기침을 멎게 한다. 신장과 음(陰)을 자양하며 장(腸)을 윤택하게 하여 대변 소통이 잘 되게 한다. 따라서 천문동은 폐음(肺陰)

이 손상을 입은 증상이나 조열기침, 각혈 등의 증상에 효과가 있다. 또 음(陰)이 허하고 내열(內熱)이 있으며 갈증이 나고 장에 조열(燥熱)이 있어 빚어진 변비를 치료한다. 특히 천문동은 폐와 신장의 허열치료에 효과가 뛰어나므로 상초(上焦)에 응용하면 폐열(肺熱)을 맑히면서 폐음(肺陰)을 양호한다.

또 하초(下焦)에 응용하면 신음(腎陰)을 자양하고 조(燥)를 윤택하게 하며 장(腸)을 원활하게 한다. 단 비장과 위임이 허약하고 설사 증상이 있을 때는 쓰지 말아야 한다.

사용량은 일반적으로 10∼15g 이며 태음인 체질에 특히 좋은 약재이다.

16. 맥문동(麥門冬)

성질은 약간 냉하고 맛은 쓰고 달다. 주로 심경(心經)과 폐경(肺經)), 위경(胃經)에 작용한다.

효능과 주치 : 음(陰)을 양호하고 폐를 윤택하게 하며 위장을 유익하게 하고 진액을 생성시킨다. 주로 심장을 맑히고 답답함을 제거하며 장(腸)을 윤택하게 하여 대변을 잘 소통시킨다. 따라서 맥문동은 폐음(肺陰)이 손상되어 조열기침이 나는 증상이니까 각혈, 마음이 답답하고 불안하며 불면증이 나타날 때 효과적이다. 또 위열(胃熱)로 인해 음(陰)이 손상되고 진액이 적으며 갈증이 나고 변비 등의 증상이 나타날 때에도 응용된다.

특히 맥문동은 성질이 부드럽고 즙이 많아 조(燥)를 윤택하게 하고 마른 것을 습윤케 한다. 음(陰)을 자양하여 진액을 생성시키고 폐와 위장의 허열(虛熱)을 물리치며 심장을 맑혀서 답답함을 치료 하는 것이다. 이러한 맥문동은 늘 현삼과 함께 써야 한다. 열을 내리는 효능이 현삼과 비슷하기 때문이다.

또 맥문동과 천문동 또한 그 효능이 서로 비슷하여 폐음(肺飮)이 손상을 입어서 빚어진 마른 기침이나 가래를 적게 나오는 경우 늘함께 배합해 쓴다. 그러나 맥문동은 폐(肺)를 윤택하게 하면서 위장을 양호하고 심장을 맑힌다. 반면 천문동은 폐를 윤택하게 하면서 신장을 자양하는데 성질은 비교적 냉하다. 그러므로 임상에서 처방을 내릴 때는 병의 증세를 자세히 관찰하고 약을 써야 하고 오, 남용을 삼가해야 한다.

맥문동의 사용량은 일반적으로 3∼10g 이며 태음인 체질에 특히좋은 약재이다.

17. 백합(百合)

성질은 약간 냉하고 맛은 달다. 주로 심경(心經)과 폐경(肺經)에 작용한다.

효능과 주치 : 음(陰)을 양호하고 폐(肺)를 윤택하게 하며 심신을 안정시킨다. 따라서 백합은 폐조(肺燥) 또는 폐열(肺熱) 기침에 효과가 있고 열병을 앓은 후 열이 남아 있는 상태와 정신이 오락가락 하는 증상에 적용된다. 특히 각기병이나 부종에도 효능이 있다.

옛 의학자 장중경은 〈금궤요략〉에서 백합으로 병을 치료하는 처방을 많이 창안해놓았다. 즉 백합지모탕(百合知母湯), 백합지황탕(百合地黃湯), 백합활석산(百合滑石散), 백합계란노른자위탕 등이다.

최근에는 백합으로 폐결핵을 치료했다는 보고가 있기도 하다.

사용량은 일반적으로 10∼15g 이며 태음인 체질에 특히 좋은 약재이다.

18. 구기자(枸杞子)

성질은 평(平)하고 맛은 달다. 주로 간경(肝經)과 신경(腎經)에 작용한다.

효능과 주치 : 정력과 피를 도우고 간장과 신장을 보하여 눈을 밝게 한다. 따라서 구기자는 간장과 신장의 기능을 보강하는데 훌륭한 약재이다. 음(陰)이 허하던 양(陽)이 부족하던간에 모두 응용될 수 있다. 또 유정을 다스리며 허리와 무릎이 시큰하고 무기력한 증상에 효과가 있다.

특히 어지럽고 현기증이 나는 증상을 다스리고 소갈병 치료에도 적용된다. 이러한 구기자는 한 가지만을 응용해도 되고 다른 약재와 배합해 써도 된다. 특히 구기자는 약선을 만들어 먹는 데에 있어 좋은 재료이다. 사용량은 일반적으로 5∼15g 이며 소양인 체질에 좋은 약재이다.

19. 녹용(鹿茸)

성질은 덥고 맛은 달고 짜다. 주로 간경(肝經)과 신경(腎經)에 작용한다.

효능과 주치 : 신양(腎陽)을 보하고 정혈을 도운다. 근육과 뼈를 강장케 하고 충맥(沖脈)과 임맥(任脈)을 다진다. 따라서 녹용은 신양부족을 다스리고 남성의 발기부전이나 성기능 저하에 효과가 있다. 사지의 냉증이나 허리가 시큰하고 소변이 잦으며 불임증이 나타날 때에도 많이 활용된다. 특히 정력이 쇠퇴하고 피가 적어지며 몸이 야위고 기력이 없는 경우를 치료한다. 귀가 울리거나 난청에도 효과가 있고 노년기의 허약이나 위축을 다스린다.

어린이 발육불량과 뼈가 물러서 행동이 어둔한 증상에도 효능이 있다. 충맥(沖脈)과 임맥(任脈)이 허약하고 손상되었거나 대맥(帶脈)이 튼튼하지 못한 것도 치료한다. 또 여성의 붕루 하혈과 대하증 에도 응용된다.

특히 만성궤양성 질환이나 오래 되도록 아물지 않는 상처에도 효과가 있고 종기나 부스럼이 속에 들어간 채 밖으로 돋아나지 않는 질환 치료에 적용된다. 그것은 녹용이 신장을 덥게 보하고 정력을 돋우며 양혈(養血)하기 때문이다. 이러한 약효로 신장이 허약하고 정력과 피가 모두 부족하면서 유난히 허약하고 냉한 사람에게 좋다.

현대 약리학 연구에 의하면 녹용에는 소량의 호르몬이 함유되어 있어 성장발육을 촉진하고 인체의 기능을 흥분시킬 수가 있는 것으 로 밝혀졌다.

또 자궁의 신장력과 리듬성의 수축작용을 강화시키는 것으로 드러났다. 실제로 토끼에게 녹용의 적절한 양을 쓰면 심율박동을 가속화 시키고 심장의 혈액 수송량을 증가시키는 것으로 실험 결과 밝혀져 녹용은 이미 피로해진 심장의 기능을 회복하는 데도 뛰어난 약효가 있는 것으로 나타났다.

사용량은 일반적으로 0.3~12g 을 분말로 복용하거나 환약으로 만들어 먹는다. 이러한 녹용은 특히 태음인 체질에 좋은 약재로 분류된다.

20. 음양곽(淫羊藿)

성질은 덥고 맛은 맵다. 주로 간경(肝經)과 신경(腎經)에 작용한다.

효능과 주치 : 신장을 덥게 하고 양기를 강장시키며 풍(風)과 습(濕)을 몰아낸다. 따라서 음양곽은 신장허약에 의한 남성의 발기부 전이나 성기능 저하, 유정, 그리고 조루증에 탁월한 효과가 있다. 또 허리와 무릎이 시큰하고 기력이 없으며 사지가 냉하고 추위를 많이 타는 증상도 개선시킨다. 특히 냉과 습(濕)에 의해 저리

는 통증이나 사지에 쥐가 나며 저린 증상을 치료하기도 한다. 이러한 음양곽은 명문(命門)을 보하고 신장의 양기를 도우므로 임상에서 신양부족(腎陽不足)을 치료하는데 항상 쓰이는 약재이다. 신장을 덥게 하는 작용이 선모나 호로파(葫蘆巴)와 비슷하다. 그러나 선모와 호로파는 성질이 유난히 뜨거워 오래 복용하면 음액(陰液)을 손상시키게 된다.

반면 음양곽은 성질이 덥고 뜨겁지 않으므로 신장의 양기가 부족한 사람이 오래 복용해도 부작용이 없다. 그리고 두충이나 파극천, 구기자 등의 배합하여 쓰면 효과가 더욱 좋아진다. 사용량은 일반적 으로 10~15g 이며 태음인 체질에 특히 좋은 약재이다.

21. 육종용

성질은 덥고 맛은 달고 짜다. 주로 신경(腎經)과 대장경(大腸經)에 작용한다.

효능과 주치 : 신장의 양기를 보하고 정력과 피로회복을 도우며 장을 윤택하게 하여 대변을 원활하게 소통시킨다. 따라서 육종용은 신장 허약으로 빚어진 남성의 발기부전이나 성기능장애, 유정, 조루증 등에 효과가 있다. 또 허리나 무릎이 냉하고 아픈 증상을 다스리며 근육과 뼈의 허약위축에도 응용된다. 특히 장의 조열(燥熱)로 빚어진 변비를 치료한다. 이러한 육종용은 성질이 덥고 부드러우며 신장을 보하고 양기를 돋우는 작용이 파극천과 비슷하여 늘 함께 배합하여 응용하는 경향이 있다. 그러나 육종용은 파극천보다 더한층 부드럽고 윤택하므로 양(陽)을 보하고 음(陰)을 유익하게 하는 약재이다.

용량은 일반적으로 10~20g 이며 소양인 체질에 좋은 약재이다.

22. 토사자

성질은 평(平)하고 맛은 맵고 달다. 주로 간경(肝經)과 신경(腎經), 비경(脾經)에 작용한다.

효능과 주치 : 신장을 보하고 정력을 다진다. 간을 양호하여 눈을 밝게 하고 비장을 보하며 설사를 멎게 한다. 따라서 토사자는 신장 허약으로 빚어진 성기능 저하나 유정, 조루증, 귀울림 등의 증상에 효과가 있다. 또 소변이 잦고 찔끔거리며

신장허약에 의한 요통이나 대하증, 간장과 신장의 기능 허약에 의해 눈이 침침하고 비장이 허하여 빚어진 만성설사 등의 질환을 치료한다. 특히 토사자는 덥지도 않고 조열(燥熱)이 없으며 성질이 부드럽고 보하면서도 느끼하지 않아 간장과 신장을 보하고 음(陰)과 양(陽)을 차분히 보하는 약재로서 그 가치가 높다. 음(陰)이 허하든, 양(陽)이 허하든 모두 쓸 수가 있다.

사용량은 일반적으로 10～15g 이며 소양인 체질에 특히 좋은 약재이다.

23. 보골지(補骨脂)

성질은 매우 덥고 맛은 맵고 쓰다. 주로 비경(脾經)과 신경(腎經)에 작용한다.

효능과 주치 : 신장을 보하고 양기를 도운다. 비장을 덥게 하여 설사를 멎게 하고 기를 가다듬어 가쁜 숨을 잔잔하게 한다. 따라서 보골지는 하원(下元)이 허한 냉증이나 남성의 발기부전, 성기능 위축, 유정, 조루증 등을 치료한다. 또 허리의 시큰한 통증이나 소변 횟수가 잦고 유뇨(遺尿)증상이 나타날 경우 효과가 있고 허하고 냉한 설사가 나타날 때 응용된다. 신장허약으로 숨이 가쁜 경우도 치료한다. 특히 보골지를 술에 담궈두었다가 외용으로 바르면 백전풍을 치료하는데 효과가 있기도 하다.

이러한 보골지는 익지인과 효능이 서로 비슷하다. 둘다 비장과 신장을 덥게 보하므로 유정이나 빈뇨, 유뇨(遺尿), 그리고 허하고 냉한 설사 등의 질환에 응용된다. 그러나 익지인은 유난히 비장을 덥게 다지고 수렴하면서 침을 수렴하는데 비해 보골지는 유난히 신장을 보하고 양기를 도우므로 신장허약으로 인한 요통과 허(虛)로 인해 빚어진 가쁜 숨을 치료하는데 더 효과적이다. 사용량은 일반적으로 5～15g 이며 소음인 체질에 특히 좋은 약재이다.

24. 산수유(山茱萸)

성질은 약간 덥고 맛은 시큼하다. 주로 간경(肝經)과 신경(腎經)에 작용한다.

효능과 주치 : 간장과 신장을 보하고 도우며 정력을 수렴하고 요(尿)를 수축한다. 땀을 수렴하면서 지혈을 한다. 따라서 산수유는 간장과 신장의 부족을 다스리고 어지럽고 현기증이 나며 귀가 울리고 허리가 시큰한 증상에 효과가 있다. 또 유

정이나 유뇨(遺尿), 빈뇨(頻尿) 등을 치료하며 허(虛)하여 땀이 멎지 않는 증상에
도 쓰여진다. 이밖에도 산수유는 월경을 다지고 지혈작용이 있어 여성의 몸이 허
약하고 월경과다나 붕류하혈 등에도 적용된다. 이러한 산수유는 성질이 약간 덥
지만 뜨겁지 않은데 그 특징은 두 가지로 요약된다. 첫째는 음양을 차분히 보하
므로 음(陰)이 허(虛)하든, 양(陽)이허(虛)하든 똑같이 쓸 수가 있다는 점이다. 둘
째는 보(補)와 수렴을 함께 행하여 간장과 신장을 보하고 도우며 또한 수렴하고
다지는 작용을 함께 한다는 점이다.

사용량은 일반적으로 3~10g 이며 소양인 체질에 특히 좋은 약재이다.

25. 두충

성질은 덥고 맛은 달다. 주로 간경(肝經)과 신경(腎經)에 작용한다.

효능과 주치 : 간장과 신장을 보하고 뼈와 근육을 튼튼하게 하며 태아를 안정시
킨다. 이러한 효능은 두충의 약효가 충맥(沖脈)과 임맥(任脈)의 기능을 다지는 효
능을 가지고 있기 때문이다. 따라서 두충은 간장과 신장의 부족이나 허리, 무릎이
시큰한 통증에 효과가 있다. 또 무기력이나 현기증을 치료하며 남성의 성기능장
애도 개선 시킨다. 특히 몸이 허약한 여성이 임신을 한 경우 활용하면 효과가 큰
약재이다.

현대 약리학 연구에 의하면 두충은 달인 제제는 훌륭한 혈압 강하작용이 있고 혈
관에 대해 직접적인 확장작용이 있는 것으로 밝혀졌다. 또한 콜레스테롤의 흡수
를 감소시키며 뚜렷한 진통작용도 있다는 것이다.

사용량은 일반적으로 3~10g 이며 소음인 체질에 특히 좋은 약재이다.

26. 속단(續斷)

성질은 약간 덥고 맛은 쓰다. 주로 간경(肝經)과 신경(腎經)에 작용한다.

효능과 주치 : 간장과 신장을 보하고 근육과 뼈를 강화한다. 골절상을 이어주고
여성의 붕루하혈을 멎게 한다. 따라서 속단은 간장과 신장의 부족이나 허리, 무릎
의 시큰한 통증을 다스리고 다리에 힘이 없고 골절상과 근육이 손상된 경우를 치
료한다. 특히 여성의 월경과 다나 붕루하혈, 임신중 태아가 움직이므로 나타나는

하혈현상을 치료한다.

이러한 속단은 간장과 신장을 보하면서도 혈맥(血脈)을 소통시키 는데 그 효능은 두충과 서로 비슷하다. 그러나 두충은 간장과 신장을 보하는 작용이 비교적 좋은 데 비해 속단은 혈맥을 소통하는 작용이 더 뛰어나다. 그러므로 속단에 의해 태아가 움직이므로 하혈현상이 있을 때는 보혈(補血)하고 지혈(止血)하는 약재와 서로 배합해 써야 한다.

한편 속단을 생것으로 쓰면 간장과 신장을 보하고 근육과 뼈를 강하게 하는 약효가 더욱더 강해지고 볶아서 쓰면 여성의 붕루하혈 치료에 효과가 탁월해진다.

사용량은 일반적으로 10~15g 이며 태음인 체질에 특히 좋은 약재이다.

27. 구척(狗脊)

성질은 덥고 맛은 달고 쓰다. 주로 간경(肝經)과 신경(腎經)에 작용한다.

효능과 주치 : 간장과 신장을 보하고 근육과 뼈를 튼튼하게 하며 풍습(風濕)을 몰아낸다. 따라서 구척은 간장과 신장 부족을 다스리고 허리, 무릎의 시큰한 통증을 치료하며 다리에 힘이 빠지는 것과 풍습(風濕)으로 저리는 통증을 치료한다. 이러한 구척의 약효는 두충과 비슷하다. 둘다 간장과 신장을 보하고 근육과 뼈를 강화시킨다. 그러나 구척은 풍습(風濕)도 몰아낼 수가 있어 냉(冷)과 습(濕)에 의해 저리는 통증을 치료하기도 한다.

사용량은 일반적으로 10~75g 이며 소음인 체질에 특히 좋은 약재이다.

28. 동충하초(冬蟲夏草)

성질은 덥고 맛은 달다. 주로 폐경(肺經)과 신경(腎經)에 작용한다.

효능과 주치 : 폐음(肺陰)을 자양하고 신양(腎陽)을 보하며 기침과 가쁜 숨을 진정시킨다. 따라서 동충하초는 폐(肺)와 신장의 허약을 다스리고 숨이 가쁜 기침, 각혈을 치료한다. 또 신양부족(腎陽不足)으로 빚어진 발기부전이나 성기능장애, 유정 등에 효과가 있고 허리와 무릎의 시큰한 통증 치료에도 응용된다.

이러한 동충하초는 음(陰)과 양(陽)을 차분히 보하는 약재로써 단독으로 쓸 수도 있고 기타 보약재와 배합하여 쓸 수가 있다. 특히 약선에 응용하여 음식요법으로

활용하면 허증(虛症)을 치료한다. 또 닭고기, 오리고기, 쇠고기, 염소고기와 함께
끓여 먹으면 모든 허약과 손상을 보하는 작용을 가지고 있다.
사용량은 일반적으로 3~10g 이다.

9

약선요법에 활용되는 기타 약재들

1. 천마(天麻)

성질은 약간 덥고 맛은 달다. 주로 간경(肝經)에 작용한다.

효능과 주치 : 간(肝)을 잔잔하게 하고 풍(風)을 잠재운다. 따라서 천마는 간양(肝陽)이 치솟아올라 빚어진 어지러움이나 열병으로 풍(風)이 움직이고 경기, 간질과 같은 경련성 질환에 적용된다.

천마는 또한 풍습(風濕)을 몰아내고 저린 통증을 멎게 하므로 풍(風), 한(寒), 습(濕)에 의해 저리는 증상이나 사지와 몸의 마비현상,그리고 손과 발이 부자유스러운 증상 치료에 효과가 있다.

임상에서는 천마를 주로 풍(風) 치료에 많이 응용한다. 간풍(肝風)을 잠재우면서 또한 풍습(風濕)도 제거하기 때문이다. 그러나 현재는 간을 잔잔하게 하고 풍(風)을 잠재우는 효능이 더 널리 부각돼 있으며 이러한 약효로 고혈압이나 혈관신경성 두통 치료에 많이 활용하고 있는 약재이다.

현대 약리학 연구에 의하면 천마에는 뚜렷한 진정과 항경궐(抗驚厥) 작용이 있고 관상동맥과 외곽혈관의 저지력을 감소시켜서 혈류량을 증가시키는 작용이 있는 것으로 밝혀졌다. 따라서 천마는 임상에서 윈발성 고혈압이나 신장성 고혈압 치료에 뚜렷한 효과가 있다. 사용량은 일반적으로 3~10g 이며 태음인 체질에 특히 좋은 약재이다.

2. 계내금(鷄內金)

성질은 평(平)하고 맛은 달다. 주로 비경(脾經)과 위경(胃經), 소장경(小腸經), 방광경(膀胱經)에 작용한다.

효능과 주치 : 폐(肺)를 수렴하고 땀을 멎게 하며 정력을 다지고 설사를 멎게 한다. 진액을 생성하여 갈증을 멎게 하고 심신을 안정 시키기도 한다. 따라서 오미자는 오랜 기침으로 빚어진 숨이 가쁜 증상을 치료하고 몸이 허약하여 식은 땀이 나며 진액이 적어 갈증이 나는 증상에 효과가 있다. 또 정력이 약하고 소변이 잦은 증상, 설사가 오래 계속되며 가슴이 두근거리고 잠을 잘 못이루는 증상, 그리고 건망증 치료에도 활용된다. 근래에 와서는 오미자의 응용범위가 더욱 광범위해졌다. 임상에서는 신경쇠약과 불면증 치료에 많이 응용되고 있다. 또한 오미자로 간염의 혈업 SGPT 수치가 높아진 환자에게 응용하여 GPT 수치를 내리게 하는 작용이 있다는 사실이 밝혀지기도 했다. 사용량은 일반적으로 3~10 이며 탕제에 쓸 때 에는 부수어 응용하면 효과가 한결 좋아진다. 체질적으로는 태음인체질에 좋은 약재로 분류된다.

3. 복분자(覆盆子)

성질은 약간 덥고 맛은 달고 시큼하다. 주로 간경(肝經)과 신경(腎經)에 작용한다.

효능과 주치 : 신장을 도우고 정력을 다지며 요(尿)를 수축한다.

따라서 복분자는 신장허약에 의한 발기부전이나 성기능장애, 유정, 조루증 등에 효과가 있고 소변이 잦은 증상과 유아의 오줌싸개 치료에도 응용된다. 이러한 복분자는 성질이 덥지만 조열(燥熱)하지 않고 정력을 수렴하면서도 응체(凝滯)가 되지 않게 한다. 따라서 신장을 보하고 양기를 복돋우면서 음(陰)을 손상시키지 않는 효능과 작용은 다른 약재에 비할 바 없이 우수하다. 사용량은 일반적으로 10~30g 이며 소양인 체질에 특히 좋은 약재이다.

제 4 장
질병을
고치는
약선요법

급성 기관지염을 다스리는
약선요법 2가지

급성 기관지염은 목이 간지럽고 기침이 난다. 가래는 색깔이 희고 오한과 열을 수반하고 있다. 땀은 없고 코가 막히며 맑은 콧물이 흐른다. 머리가 아프고 온몸에 시큰한 통증이 있다. 혀의 태(苔)는 엷고 희며 맥박은 들뜬 채 빨리 뛴다.

이러한 급성 기관지염을 치료하기 위해서는 풍(風)을 흐트리고 한기를 몰아내며 폐(肺)를 시원하게 하면서 청열시켜야 한다. 효과적인 약선요법을 소개하면 다음과 같다.

약선처방

1. 진피행인죽

재료 : 행인(살구씨) 9g, 진피(귤껍질) 6g, 쌀 50g.

만드는 법 : 행인과 진피를 물에 달인 뒤 약즙을 걸러낸다. 여기에 쌀을 넣고 물을 더 부은 후 죽을 쑤면 된다. 하루 1~2회씩 먹으면 된다. 이 약선은 특히 태음인과 소음인 체질에 좋다.

2. 살구씨와 배를 끓인 즙

재료 : 살구씨 10g, 배 1개, 흑설탕 약간.

만드는 법 : 살구씨를 더운물에 담근 뒤 껍질을 벗겨낸다. 배는 껍질
과 씨를 발라낸 뒤 얇게 썰어놓는다. 흑설탕은 부수어 놓
는다. 그런 다음 이 재료들을 함께 냄비에 넣고 물을 부
은 뒤 센불로 일단 끓인 다음 약한 불로 30분간 끓이면
된다.

용법 : 아무 때나 마음대로 배를 먹고 즙을 마시면 된다. 이 약선을
복용할 때 무를 많이 먹고 싱싱한 채소, 귤, 배 등을 많이 먹는
다. 그러나 술, 담배를 끊어야 하고 맵고 자극성이 있는 음식
과 기름기가 많은 음식, 기름으로 만든 소화가 잘 안되는 음식
의 복용은 삼가한다. 이 약선은 특히 태음인 체질에 좋다.

2
만성 기관지염을 다스리는
약선요법 4가지

만성 기관지염은 기침이 잦으며 숨이 차고 목소리가 가냘프다. 안색이 창백하며 피로하고 기력이 없다. 가래가 많으며 색깔은 희고 끈적거리거나 걸쭉하다. 가슴과 명치부분이 더부룩하고 답답하며 식욕부진과 무기력증이 나타나기도 한다. 혀의 태(苔)는 희고 진하며 맥박은 막힌 듯하면서 미끄럽게 박동한다.

약선처방

1. 귤껍질 생강죽

재료 : 귤껍질 12g, 생강 6g, 쌀 50g.

만드는 법 : 생강을 귤껍질과 함께 물로 달여 그 즙을 걸러낸다.
그런 다음 쌀을 씻어 걸러놓은 약즙과 물을 적당히 붓고 죽을 쑤면 된다.

용법 : 하루 한 번 끓여서 아침과 저녁으로 나누어 먹으면 된다.
이 약선은 특히 소음인과 태음인 체질에 좋다.

2. 백합패모배탕

재료 : 패모 6g, 백합 15g, 배 1~2개, 흑설탕 15g.

만드는 법 : 배를 껍질과 씨를 발라내고 적당한 크기로 썰어놓는다. 그런 다음 나머지 약재와 함께 솥에 넣고 물을 적당히 부어 푹 끓인 뒤 벌꿀을 섞어서 먹으면 된다. 이 약선은 특히 태음인 체질에 좋다.

3. 황기죽

재료 : 생황기 60g, 쌀 60g, 흑설탕 약간.

만드는 법 : 생황기를 얇게 썬 다음 물로 달여서 그 즙을 걸러 놓는다. 쌀은 씻은 다음 생황기즙과 함께 솥에 넣고 물을 더 붓는다. 그런 다음 센불로 일단 끓인 뒤 약한 불로 죽기 되도록 끓이면 된다.

용법 : 하루 한 번 끓여서 2회로 나누어 먹는다. 이 약선은 특히 소음인 체질에 좋다.

4. 백합이동죽

재료 : 백합 30g, 대나무 잎 12g, 천문동 12g, 맥문동 12g, 쌀 100g, 벌꿀 15g.

만드는 법 : 쌀, 벌꿀을 제외한 나머지 약재를 물로 달인 뒤 즙을 걸러놓는다. 쌀을 씻고 걸러놓은 약즙과 물을 더 부어 센불에서 일단 끓인 뒤 약한 불로 바꾸어 죽이 되게 하여 벌꿀을 섞으면된다.

용법 : 하루 한 번 끓여서 2회로 나누어 먹으면 된다. 이 약선은 특히

태음인 체질에 좋다.

이 약선을 먹는 기간에 삼가해야 할 음식은 다음과 같다.

● 채소를 많이 먹어야 한다. 배추, 시금치, 무, 당근, 토마토, 콩과 콩
  제품으로 비타민과 단백질 소모를 보충해주어야 한다.

● 귤, 배, 백합, 연자, 호두, 대추, 은행, 밤, 잣, 벌꿀 등 가래를 삭히
  고 기침을 멎게 하며 비장을 튼튼하게 하고 신장을 보하는 식품과
  과일을 많이 먹어야 한다.

● 기름진 음식, 비린 것을 먹지 않아야 하고 갈치, 새우, 게 , 삼겹살,
  육류의 내장, 기름으로 볶은 음식의 복용은 삼가하는 것이 좋다.

● 술, 담배를 삼가하고 고추, 후추, 마늘, 파 , 부추 등 맵고 자극성이
  있는 식품의 섭취는 금해야 한다.

3

기관지천식을 다스리는
약선요법 3가지

기관지천식은 변태적인 반응으로 빚어진 기관지 경련, 점막수종과 분비물 증가를 나타내는 질환의 일종이다. 임상에서는 호흡곤란과 천식, 해소와 가래가 나오는 것이 주요 특징이며 흔히 반복적으로 나타나는 호흡기의 과민성(알레르기)질환이라 할 수 있다.

이 병은 한의학의 천식에 속한다. 천(喘)과 식(息)은 증상에 있어서 서로 다르다. 식(息)은 목 안에서 나는 소리를 가리키고 천(喘)은 호흡곤란을 말하기 때문이다. 발작기는 대부분 풍한(風寒)과 풍열(風熱)의 사기(邪氣)가 외부로부터 침입하여 기(氣)가 막히고 가래가 가득 참으로써 기도를 가로 막아서 발생하는 것이다. 완화기에는 대부분 허상이 나타나며 반복으로 발작함으로써 폐기(肺氣)가 손상되는데 이것이 오래 되어 비장과 신장에 파급되어 빚어진 것이다.

약선식이요법은 이 병에 대하여 뚜렷한 보조치료 작용이 있다.

약선처방

----

1. 생강파탕

생강, 파 흰대공 각 적당량을 함께 달이거나 여기에다 마황6~9g을 첨가하여 함께 달여 복용하면 효과적이다. 특히 이 약선은 소음인 체질에 효과적이다.

----

2. 수박즙

수박을 즙내어 수시로 복용한다. 이 약선은 특히 태음인과 소양인 체질에 좋다.

----

3. 벌꿀 호두찜

재료 : 벌꿀과 호두살 250g을 입구가 작은 항아리에 넣은 다음 찜솥에 넣어서 푹 쪄낸다.

용법 : 매일 적당량을 먹으면 기관지천식 완화기 때 신장허약이 두드러지는 증상을 개선한다. 이 약선은 특히 소음인과 태음인 체질에 좋다.

☞ 약선 복용시 주의할 점

● 기관지천식 환자는 부드럽고 소화가 잘 되는 음식을 섭취해야 하며 자극성이 있는 모든 식품과 조미료를 금해야 한다. 즉 고추, 후추, 겨자, 커피, 진한 녹차, 홍차, 독한 술 등이며 미나리, 부추도 안먹거나 적게 먹어야 한다. 또 너무 달콤하거나 너무 짠 음식도 먹 어서는 안된다.

4

폐염(肺炎)을 다스리는
약선요법 2가지

폐염의 종류는 매우 많다. 병리해부학적으로 대엽폐염(大葉肺炎), 기관지폐염(氣管支肺炎), 간질성폐염(間質性肺炎) 등으로 나누고 있다.

이병의 임상 증상은 오한과 고열, 기침이 나고 가슴이 아프며 쇠붙이 녹 같은 색깔의 가래를 내뱉는 게 특징이다.

이는 한의학의 폐열병(肺熱病), 폐열 기침 등의 범주에 속한다고 볼 수 있다. 이러한 폐염에 효과적인 약선요법을 소개하면 다음과 같다.

약선처방

1. 상백피죽

만드는 법 : 싱싱한 상백피 30g(마른 것은 15g)에 물 200ml를 넣고 100ml가 되게 달여 그 즙을 걸러놓는다. 쌀 50g과 흑설탕을 적당히 넣고 물 400ml를 더 부어서 쌀이 퍼지도록 끓이면 된다.

용법 : 하루 2회 따뜻하게 데워서 먹는다. 이 약선은 특히 태음인 체질에 좋다.

2. 생맥음

재료 : 맥문동 30g, 오미자 15g, 인삼 10g.

만드는 법 : 이상의 약재를 함께 솥에 넣고 달여서 약즙 1000ml를 걸러내어 하루 2회씩 4회로 나누어 복용하면 된다. 이 약선은 특히 태음인과 소음인 체질에 좋은 처방이다.

☞ 약선 복용시 주의할 점

● 폐염을 치료하는 기간에는 채소와 과일을 많이 먹어야 하고 청열하며 해독하는 한약으로 차를 끓여마시면 된다. 즉 은화, 국화, 갈대뿌리, 어성초, 생석고 등이 그러한 약재들이다.

● 한편 삼가해야 할 것은 모든 맵고 자극성 있는 식품들이다. 파, 후추, 부추를 금해야 하며 담배, 술과 기름진 음식, 비린 음식을 절대 먹어서는 안된다.

5

고혈압을 다스리는
약선요법 5가지

한의학에서는 고혈압을 한의학의 현운(眩暈), 간양(肝陽), 간화(肝火) 등의 범주에 속하는 질환으로 보고 있다. 대부분 간화가 위로 솟구치고 간장과 신장의 음(陰)이 허(虛)하고 또 음허양항(陰虛陽亢)으로 빚어진 증상으로 본다.

이러한 고혈압에 약선요법은 그 증상을 개선시키는 보조요법으로 삼을 수가 있을 뿐만 아니라 고혈압의 예방과 회복 건강식으로 활용할 수 있다.

약선처방

1. 국화차 : 매일 국화 8~15g을 끓는 물에 우러내어 마신다. 장기간
마시면 좋다. 이 약선은 특히 태음인 체질에 좋다.

2. 미나리즙 : 싱싱한 미나리 500g을 깨끗이 씻어 즙을 낸 다음 벌꿀
50ml를 섞는다. 매일 한 번씩 만들어 3회로 나누어 마
신다. 벌꿀을 첨가하지 않아도 되며 미나리 30~60g을
살짝 달여서 즙을 마셔도 된다. 이 약선은 특히 소음인
체질에 특히 좋은 처방이다.

3. 미나리대추탕

재료 : 미나리(아래 줄기부분) 300g, 대추 10개.

만드는 법 : 이상 2가지를 물로 달여 하루 2회씩 1개월 이상 계속 마신다. 이 약선은 소음인 체질에 좋은 처방이다.

4. 미역녹두탕

재료 : 미역 45g, 녹두 90g.

만드는 법 : 미역과 녹두를 솥에 넣고 물과 흑설탕을 넣는다. 일단 센불로 끓여서 약한 불로 바꾸어 푹 익도록 한 뒤 먹는다. 이약선은 특히 태음인과 소양인 체질에 좋다.

5. 국화차 : 국화를 차로 우려내어 차 대신 마신다. 하루의 용량은

6~12g으로 장기간 마시면 된다. 또한 미나리를 섞어서 마셔도 된다.

이 약선은 특히 태음인 체질에 좋은 처방이다. 이외에도 산사국화차를 마셔도 된다.

☞ 약선 복용시 주의할 점

● 고혈압 환자는 음식을 절제하고 체중을 조절하면서 저염도 음식을 먹어야 한다. 저칼로리, 저지방, 저콜레스테롤 음식을 먹어야 하고 싱싱한 채소와 과일, 비타민 B와 비타민 C가 풍부한 식품을 많이 먹어야 한다. 즉 콩나물, 오이, 수박, 목이버섯, 미역, 김 등과 혈압을 내리게 하는 식품인 마늘, 미나리, 쑥갓, 고구마, 녹두, 옥수수, 당근, 국화, 해삼, 로얄제리 등을 많이 먹어야 한다.

● 반면 혈관에 자극을 주는 식품이나 담배, 술 등은 금하고 진한 녹차나 홍차, 커피 등은 삼가하는 것이 좋다.

6

관상동맥경화성 심장병을 다스리는 약선요법 2가지

관상동맥경화성 심장병은 관상동맥이 경화를 일으킴으로써 생겨난다. 관강 협착(管腔狹窄) 또는 막힘으로써 빚어진 심근의 피와 산소부족의 심장병을 지칭하고 있다.

한의학에서는 이를 흉비(胸痺), 흉통(胸痛), 진심통(眞心痛), 궐심통(厥心痛) 이라 부른다.

이 질환은 대부분 본허표실(本虛標實)으로서 본허(本虛)에는 기허(氣虛), 음 허(陰虛), 양허(陽許) 등으로 각기 다르게 분류되고 있다.

표실(標實)은 혈어(血瘀), 담탁(痰濁), 기체한응(氣滯寒凝)으로 나누어진다. 그중에서 기허혈어(氣虛血瘀)가 비교적 흔하게 나타나는 증상이다. 약선요법 은 이 질병에 대해 예방, 치료와 건강 회복에 모두 유익하다.

약선처방

1. 하수오생각차

재료 : 제하수오 15g, 생강 10g을 달여서 차 대신 마신다. 이약선차
는 음(陰)이 유난히 허(虛)하면서 양기가 거센 증상에 적합하
다. 특히 소음인 체질에 좋은 처방이다.

2. 도인산사진피차

재료 : 도인 6g, 산사 15g, 진피 3g.

만드는 법 : 이상 3가지 약재를 끓는 물로 우러내거나 달여서 차대신
에 마신다. 이 약선차는 어혈증(瘀血症)이 두드러진 증상
에 적합하다. 특히 소음인 체질에 좋은 약선차다.

7
울혈성 심기능부전증을 다스리는
약선요법 3가지

심기능 부전증은 여러 종류의 심혈관 질병이 일정한 단계에 이르게 되면 심장대상기능부전(心臟代償機能不全)을 유발시켜 일련의 임상 증상이 나타나게 되는데 곧 울혈성 심기능부전이라고 한다.

한의학에서는 그 증상을 근거로 하여 담음(痰飮), 수종(水腫), 천해(喘咳) 등으로 부르고 있다.

약선요법은 가벼운 증상의 치료와 예방에 응용되고 중증에도 보조치료작용이 있으며 이 병의 후기에도 좋은 효과를 발휘한다.

1) 허증(虛症) : 심장과 비장, 신장의 기(氣), 혈(血), 음(陰), 양(陽)이 허하며 부족한 상태이다.

2) 실증(實症) : 주로 수음(水飮)과 담탁(痰濁), 어혈(瘀血)과 연관이 깊다. 수음(水飮)인 경우는 가슴이 두근거리고 어지러우면서 현기증이 있다. 가슴과 명치부분이 더부룩하며 헛배가 부르다. 추위를 많이 타면서 사지가 차갑고 소변은 짧고 적거나 부종이 나타나기도 한다. 속이 메스꺼우며 침이 나오고 혀는 태가 희며 매끈하고 맥박 은 늘어진 채 미끄럽다.

약선처방

---

1. 용안육 백합죽

재료 : 용안육 • 백합 각각 15~30g, 쌀 100g, 흑설탕 약간.

만드는 법 : 이상의 재료를 한데 섞어 죽을 쑨 뒤 아침, 저녁으로 2회
씩 먹는다. 이 약선죽은 심기능 부전증에 기허(氣虛), 음
허(陰虛), 혈허(血虛)증상을 지닌 사람에게 적합하다. 특
히 태음인 체질에 좋다.

---

2. 삼조계강죽

재료 : 계지 6g, 건강 6g, 인삼 3g, 대추 8개

만드는 법 : 이상의 재료를 약한 불로 진한 즙이 되게 달인다.
그런 다음 쌀 100g, 흑설탕 약간과 함께 죽을 쑤어서 아
침, 저녁으로 2회 먹는다. 이 약선죽은 심양(心陽)이 쇠
약한 사람이 먹으면 좋다.

---

3. 야자즙: 야자즙을 차 대신 마시면 강심 • 이뇨작용이 있어 울혈성
심기능 부전과 수종에 적합하다. 특히 소양인 체질에 좋은
약선이다.

☞ 약선 복용시 주의할 점

● 울혈성 심기능 부전증에 먹어도 되는 음식 : 쌀, 밀가루, 좁쌀, 옥수
수, 각종 콩종류, 콩죽, 두부, 돼지살코기, 쇠고기, 닭고기, 오리고
기, 민물고기, 싱싱한 채소와 과일 등.

● 먹지 말아야 하거나 적게 먹어야 되는 음식 : 각종 빵, 비스켓, 기
름으로 구운 떡, 발효로 만든 각종 다과, 나트륨 함량이 높은 바다
생선, 치즈, 짠지, 짜게 만든 음식, 일부 나트륨을 함유하고 있는
채소인 시금치, 미나리, 양배추 등이다.

8

가슴앓이를 다스리는
약선요법 2가지

가슴앓이는 심근에 잠시동안 혈액부족과 산소부족으로 빚어진 증상이다. 이는 발작적으로 나타나는 명치 부위의 통증과 가슴 부위의 더부룩한 불쾌감이 주된 임상증상으로 알려져 있다.

 이러한 가슴앓이는 주로 노동과 정서의 격동, 또는 기타 원인으로 심장에 과부담을 가하였을 때 발생된다. 그러나 잠시동안 휴식을 취하거나 완화제를 먹으면 몇분안에 곧 완화가 되기도 한다. 진단은 심전도와 기타 검사방법으로 심근의 혈액이 결핍돼 있다는 객관적인 증거를 발견할 수가 있다.

약선처방

---

1. 국화산사결명차

 재료 : 국화 5g, 생산사(편) • (초)결명 각각 15g.

 만드는 법 : 이상의 재료를 보온병에 넣고 끓는 물을 부은 다음 뚜껑
           을 덮어서 30분이 지난 뒤 자주 마신다. 하루 한 번씩 만
           들어 여러 번으로 나누어 마시면 된다. 이 약선은 특히
           태음인, 소음인, 소양인 체질에 두루 좋은 처방이다.

2. 맥문동탕

재료 : 맥문동 15g, 용안육 250g, (초)산조인 120g.

만드는 법 : 이상의 재료에 물을 적당히 붓고 3번 달인 뒤 한데 모아
일주일간 차를 대신하여 자주 마신다. 이 약선은 특히 태
음인 체질에 좋은 처방이다.

☞ 약선 복용시 주의할 점

● 가슴앓이를 치료하는 중 식사는 너무 배부르게 먹지 말아야 한다.

● 포화지방산이 많은 동물성 식품은 되도록 먹지 않는다. 즉 돼지고
기, 염소고기, 그리고 콜레스테롤 함량이 높은 동물 내장, 지방이
많은 고기, 계란 노른자위 등을 피해야 한다.

● 반면 산사, 백합, 행인, 국화, 계피, 마늘, 파래, 미역, 단삼, 봉숭
아씨, 홍화 등에는 항심근혈액결핍과 혈압, 혈지(血脂) 수치를 내
리게 하는 효능이 있는 한약재이므로 자주 복용하는 것이 좋다. 그
러나 술, 담배는 절대적으로 끊어야 한다.

9

만성위염과 소화성 궤양을
다스리는 약선요법 6가지

만성위염은 각기 다른 원인에 의해 빚어진 위 점막의 만성 염증을 가리키는
데 임상에서 자주 보이는 질병이다. 잘 낫지 않는 만성병의 하나로 그 증상은
지속적이며 반복적이다. 소화성 궤양은 한방에서 속칭 위기통(胃氣痛)이라고
하며 95% 이상이 위 또는 십이지장 구부(球剖)에서 발생되고 있기 때문에 위
궤양 또는 십이지장궤양이라고도 한다.

이 병의 발단은 대부분 완만하고 반복 발작되는 경향이 있다. 대부분 늦가을
과 이른 봄에 재발되며 특히 기후의 변화와 과도한 피로, 음식을 잘못 먹음으
로써 유발되어 발작하게 된다.

만성 위염과 소화성 궤양 모두가 위완(胃脘)의 통증이 그 주요 증상이다. 한
의학에서는 이를 위완통(胃脘痛)이라고 한다. 이 병의 원인 치료와 병후의 양
호는 모두 음식과 밀접한 관계가 있으므로 약선식이요법은 이 병에 대하여
훌륭한 치료작용이 있다.

약선처방

─────
1. 생강차
재료 : 생강 3~9g을 씻은 다음 채로 썰어서 물로 달여 더울 때 그 즙을 마신다. 이 약선차는 특히 소음인 체질에 좋다.

─────
2. 양강향부자죽
재료 : 양강 · 향부자 각각 9g.

이상 두 가지 약재를 물로 달여 그 즙을 걸러내고 여기에 쌀 100g 과 물을 더 붓고 죽을 쑨 뒤 하루 2회로 나누어 먹는다. 이 약선은 특히 소음인 체질에 좋다.

─────
3. 대추반하차
생강 3쪽, 반하 6g, 대추 2개를 물로 달여서 식사 전 더울 때 마신다. 이 약선차는 특히 소음인 체질에 좋다.

─────
4. 귤피삼선죽
재료 : 신곡 · 산사 · 초맥아 · 초곡아 각각 12g, 귤껍질 6g.

만드는 법 : 이상의 재료를 물로 달인 뒤 그 즙을 걸러내어 쌀 100g 을 넣고 죽을 쑨다. 하루 한 번씩 끓여서 2회로 나누어 먹는다. 이 약선은 특히 소음인과 소양인 체질에 좋다.

─────
5. 귤껍질차
귤껍질 3~9g을 채로 썰고 끓는 물에 우러내어 차 대신 마신다. 이 약선차는 특히 소음인 체질에 좋다.

6. 귤껍질사인죽

　재료 : 사인 3g, 귤껍질 · 지각 각각 6g.

　만드는 법 : 위의 3가지 재료를 물로 달여 그 즙을 걸러낸 다음 쌀
　　　　　　100g과 물을 더 부어 죽을 쑨 뒤 하루 2회 먹으면 된다.
　　　　　　이 약선은 특히 소음인 체질에 좋은 처방이다.

10
전립선 비대를 다스리는
약선요법 11가지

이 병의 주요 증상은 배뇨횟수가 빈번해지는 것이다. 특히 밤이면 그 현상이 더욱 심해지면서 잠을 잘 이루지 못한다. 곧이어 소변 줄기가 가늘어지고 뻗어나는 거리가 단추고디며 배뇨시간이 길어진다.

아랫배에 더부룩한 팽만감이 있다. 이는 한의학의 융폐 범주에 속하는 것으로 대부분 하원(下元)이 허(虛)하고 냉하거나 습열(濕熱)이 울체(鬱滯)되어 빚어진다. 효과적인 약선요법을 소개하면 다음과 같다.

약선처방

———

1. 계심죽

쌀 60g으로 죽을 쑤는데 죽이 반쯤 되었을 때 계심가루(계피가루) 5g을 넣고 잘 저은 뒤 2회로 나누어 복용한다. 이 약선은 특히 소음인 체질에 좋다.

———

2. 두충돼지 콩팥볶음

　재료 : 두충 12g, 돼지콩팥 250g, 파 50g, 조미료 약간, 간장 4g, 식

초 2g, 마늘 10g, 생강 10g, 전분 20g, 흰설탕 3g, 후추 1g, 식용유 100g.

만드는 법 : 두충은 물을 부어 진한 즙 50ml가 되게 달여서 걸러 놓는다. 생강은 얇게 썰고 파는 토막으로 썰어놓는다. 돼지 콩팥은 반으로 갈라 힘줄 등을 제거한 후 칼집을 낸 후 토막으로 썰어서 그릇에 담가놓는다. 여기에 흰설탕과 두충 즙 25ml, 맛술, 전분, 소금을 넣어 버무려준다. 프라이팬을 센불에 얹어 가열한 뒤 식용유를 두르고 여기에 콩팥, 생강, 파, 마늘 등을 넣고 빠른 속도로 볶다가 남은 전분을 물에 풀고 식초와 함께 프라이팬에 부어 몇분 더 볶으면 된다. 이 약선은 소음인과 소양인 체질에 특히 좋다.

___

3. 부추죽

부추와 쌀로 죽을 쑤어 먹는다. 이 약선은 소음인 체질에 좋다.

___

4. 회향 파흰대공차

소회향 5g, 파 흰대공 4가닥을 물로 달여서 그 즙을 하루 3회씩 마신다. 이 약선차 또한 소음인 체질에 효과적인 처방이다.

___

5. 밤죽

밤의 껍질을 벗기고 그 속살을 얇게 썰어 말린 다음 가루로 만든다. 매회 밤가루 30g과 찹쌀 50g, 소음 약간, 물 400ml를 부어 약한 불에 얹어 죽을 쑨 다음 따뜻할 때 먹는다. 아침, 저녁 각각 회씩 복용한다. 이 약선은 태음인 체질에 특히 좋다.

6. 호두알

호두알을 아침과 저녁에 각각 5개씩 씹어먹는다. 이약선처방은 태음인 체질에 특히 효과적이다.

7. 차전차

차전초 신선한 것 60g(마른 것은 30g)을 물로 달여 그 즙을 마신다. 이 약선차는 특히 소양인 체질에 좋다.

8. 팥죽

팥과 쌀을 같은 비율로 하여 죽을 쑤어 먹는다. 이 약선 또한 소양인 체질에 효과적이다.

9. 죽엽죽

재료 : 대나무 잎 30g, 쌀 50g.

만드는 법 : 대나무 잎을 물로 달여서 그 즙을 걸러놓는다. 대나무 잎 즙에 쌀과 흑설탕을 넣어 일반적인 죽을 쑤어서 아침과 저녁으로 따뜻하게 먹는다. 이 약선은 태음인 체질에 특히 좋다.

10. 늙은 호박 마른 새우탕

재료

호박껍질째 60g, 마른 새우 10g을 물로 끓여서 국물과 호박,새우를 먹는다. 이 약선은 특히 소양인 체질에 좋다.

11. 녹두 밀 목통죽

재료 : 녹두 80g, 밀 50g, 목통 10g.

만드는 법 : 목통을 물로 달여 그 즙을 걸러놓는다. 목통즙에 팥과 밀
을 넣고 죽을 쑤어서 아침식사로 대신한다. 이 약선은 특
히 소양인 체질에 효과적인 처방이다.

☞ 약선 복용시 주의할 점

● 전립선염 환자의 증상이 실증(實症)이면 음식은 담담하면서 소화가
잘되고 부드러워야 한다. 주식은 쌀, 밀가루를 제외하고 옥수수죽,
잡곡밥을 먹으면 되고 부식은 무, 호박, 오이 등을 먹으면 좋다.

● 전립선 환자의 증세가 허증(虛症)이면 덥게 보하는 음식을 먹는다.
산약, 참깨, 밤, 계란 등이다.

● 기름진 음식을 삼가한다.

11

남성 발기부전 & 성기능 장애를
다스리는 약선요법 7가지

성기의 발기가 잘 안되거나 발기가 되어도 단단하지 못한 경우를 양위, 또는 음위라고 한다. 이 병의 발생원인은 대부분 무분별하고 지나친 성생활, 수음 (手淫) 등으로 신장의 정기(精氣)가 손상되고 명문화(命文火)가 쇠퇴하여 빚어진다. 그외에도 우려, 근심, 공포로 말미암아 심장과 신장이 손상을 입음으로써 빚어지기도 한다.

이러한 성기능 장애의 치료에 약선은 비교적 좋은 치료 효과가 있어 활용해 볼만하다. 효과적인 약선요법을 소개하면 다음과 같다.

약선처방

---

1. 육계닭찜

　재료 : 육계 15g, 암탉 한 마리, 맛술, 후추가루, 생강, 파, 조미료,
　　　　 소금 약간.

　만드는 법 : 닭을 깨끗이 다듬는다. 파는 토막으로 썰고 생강은 얇게
　　　　　　　 썰어놓는다. 육계를 닭 뱃속에 넣고 돌냄비에 앉힌다. 이
　　　　　　　 어 물과 파, 생강, 맛술 등을 첨가하여 센불로 한 번 끓인

뒤 약한 불로푹 고아 익힌 다음 조미료를 넣어서 간을 하
면 된다.

용법 : 닭고기를 먹고 그 국물을 마신다. 이 약선은 특히 소음인 체질
에 좋은 처방이다.

---

2. 호두부추볶음

재료 : 호두살 60g, 부추 흰부분 250g, 참기름 30g, 소금 1.5g.

만드는 법 : 호두살을 끓는 물에 약 2분간 데쳐낸 뒤 껍질을 벗기고
물기를 없앤 다음 그릇에 담는다. 부추는 씻어서 3cm 길
이로 썰어둔다. 프라이팬은 불에 얹어 참기름을 붓고 가
열한 뒤 호두살 을 넣어 노란색이 되도록 볶다가 부추를
넣어 함께 볶아서 익으면 소금을 뿌려내면 된다. 이 약선
은 특히 태음인과 소음인 체질에 좋은 처방이다.

---

3. 개고기탕

재료 : 개고기 250g, 파고지 5g, 육계 3g, 소금, 조미료, 파, 생강 약간.

만드는 법 : 개고기를 끓는 물에서 살짝 데쳐낸 뒤 냉수로 핏물을 씻어
내고 3cm 가량 크기의 토막으로 썰어놓는다. 파, 생강도
깨끗이 다듬어 씻어놓는다. 파고지와 육계는 천주머니에
넣고 동 여맨다. 프라이팬에 들기름을 조금 두르고 가열
한 뒤 개고기, 파, 생강을 넣고 잠시 볶다가 맛술을 붓고
개고기와 약주머니, 소금, 그리고 물을 적당히 붓는다. 센
불로 일단 끓인 뒤 약한 불로 바꾸어 고기가 푹 익도록 끓
여서 약주머니를 건져낸다. 이 약선에 검은 콩을 넣으면
효과가 더 좋아진다. 특히 소음인 체질에 좋은 약선이다.

4. 추어탕

추어탕을 자주 만들어 먹는다. 이 약선은 특히 소음인 체질에 좋은 처
방이다.

5. 호두와 밤

호두와 밤을 볶아서 자주 먹는다. 이 약선은 태음인 체질에 특히 좋다.

6. 부추죽

재료 : 쌀 50g, 부추 흰대공 부분 15g.

만드는 법 : 부추를 잘게 썰어 쌀과 함께 죽을 쑤어 먹으면 된다. 이
약선은 특히 소음인 체질에 좋은 처방이다.

7. 보라죽

보리가루죽을 쑤어 먹는다. 이 약선은 특히 소양인 체질에 좋다.

☞ 약선 복용시 복용할 점

● 발기부전, 양위환자는 일반적으로 소화력이 떨어지므로 약선과 음
식은 부드러운 것을 위주로 해야 한다. 또 자양(滋陽)음식을적절히
먹어야 한다. 즉 계란류, 사골탕, 대추, 연자, 호두 등이다.

● 날 것과 차가운 것, 냉한 성질을 지닌 음식의 복용은 가급적 삼가
한다.

12
비뇨계 결석을 다스리는
약선요법 1가지

이 병은 소변이 제대로 나오지 않으며 요도가 따갑고 아랫배가 당기거나 허리쪽 배가 뒤틀리는 듯한 통증이 주요 증상이다. 이는 한의학의 석림(石淋), 사림(沙淋), 혈림(血淋) 범주에 속한다.

발생원인은 대부분 습열(濕熱)이 뭉쳐지면서 빚어지는 것으로 알려져 있다. 이러한 비뇨계 결석에 약선은 증상을 개선시킴과 동시에 결석 배출을 돕는데에 일정한 작용이 있다.

약선처방

1. 옥수수 수염 목통탕

재료 : 옥수수 수염 30g, 목통 30g.

만드는 법 : 옥수수 수염과 목통을 솥에 넣고 물 1500ml를 부어서 약한 불로 30~40분 정도 달인다. 이를 하루 2회, 매회 약 500ml씩 먹는다. 국물을 마시되 하루에 다 먹는다. 1개월을 1단계 치료과정으로 삼는다. 이 약선은 배뇨관 또는 방광 결석의 초기 때 먹으면 효과가 가장 좋다.

약선처방

1. 용안육고

용안육 30g을 그릇에 담고 흰설탕 약간을 첨가하여 솥에서 조청이 되게 쪄낸다. 이를 3~4회로 나누어 끓는 물에 타서 먹으면 된다. 이 약선은 특히 태음인 체질에 효과적이다.

2. 인삼대추환

재료 : 대추 10개, 인삼 3g.

만드는 법 : 대추는 쪄서 씨를 발라낸 뒤 인삼과 함께 푹 쪄낸다. 대추와 인삼을 찧어서 환으로 만들어 1~2회로 나누어 복용한다. 이 약선은 특히 소음인 체질에 좋다.

3. 팔미죽

재료 : 찹쌀 30g, 율무 50g, 팥 30g, 대추(큰 것) 20개, 연자 20g, 검실미 20g, 생산약 30g, 백편두 15g.

만드는 법 : 먼저 율무, 팥, 검실미, 백편두를 솥에서 푹 삶은 다음 찹쌀, 대추, 연자를 넣어 함께 끓인다. 산약을 작은 토막으로 썰어넣어 푹 익도록 끓이면 된다. 이를 매일 아침과 저녁으로 나누어 먹거나 간식으로 먹으면 좋다.

4. 아교찹쌀죽

재료 : 아교 30g, 율무 60g, 흑설탕 약간.

만드는 법 : 율무를 먼저 죽으로 쑨다. 죽이 거의 다 되었을때 부수어 놓은 아교를 넣고 끓이면서 젓는다. 약 2~3번을 더 끓이

면 된다. 이를 수시로 먹는다. 이 약선은 특히 태음인 체
질에 좋은 처방이다.

———
5. 갈근 용안육죽

재료 : 용안육 10g, 갈근 10g.

만드는 법 : 이상 두 가지 약재에 물을 부어 흐물해질 때까지 충분히
끓인 다음 흰설탕을 넣어 먹는다. 이 약선은 특히 태음인
체질에 효과적이다.

———
6. 아교 용안육죽

재료 : 아교 • 용안육 각각 20g, 쌀 60g.

만드는 법 : 쌀과 용안육를 함께 죽으로 끓인 뒤 아교를 넣어 녹게 한
다. 죽을 2~3회 더 끓이면 된다.
이상이 1회분의 양이다. 매일 한번씩 식사 대신 이 죽을
먹는다.
설탕을 넣어 먹어도 되며 15일을 1단계 치료과정으로 한
다. 이 약선은 특히 태음인 체질에 좋은 처방이다.

———
7. 하수오 대추죽

재료 : (제)하수오 30~60g, 쌀 60g, 대추 5개, 흑설탕 약간.

만드는 법 : (제)하수오를 물로 달여 진합 즙으로 걸러놓는다.
약즙을 쌀, 대추와 함께 돌냄비에 넣어 죽으로 끓인다.
죽이 거의 다 되어갈 때 흑설탕을 넣고 다시 1~2회 더
끓여 먹는다. 이 약선은 소음인 체질에 특히 좋다.

8. 당귀인삼닭

재료 : 당귀 15g, 창출 15g, 암닭(1.5kg정도) 1마리, 파, 생강, 맛술,
　　　소금 각 적당량.

만드는 법 : 닭을 깨끗이 다듬은 뒤 당귀와 창출을 닭 뱃속에 넣고 솥
　　　　　에 담는다. 여기에 파, 생강, 맛술, 소금과 물을 적당히
　　　　　붓 는다. 센불로 일단 끓인 뒤 약한 불로 닭이 푹 익도록
　　　　　끓인다.
　　　　　먹을 때는 몇회로 나누어 먹으면 된다. 고기를 먹고 그 국물
　　　　　을 마신다. 이 약선은 특히 소음인 체질에 좋은 처방이다.

☞ 약선 복용시 주의할 점

● 철분이 풍부한 동물의 간과 기타 내장 등을 많이 먹는다. 그다음으
　로 살코기, 계란 노른자위와 콩종류, 채소 중에서 철분 함량이 비
　교적 높은 시금치, 미나리, 유채, 무청, 시래기, 냉이, 토마토 등을
　많이 섭취한다. 과일 중에는 살구, 복숭아, 오얏, 건포도, 앵두 등
　철분 함량이 비교적 높은 과일들을 먹는 것이 좋다.

● 빈혈 환자의 음식은 단백질이 풍부해야 한다. 생리적으로 가치가
　높은 단백질 식품을 선택해야 한다는 말이다. 즉 우유, 살코기, 생
　선, 계란, 노란콩과 기타 콩제품들이다.

● 기름진 음식을 금한다.

● 한의학에서 널리 쓰이는 보혈식품은 작은 대추, 당근, 잣, 용안육,
　흑설탕, 오디, 검은깨, 돼지, 살코기, 소간, 염소간, 자라, 해삼, 키
　조개, 오골계, 오리모래주머니 등이고 이와 함께 자주 응용되는 약
　재로는 당귀, 하수오, 숙지황, 아교 등이 있다.

14

혈소판 감소증을 다스리는
약선요법 6가지

이 병은 출혈이 주요 증상인 질환이다. 혈소판 수치가 5만/㎣보다 낮으면 곧 출혈현상이 있게 된다. 증상이 가벼운 경우는 피부 출혈, 구강, 코와 내장 점막출혈 등의 현상이 나타난다. 가장 엄중한 현상은 머리 내부의 출혈이다. 피부출혈은 한의학의 혈증(血症)속에 포괄돼 있다. 이는 대부분 열독음(熱毒陰)이 거세게 뭉쳐져 있거나 음(陰)이 허하고 내열(內熱)이 있으며 기(氣)가 피를 수렴하지 못해 발생한다. 이러한 혈소판 감소증에 약선요법의 활용은 뚜렷한 치료 효과가 있다.

약선처방

1. 메밀잎탕

재료 : 싱싱한 메밀잎 100g, 연뿌리 4마디.

만드는법 : 이상의 두 가지 재료를 매일 1회씩 물로 달여 마신다. 5~7일간 계속 복용하면 효과가 나타난다. 이 약선은 특히 태양인과 태음인 체질에 효과적이다.

2. 대추염소뼈죽

재료 : 염소다리 뼈 1~2가닥(부순다), 대추 20개 (씨를 발라낸다), 찹쌀 50~100g.

만드는 법 : 이상의 재료로 죽을 쑤어서 소금으로 간을 하여 서너번 나누어 먹는다. 이 약선은 소음인 체질에 특히 좋다.

3. 어표탕

재료 : 조기 부레 200g, 한련초 60g(천으로 싼다).

만드는 법 : 이상 두 가지를 솥에 넣고 물을 부어서 약한 불로 하룻동 안 달인다. 끓일 때 수시로 저어서 타지 않게 하면서 조 기 부레가 완전히 녹게 한 뒤 찌꺼기를 걸러낸다. 이 탕 을 하루 2회씩 4회로 나누어 복용한다. 여러 번 계속해 서 따뜻하게 하여 복용한다. 이약선은 특히 소양인 체질 에 효과적이다.

4. 단피생지별갑탕

재료 : 단피(丹皮) 12g, 별갑 50g, 생지황 30g.

만드는 법 : 이상의 재료를 하루 한 번씩 물로 달여서 8~10일간 계속 복용한다. 이 약선은 특히 소양인 체질에 좋다.

5. 측백잎 모근탕

재료 : 맥문동 50g, 측백엽 15g, 백모근 100g, 흰설탕 약간.

만드는 법 : 이상의 재료를 매일 한 번씩 물로 달여서 7~8일간 계속 복용한다. 이 약선은 특히 소양인 체질에 좋다.

6. 황기 대추 계란탕

재료 : 황기 15g, 계지 10~15g, 대추 10개, 계란 두 개.

만드는 법 : 이상의 재료를 솥에 넣고 물을 부어 끓인다. 계란이 익으
면 껍질을 벗겨내고 다시 넣어 얼마동안 더 끓이면 된다.

용법 : 계란을 먹으며 그 국물을 마신다. 매일 또는 하루 걸러 1회씩
계속 7일간 복용한다. 이 약선은 특히 소음인 체질에 효과적
이다.

☞ 약선 복용시 주의할 점

● 고단백 음식을 먹어야 한다. 우유, 살코기, 생선, 계란종류, 콩종
류 등의 식품이 좋다.

● 푸른 채소를 많이 먹는다.

● 만약 빈혈증세를 동반하고 있으면 철분의 함량이 풍부한 음식을
많이 먹어야 한다. 동물의 간, 돼지염통, 밥통, 살코기, 계란노른자
위 등이 좋고 채소는 시금치, 미나리, 유채, 냉이, 토마토 등이다.
과일은 살구, 복숭아, 오얏, 건포도, 대추, 귤, 유자, 무화과 등이
좋다.

● 이 질병에 대해 치료작용이 있는 음식을 많이 먹는다. 대추, 땅콩,
계원, 호두, 편두, 누에콩, 냉이 등이 좋다.

● 매운 것과 담배, 술 등 자극성이 있는 것은 절대 금해야 한다.

15

고지혈증(高脂血症)을 다스리는
약선요법 4가지

사람의 혈액 중 혈장(血漿) 속에 함유돼 있는 지방 따위를 혈지(血脂)라고 한다. 여기에는 콜레스테롤, 콜레스테롤지(脂), 인지와 미처 지화(脂化)가 안된 지산(脂酸) 등이 포괄된다.

이 가운데에서 어느 한 종류의 수치가 높아질 때, 즉 콜레스테롤이 높아질 때면 고콜레스테롤 지혈증이라고 부르고 콜레스테롤과 인지 등의 수치가 모두 높아지면 통틀어 고지혈증(高脂血症)이라고 한다.

이 질환의 증상은 머리가 무겁고 어지러우며 가슴과 명치부분이 더부룩하고 답답한 증상이 흔히 나타난다. 또한 혈지(血脂)수치가 유난히 높으면서도 증상이 두드러지지 않아 고통이 없기도 하는데 이는 한의학의 어증(瘀症), 담탁(痰濁)의 범주에 속한다. 대부분 비 장이 맑히는 기능을 발휘하지 못하여 담탁(痰濁)이 응집(凝集)됨으로써 발생한다.

이러한 고지혈증은 특히 음식과 밀접한 관계가 있기 때문에 약선 요법은 이 질환의 치료와 예방에 상당히 중요한 작용을 한다. 효과적인 약선요법을 소개하면 다음과 같다.

약선처방

---

1. 택사죽

재료 : 택사 적당량, 쌀 50g.

만드는 법 : 택사는 말려서 가루로 만들어 놓는다. 쌀에 물 500ml를 붓고 죽을 쑨다. 쌀알이 퍼지면 택사가루 10g을 넣고 약한 불로 몇분 더 끓인 뒤 먹는다. 복용량은 하루 2회씩 따뜻하게 해서 먹는다. 이 약선은 특히 소양인 체질에 좋다.

---

2. 하엽죽

연꽃잎 한 장을 채로 썰고 물로 달여서 진한 즙 150ml를 걸러낸 뒤 쌀 50g, 흑설탕 약간, 물 400ml 를 부어 죽을 쑤면 된다. 하루 2회 약간 따뜻하게 해서 먹는다. 여름철이면 더욱 좋다. 이약선은 특히 태음인 체질에 좋다.

---

3. 미나리차

재료 : 미나리 대공(아랫부분) 약 10cm와 뿌리.

만드는 법 : 미나리의 대공와 뿌리 10가닥을 손질하여 물 500ml를 붓고 달여서 즙 200ml를 걸러내어 초탕으로 한다. 이를 아침 공복시에 복용한다. 같은 방법으로 한 번 더 달여 재탕즙을 저녁 공복시에 복용한다.

증세가 가벼운 사람은 하루 2회 복용하고 심하면 두 차례로 초, 재탕을 각각 2회씩 하여 하루 4회 복용한다. 일반적으로 3주 가량이 1단계 치료과정이다. 이 약차는 특히 소음인 체질에 효과적이다.

4. 하수오죽

재료 : 하수오 가루 20~30g, 쌀 50g, 대추 2개, 설탕 약간.

만드는 법 : 제일 먼저 하수오를 가루로 만든다. 좋은 쌀 50g 을 대추 2개, 설탕 약간과 함께 솥에 넣고 물 500ml를 부어 일단 죽으로 만든 다음 하수오 가루를 넣는다. 이때 쓰는 하수오 가루는 20~30g 정도를 쓰면 된다. 하수오 가루를 넣은 뒤 약한 불에서 살살 저으며 몇분 더 끓여 죽이 걸쭉하면 불을 끄고 뚜껑을 덮은 다음 5분간 뜸을 들인 뒤 먹으면 된다. 매일 아침과 저녁에 따뜻하게 해서 먹는다. 이 약선은 특히 소음인 체질에 좋은 처방이다. 한편 죽을 만들 때 솥은 철기 대신 돌 냄비를 사용해야 한다.

☞ 약선 복용시 주의할 점

● 담담하고 싱거운 음식을 많이 먹고 소식을 하는 것이 좋다.

● 우듀, 대두, 산사, 녹두, 송이버섯, 땅콩, 생강, 옥수수, 미나리, 해바라기, 미역, 마늘, 양파 등을 많이 먹는다.

● 비타민 C가 풍부한 과일, 즉 귤, 유자, 레몬 등을 즐겨 먹는다.

● 대추, 감, 고추, 토마토, 배추, 시금치, 냉이 등 기타식품도 적절히 먹어주는 것이 좋다.

● 차를 적절히 마신다.

● 절대 금연, 금주한다.

● 과음, 과식을 삼가한다.

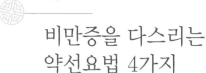

16

비만증을 다스리는 약선요법 4가지

비만증은 발병률이 매우 높은 일종의 질병이다. 경미한 비만은 뚜렷한 자각 증상이 없지만 비만증은 피로에 가슴이 두근거리고 숨이 차며 지구력이 현저히 떨어지는 것을 느끼게 된다. 또한 당뇨병, 동맥경화증, 고혈압, 관상동맥경화증, 호흡곤란, 쉽게 질병에 감염되는 증상들이 나타나기도 한다.

자각증상이 있는 경우에는 한의학의 담증(痰症) 범주에 들어가며 대부분 담습(痰濕)이 적체되고 비기(脾氣)가 허약하여 발생하고 있다. 이러한 비만증을 다스리는 약선요법을 소개하면 다음과 같다.

약선처방

1. 백복령죽

재료 : 백복령 15g, 쌀 100g.

만드는 법 : 이상의 두 가지 재료로 죽을 쑤어 먹는다. 이 약선은 특히 소양인 체질에 좋은 처방이다.

2. 팥죽

재료 : 팥 30g, 쌀 100g.

팥을 반나절 정도 담근 뒤 쌀과 함께 죽을 쑤어 먹는다. 이 약선은 소양인 체질에 특히 좋다.

3. 연꽃잎죽

싱싱한 연꽃잎 한 장을 물로 달여 그 즙을 걸러낸 다음 쌀 100g, 흑설탕을 약간 넣어 죽을 쑤어 먹는다. 체질적으로 볼때 이 약선은 특히 태음인 체질에 좋다.

4. 율무차

율무 20g을 달여 수시로 마신다.

☞ 약선 복용시 주의할 점

● 지방과 당분이 높은 음식을 제한하는 것이 비만증 예방과 치료에 적극적인 의의가 있다.

● 채소와 과일을 많이 먹는다.

● 사탕, 초콜렛, 땅콩, 치즈, 케이크 등의 섭취를 줄여야 하고 술과 당분이 많은 음료, 맥주 등도 적게 마시거나 마시지 말아야 한다.

● 시큰한 맛을 지닌 과일을 많이 먹는다. 매실, 앵두, 산사편 등이 좋다.

● 다이어트 식품을 즐겨 먹는다. 호박, 팥, 오이, 무, 죽순, 목이버섯, 녹차, 연꽃잎차, 산사차, 토끼고기 등이 효과적이다.

17
당뇨병을 다스리는
약선요법 4가지

당뇨병은 인슐린이 상대적으로 결핍되거나 분비 부족으로 유발된 일종의 만성 대사문란성 질환이다. 이 병은 한의학의 소갈(消渴) 범주에 속한다. 다음(多飮), 다식(多食), 다뇨(多尿), 야위어지는 것 등이 주요 특징이다.

대부분 위화(胃火)가 이글거리고 폐(肺)의 조열(燥熱)이 진액을 손상하거나 위화(胃火)가 거세어 음액(陰液)이 부족한 경우, 또는 정기(精氣)가 고갈되고 하원(下元)이 온전치 못함으로써 발생한다.

이러한 당뇨병에 약선요법은 증상의 개선에 중요한 역할을 담당한다.

약선처방

1. 연자 맥문동죽

재료 : 연자 · 천문동 · 맥문동 각 일정량.

만드는법 : 이상의 세 가지 재료를 거친 가루로 만들어 죽을 쑨 뒤 아침과 저녁으로 먹는다. 이 약선은 특히 태음인 체질에 좋은 처방이다.

2. 생지황죽

생지황즙 150ml를 죽에 섞어 먹는다. 이 약선은 특히 소양인 체질에 좋다.

3. 산수유차

산수유 60g을 물로 달여 진한 즙을 차로 마신다. 체질적으로 볼 때 이 약차는 소양인 체질에 특히 좋다.

4. 오디즙

싱싱한 오디를 즙으로 내어 매회 15ml씩 하루 2회, 아침과 저녁으로 복용한다. 이 약선은 특히 소양인 체질에 좋은 처방 이다.

☞ 약선 복용시 주의할 점

● 주식은 잡곡이 좋다. 옥수수, 좁쌀, 밀가루, 쌀 등이고 부식은 배추, 미나리, 호박, 연자, 살코기, 계란 종류, 동물의 간 등을 복용하는 것이 증상의 개선에 도움이 된다.

● 신선한 채소를 많이 먹는다. 산약, 호박, 밀, 녹두, 구기자, 국화 등이 좋다.

● 돼지 살코기, 소 살코기, 염소 살코기, 닭 살코기, 생선과 새우, 토끼고기, 자라고기, 해삼 등을 많이 먹는 것이 좋다.

● 콩제품은 두부, 유부, 콩 등이 좋다.

● 음식을 볶을 때는 콩기름, 땅콩기름, 참기름, 들기름, 옥수수 기름 등을 쓴다.

● 설탕, 사탕, 과일잼, 연뿌리가루, 각종 케이크, 아이스크림, 당면, 고구마, 감자, 당근 등의 섭취는 삼가한다.

● 비만형 당뇨병 환자는 동물성 지방, 동물성 내장의 복용을 금한다 (돼지 밥통은 제외).

● 술, 담배, 맵고 자극성이 있는 음식의 복용은 금한다.

18

뇌혈관 질환을 다스리는 약선요법 12가지

  뇌혈관질환은 뇌일혈, 뇌혈전, 뇌경색, 고혈압성 뇌질병이 포함되 며 한의학의 중풍 범주에 속한다. 한의학에서는 풍(風 : 간풍(肝風)이 위주), 화(火 : 심화(心火), 간화(肝火)), 담(痰 : 습담(濕痰), 풍담(風痰)), 기(氣 : 기허(氣虛), 기역(氣逆)), 혈(血 : 혈어(血瘀))이 서로 영향을 주고 있으며 일정한 조건 아래에서 갑자기 발병하는 특징이있다. 이러한 뇌혈관 질환에 있어서 약선은 뚜렷한 보조치료작용을 한다. 효과적인 약선요법을 소개하면 다음과 같다.

약선처방

1. 죽려죽

 재료 : 신선한 죽려 50g, 쌀 50g.

 만드는 법 : 쌀로 죽을 쑤어서 죽기 익으면 죽려를 넣고 잘 저으면 된 다. 적은 양을 여러번 나누어 먹는다. 이 약선은 태음인 체질에 좋다.

2. 패모죽

재료 : 패모가루 15g, 쌀 50g, 흑설탕 약간.

만드는 법 : 쌀과 흑설탕으로 죽을 쑨다. 죽이 반쯤 되었을 때 패모가
루를 넣고 약한불로 잠시 더 끓여서 죽기 되면 불을 끈
다. 매일 아침과 저녁 따뜻하게 해서 먹는다. 이 약선은
특히 태음인 체질에 좋은 처방이다.

3. 무즙

흰무를 즙내어 마신다. 대회 30ml씩 하루 3회 마신다. 또한무즙을 죽
에 섞어 먹어도 된다. 이 약선은 특히 태음인 체질에 좋다.

4. 돼지담즙 녹두가루

재료 : 돼지 담즙 120g, 녹두가루 80g.

만드는 법 : 이상의 두 가지를 고루 섞어 말린다. 매회 6g씩 하루 2회
복용한다. 이 약선은 특히 소양인 체질에 좋다.

5. 조개죽

조개살 120g, 쌀 50g으로 죽을 쑤어 먹는다. 사상체질적으로는 태양
인 체질에 좋은 약선이다.

6. 국화죽

서리가 내리기 전 국화를 따서 꼭지를 떼낸다. 국화를 불에 말리거나
쪄서 응달에 말린 다음 가루로 만든다. 쌀 100g으로 죽을 쑨 뒤 죽이
되면 국화가루 10~15g을 넣고 한두소끔 더 끓이면 된다. 아침과 저녁

으로 먹는다. 이 약선은 특히 태음인 체질에 좋다.

___

7. 미나리죽

재료 : 신선한 미나리 60g(잘게 썬다), 쌀 100g.

만드는 법 : 이상 두 가지를 돌냄비에 넣고 물을 부어 죽을 쑨다. 아
침과 저녁으로 따뜻하게 해서 먹는다. 이 약선죽은 즉석
에서 끓여 먹어야 한다. 사상체질적으로는 소음인 체질
에 좋은 약선이다.

___

8. 인삼탕

재료 : 인삼 10g, 귤껍질 10g, 소엽 15g, 흑설탕 150g.

만드는 법 : 이상의 재료에 물 3000ml를 부어 달인 뒤 차 대신 마신
다. 이 약선은 특히 소음인 체질에 잘 듣는다.

___

9. 오미자탕

재료 : 오미자 10g, 자소엽 18g, 인삼 12g, 흑설탕 100g.

만드는 법 : 오미자, 자소엽, 인삼을 물 3000ml로 달여 1500ml가 남
으면 그 즙을 걸러내어 설탕을 섞어 수시로 마신다. 사상
체질적으로볼 때 이 약선은 태음인 체질에 특히 좋다.

___

10. 구기자차

구기자 15g을 물로 달여 차 대신 복용한다.

___

11. 천문동 맥문동죽

천문동 15g, 맥문동 15g, 쌀 50g으로 죽을 쑤어서 먹는다. 이 약선은

특히 태음인 체질에 좋은 처방이다.

___

12. 지황죽

생지황즙 100ml를 마련한다. 쌀로 죽을 끓인 뒤 죽이 되면 지황즙을 섞어서 먹는다. 이 약선은 소양인 체질에 특히 좋다.

☞ 약선 복용시 주의할 점

● 병이 돌발적으로 발생되어 정신이 혼미하고 말문을 닫았을 때 급히 병원으로 이송하여 구급해야 한다.

● 의식이 점차 깨어나면 유질음식을 먹을 수가 있다. 만약 계속 혼미 상태면 의사의 지시를 따른다.

● 뇌혈관질환의 급성기에는 음식을 싱겁고 담담한 것을 먹게 한다. 즉 좁쌀죽, 쌀죽, 연자죽, 산약죽, 야채즙, 과즙 등이 좋다. 맵거나 뜨거운 음식, 파, 마늘, 후추, 고추 등은 절대 금한다.

● 뇌혈관 질환의 회복기, 후유기에는 보양음식을 먹는다. 즉 계란종 류, 동물간 종류, 백합, 신선한 야채, 과일 등이 좋다. 그리고 싱겁 고 담담하게 보하면서 적게 자주 먹어야 한다.

● 술, 담배와 기를 팽창시키는 음식은 금한다.

● 기름지고 맛이 있으며 담(痰)을 생성시키고 화(火)를 움직이는 음 식은 금한다.

19

신경쇠약증을 다스리는
약선요법 11가지

신경쇠약은 신경질환에서 가장 흔한 일종이다. 정신적 요소로 인하여 대뇌피
질 기능이 잠시 기능조절을 상실한 질환이다. 증상은 정신적 피로, 신경과민,
불면증, 의심과 우울 등이 주요 특징이다. 외적인 현상은 불면증에 꿈자리가
시끄럽고 어지러우며 머리가 뻐근하다. 가슴이 두근거리며 불안하고 기억력
이 감퇴된다. 머리카락이 빠지고 유정(遺精) 등이 나타난다. 이는 한의학의
경기, 불면증, 건망, 두통, 허손(虛損) 등의 범주에 속한다.

대부분 간화(肝火)가 위로 치솟아 심음(心陰)에 침범하거나 심장과 비장의 기
혈이 허약해 발생한다. 또 음(陰)이 허하여 화(火)가 이글거리며 심장과 신장
의 조화상실로 빚어지기도 한다. 이러한 신경쇠약증에 약선요법은 증상의 개
선과 몸의 건강회복에 매우 중요한 역할을 담당한다. 효과적인 약선요법을
살펴보면 다음과 같다.

약선처방

1. 백합 백자인탕

　재료 : 신선한 백합 50g(마른 것은 20g), 백자인 10g, 벌꿀 한 스푼.

만드는 법 : 백자인과 백합을 냄비에 넣고 물 500ml를 붓는다. 약한
불로 20~30분간 끓인 뒤 불을 끄고 벌꿀을 넣는다. 백
자인을 건져낸 뒤 간식으로 먹는다. 이 약선은 특히 태음
인 체질에 좋은 처방이다.

2. 용안백자인탕

재료 : 용안육 10g, 백자인 10g, 설탕 1/2스푼.

만드는 법 : 용안육과 백자인을 솥에 넣고 물 500ml와 설탕을 넣는
다. 약한 불로 달여 물이 200ml 정도 남으면 백자인을
건져내고 간식으로 먹는다. 이 약선은 특히 태음인 체질
에 좋다.

3. 용안육 대추죽

재료 : 용안육 15g, 대추 3개, 쌀 100g.

만드는 법 : 이상 세 가지로 죽을 끓인 뒤 설탕을 약간 넣어 먹는다.
이 약선은 특히 태음인 체질에 좋은 처방이다.

4. 감초밀 대추탕

재료 : 밀 100g, 감초 18g, 대추 15개.

만드는 법 : 이상 세 가지를 무롤 달여 매일 아침과 저녁에 복용한다.
며칠간 계속 복용한다. 이 약선은 특히 소음인 체질에 좋
은 처방이다.

5. 용골모려연지탕

재료 : 생용골 10g, 생모려 15g, 지모 3g, 연자 30g, 흰설탕 한 스푼.

만드는 법 : 생용골과 생모려를 먼지 솥에 넣고 달인다. 나중에 지모
와 연자를 넣어 함께 달인 뒤 그 즙을 복용한다. 이 약선
은 특히 태음인 체질에 좋은 처방이다.

———

6. 오디숙지황차
재료 : 오디 · 숙지황 각각 30g.
만드는 법 : 이 두 가지를 물로 달여 하루 한 번씩 1개월간 계속 복용
한다. 이 약선은 특히 소양인 체질에 좋다.

———

7. 백합잉어탕
재료 : 잉어 살코기 250g, 백합 30g.
만드는 법 : 잉어 살코기와 백합을 함께 끓여 소금으로 간을 하여 먹
는다.

———

8. 호두뽕잎참깨환
재료 : 호두살 · 검은깨 · 뽕잎 각각 30g.
만드는 법 : 이들 재료를 함께 찧어서 환약으로 빚는다. 1회에 9g씩
하루 2회 복용한다. 이 약선은 특히 태음인 체질에 좋고
노인의 정신쇠약에 효과적이다.

———

9. 구기자호두메추리알
재료 : 메추리알 12개, 구기자 10g, 호두살 15g.
만드는 법 : 이상의 재료를 돌냄비에 넣고 물로 삶아 익힌 뒤 조미료
로 간을 하고 먹는다. 이틀에 한 번씩 먹는다. 이 약선 또
한 노인성 신경쇠약에 효과적이며 특히 소양인 체질에

좋은 처방이다.

---

10. 인삼죽

만드는 법 : 이삼을 분말로 만들어 매회 3g을 덜어 쌀 30g, 흑설탕
약간과 함께 돌냄비에 넣는다. 물 400ml를 냄비에 붓고
약한불로 죽이 되도록 끓여서 매일 아침 공복에 먹는다.
이 약선은 특히 소음인 체질에 좋다.

---

11. 구기자산수유계란

재료 : 구기자 15~30g, 산수유 10g, 계란 2개.

만드는 법 : 이들 재료를 돌냄비에 넣고 물을 부어서 삶는다. 계란이
익으면 껍질을 벗겨내고 다시 얼마동안 삶다가 계란을
먹고 그 국물을 마신다. 이 약선은 특히 소양인 체질에
좋은 처방이다.

☞ 약선 복용시 주의할 점

● 음식은 싱겁고 담담한 것을 먹으며 차분히 보하는 것을 위주 로 한다.

● 맵고 자극성이 있으며 뜨거운 음식은 복용을 삼가한다. 후추, 고
추, 파, 마늘, 기름에 지진 음식 등이다.

● 심신을 안정하고 수면을 촉진시키는 음식을 먹는다. 밀, 좁쌀, 대
추, 백합, 호두, 연자, 계원육, 오디, 우유, 돼지 염통, 염소 염통
등이다.

● 기름진 음식의 복용을 삼가한다.

● 편식, 과음, 과식, 너무 차고 뜨거운 음식을 삼가한다.

● 술, 담배를 금기한다.

20

외상(外傷)을 다스리는
약선요법 3가지

외상은 일상 생활에서 가장 흔한 질환이다. 주로 칼에 베이거나 찔린 것, 삔 것, 화상, 다친 것 등이다. 손상된 부위로는 사지의 관절, 허리, 머리, 몸 등 모든 부위가 될 수 있다. 이에 대한 치료는 대부 분 외과적 치료를 요하지만 약선요법도 많은 도움이 된다.

약선처방

―――

1. 오징어뼈가루

갑오징어뼈를 가루로 만들어 상처에 뿌리면 비교적 훌륭한 지혈작용이 있다. 이 처방은 특히 소음인 체질에 효과적이다.

―――

2. 부추떡

부추를 찧어서 상처에 바른다. 이는 활혈하고 부어오른 것을 가라앉히며 통증을 멎게 하는 효능이 있다. 특히 소음인 체질에 효과적이다.

―――

3. 벌꿀

벌꿀을 환부에 바르면 궤양된 상처를 수렴하는 작용이 있다. 이 처방 또한 소음인 체질에 좋다.

21

치질을 다스리는
약선요법 4가지

직장(直腸)의 하단과 항문 가장자리의 정맥들이 부풀어올라서 부드러운 정맥
류(靜脈瘤)가 형성된 것을 치질이라고 한다. 이는 일종의 흔한 항문 질병이
다. 임상에서는 내치(內痔), 외치(外痔), 혼합치(混合痔)로 나누어진다. 대부
분 어혈(瘀血), 습열(濕熱), 그리고 혈허(血虛)로 인해 발생한다. 이러한 치질
에 약선요법은 비교적 좋은 치료 효과가 있다.

약선처방

———

1. 돼지쓸개찜 : 돼지 쓸개 1개를 그릇에 담고 찜솥에서 20분간 찐뒤
   쓸개찜이 따뜻할 때 복용한다. 일반적으로 3~5개를
   복용한다.
   이 약선은 특히 소양인 체질에 효과적이다.

———

2. 오디죽
   재료 : 오디(마른 것 20~30g, 생것은 30~60g), 찹쌀 100g, 흑설탕 25g.

만드는 법 : 오디를 물에 살짝 담근 뒤 찹쌀과 함께 솥에 넣고 죽으로 끓인다. 죽이 되면 흑설탕을 넣어서 먹는다. 매일 2회씩 공복에 먹으며 5~7일간을 1단계 치료과정으로 한다. 이 약선은 소양인 체질에 좋다.

---

3. 복령잉어탕

재료 : 잉어 한 마리(250~350g 정도), 마늘 3쪽, 복령 15g.

만드는 법 : 잉어의 비늘과 내장을 제거한다. 잉어를 깨끗이 다듬고 마늘, 복령과 함께 찌개로 끓여서 먹는다. 매일 한 번씩 몇일간 계속 복용한다. 이 약선은 특히 소양인 체질에 효과적이다.

---

4. 아교죽

재료 : 아교 30g, 찹쌀 100g, 흑설탕 50g.

만드는 법 : 찹쌀로 죽을 끓인다. 죽이 거의 다 되었을 때 잘게 부순 아교와 흑설탕을 넣고 끓이면서 젓는다. 2~3회 끓인 뒤 먹는다. 하루 한 번씩 먹으며 3~5일간을 1단계 치료과정으로 한다. 이따 금씩 먹어도 된다. 이 약선은 특히 태음인 체질에 좋은 처방이다.

☞ 약선 복용시 주의할 점

● 싱겁고 담담하며 대장을 윤택하게 하면서 대변을 잘 소통하게 하는 음식을 많이 먹는다. 또 기(氣)를 도우고 양혈(養血)하며 피를식히는 음식이나 지혈(止血)하여 통증을 멎게 하고 어혈(瘀血)을 해소하는 음식을 많이 먹도록 한다.

- 주로 신선한 채소와 과일을 많이 먹어야 한다. 즉 배추, 시금치, 호박, 바나나, 배, 사과, 무화과, 오렌지, 곶감, 앵두 등이다.
- 한편 출혈이 있으면 검은 목이버섯, 오디를 먹는다. 또 치질 출혈에 배변이 극도로 어려울 때는 우유, 연뿌리 가루, 콩국, 미음, 과즙 등을 먹어야 한다.
- 맵고 뜨거우며 기름진 것과 기름에 볶은 음식, 고추, 마늘, 파, 생강, 후추, 돼지머리고기, 수탉, 염소고기, 개고기 등을 삼가해야 한다.

22

월경통을 다스리는 약선요법 7가지

월경이 있기 전과 후, 또는 월경 기간 중에 복통이 있게 되며 그 통증이 허리와 다리까지 땡기게 하므로 일상생활과 일에 지장이 있을 때를 월경통이라고 한다. 이는 부인과 질환에서 흔하게 보이는 질환 중의 하나이다. 대부분 기혈(氣血)의 허쇠(虛衰), 간장, 신장의 허약과 손상, 그리고 간기(肝氣)가 뭉쳐지고 냉(冷)이 포궁(胞宮)에 응집되며 사열(邪熱)이 얽혀서 발생한다.

이러한 월경통은 그 발병 원인과 증상이 다르기 때문에 이에 대한 치료법 역시 다르다. 그러나 약선요법을 응용하면 비교적 훌륭한 보조치료의 작용을 얻을 수 있으므로 일상생활에서 활용하면 도움이 된다.

약선처방

1. 청피향부자차

재료 : 청피 15g, 향부자 15g.

만드는 법 : 청피와 향부자를 물로 달인 뒤 설탕을 섞어서 마신다. 하루 3회씩 월경이 있기 일주일 전부터 마시기 시작한다. 이 약선차는 특히 소음인 체질에 좋은 처방이다.

2. 귤즙 : 귤 껍질을 차로 끓여 마시고 귤 주스도 마신다. 이 즙은 특히
   소음인 체질에 좋다.

3. 무죽

재료 : 무 250g, 쌀 100g.

만드는 법 : 무를 잘게 썰어 그 즙을 짜낸다. 쌀을 씻어 무즙과 함께
           솥에 넣고 물을 조금 부어서 죽을 끓이면 된다. 이를 하
           루 2번 먹는다. 이 약선은 특히 태음인 체질에 좋은 처방
           이다.

4. 계피산사차

재료 : 계피 6g, 산사육 10g, 흑설탕 50g.

만드는 법 : 계피를 2cm 가량의 토막으로 잘라놓는다. 산사를 씻은
           뒤 계피와 함께 솥에 넣는다. 물을 적당히 부은 뒤 센불
           로 일단 끓이고 다시 약한불로 30분간 끓인다. 건데기를
           건져내고 흑설탕을 조금 넣으면 된다. 이 약선차는 월경
           이 있기 전에 달여서 복 용하면 효과적이다. 사상체질적
           으로 볼 때는 소음인 체질에 특히 효과적이다.

5. 생강산초대추차

재료 : 생강 25g, 산초 9g, 흑설탕 50g, 대추 10개.

만드는 법 : 이상의 재료를 물로 달여 복용한다. 월경이 있기 전에 날
           마다 한 번씩 3~5일간 계속 하면 월경통 개선에 도움이
           된다. 특히 소음인 체질에 효과가 뛰어나다.

6. 오골계탕

재료 : 오골계 수탉 1마리, 진피 3g, 양강(良姜) 3g, 알후추 6g, 초과 2개, 파, 간장 적당량.

만드는 법 : 오골계를 깨끗이 다듬고 작은 토막으로 잘라놓는다. 양강, 진피, 초과, 후추를 씻고 천으로 싼다. 오골계와 약재주머니를 함께 솥에 넣고 푹 고아 익힌 뒤 파, 간장, 조미료를 넣고 여러번 나누어 먹는다. 이 약선은 특히 소음인 체질에 효과적이다.

7. 당귀간

재료 : 당귀 10g, 염소 간 60g.

만드는 법 : 이상의 두 가지를 함께 끓여서 먹는다. 이 약선 또한 소음인 체질에 좋은 처방이다.

☞ 약선 복용시 주의할 점

● 합리적인 영양섭취와 비타민 E 종류의 식품을 많이 먹는다.

● 월경통의 각기 다른 증상에 따라 음식을 공급해야 한다. 즉 몸을 따뜻하게 소통하고 기를 순조롭게 하며 어혈(瘀血)을 해소하고 허(虛)를 보하는 음식은 오골계, 여지, 염소고기, 산약, 해삼 등이고 어혈(瘀血)을 해소하는 것으로는 도인, 익모초 등이 있다. 몸을 따뜻하게 소통시키는 음식으로는 여지, 해마, 생강, 회향, 산초 등이며 기를 순조롭게 하는 것은 귤껍질 등이 있다.

● 월경 기간에는 날 것과 찬 음식을 금한다. 또한 논고동, 민물조개 등도 좋지 않다.

23

폐경(閉經)을 다스리는
약선요법 11가지

폐경(閉經)은 원발성(原發性)과 계발성(繼發性)의 두 종류가 있다. 18세를 지나고도 월경이 없는 경우를 원발성 폐경이라고 한다.

월경이 처음 있고 나서 정상적으로 월경이 끝나기 전의 어떤 기간 안의(임신과 수유기 제외) 월경폐지가 3개월을 넘은 경우를 계발성 폐경이라고 한다.

폐경은 대부분 기혈(氣血)과 음양(陰陽)이 부족한 경우나 비장, 신장의 양기가 허(虛)한 경우, 기(氣)가 적체되고 어혈(瘀血), 그리고 한기(寒氣)와 습(濕)이 응체되어 빚어진다. 이러한 폐경에 약선 요법은 훌륭한 보조치료 효과가 있다. 약선요법을 소개하면 다음과같다.

약선처방

---

1. 당귀 생강 염소탕

 재료 : 당귀 30g, 생강 15g, 염소고기 250g.

 만드는 법 : 당귀와 생강을 씻고 얇게 썰어놓는다. 염소고기는 끓는
　　　　　　 물에 데쳐내어 핏물을 뺀 뒤 5cm 길이, 2cm 너비, 1cm
　　　　　　 두께로 썰어놓는다. 돌솥에 물을 붓고 썰어놓은 염소고

기를 넣는다. 여기에 당귀, 생강도 함께 넣은 다음 센불로 일단 끓인 뒤 약한 불로 염소고기가 푹 익을 때까지 끓인다. 이 약선은 식사 때 반찬으로 먹으면 좋다. 특히 소음인 체질에 효과적인 약선이다.

2. 계심죽

쌀로 죽을 끓인 뒤 계피가루 6g을 넣어서 먹는다. 이약선은 특히 소음인 체질에 좋다.

3. 애엽생강계란찜

재료 : 쑥 9g, 생강 15g, 계란 2개.

만드는 법 : 냄비에 물을 붓고 쑥, 생강, 계란을 넣어 함께 삶는다. 계란이 익으면 껍질을 벗겨내고 다시 약물에 넣어 잠시 더 삶다가 소금으로 간을 하여 국물을 마시고 계란을 먹는다. 이 약선은 매월 월경이 있을 때까지 먹으면 좋다. 이 약선 또한 소음인 체질에 특히 효과적이다.

4. 익모초죽

익모초 다른 것 60g, 또는 신선한 것 120g을 물로 달여 진한 즙 200ml 가량 되게 걸러놓는다. 쌀 50g, 흑설탕 약간과 물 300ml와 함께 익모초 즙에 넣어 죽이 되도록 끓이면 된다. 이를 매일 2회씩 따뜻하게 해서 먹는다. 이 약선은 특히 소음인 체질에 효과적인 처방이다.

5. 천궁 계란찜

재료 : 천궁 6~9g, 계란 2개.

만드는 법 : 천궁과 계란을 솥에 넣어 함께 삶는다. 계란이 익으면 껍질을 벗기고 잠시 더 삶은 뒤 국물을 마시고 계란을 먹으면 된다. 이 약선 또한 소음인 체질에 좋다.

---

6. 염소고기죽

재료 : 염소고기 100g(토막으로 썬다), 기장쌀 100g.

만드는 법 : 이상 두 가지 재료로 함께 죽을 끓인 뒤 파, 소금으로 간을 하여 먹는다. 이 약선은 특히 소음인 체질에 효과적이다.

---

7. 구기자 돼지고기 찌개

재료 : 구기자 100g, 돼지고기 500g, 표고버섯 100g, 소금, 조미료, 파 약간.

만드는 법 : 구기자를 깨끗이 씻고 물에 불려둔다. 돼지고기를 적당한 크기로 썰어 표고버섯, 구기자, 파 등과 함께 솥에 넣고 물을 적당히 부어서 찌개로 끓이면 된다. 이 약선은 특히 소양인 체질에 좋다.

---

8. 육종용죽

재료 : 육종용 15g, 돼지고기 100g, 쌀 100g, 생강, 파, 소금 약간씩.

만드는 법 : 육종용을 씻어놓고 돼지고기는 얇게 썰어둔다. 생강과 파를 작은 토막으로 썰어놓는다. 육종용을 솥에 넣고 물을 부어 20~30분간 끓여서 그 즙을 걸러놓는다. 이렇게 만들어진 육종용 즙에 돼지고기, 쌀, 버섯, 소금, 파를 넣고 물을 약간 더 부은 뒤 죽으로 끓이면 된다. 이 약선은 특히 소양인 체질에 효과적이다.

9. 개고기죽

재료 : 개고기 250g을 작은 토막으로 썰어둔다. 생강도 잘게 썰고 쌀
　　　100g도 씻어놓는다.

만드는 법 : 이상의 재료를 솥에 넣고 소금과 물을 부어 센불로 일단
　　　　　끓인 다음 약한 불로 푹 익히면 된다. 이 약선은 특히 소
　　　　　음인 체질에 좋다.

10. 황기죽

재료 : 생황기 60g, 쌀 60g, 흑설탕 약간.

만드는 법 : 생황기를 얇게 썰어서 솥에 넣고 물을 적당히 부어 달여
　　　　　서 그 즙을 걸러낸다. 쌀을 씻고 황기즙과 함께 솥에 넣
　　　　　는다.
　　　　　그런 다음 물을 적당히 더 붓고 센불로 일단 끓인 다음
　　　　　약한 불로 죽을 쑤어서 먹으면 된다. 이 약선 또한 소음
　　　　　인 체질에 효과적이다.

11. 도인죽

재료 : 도인 15g, 쌀 50g, 흑설탕 약간.

만드는 법 : 도인(복숭아씨)을 찧어서 물에 담그었다가 갈아서 그 즙
　　　　　을 걸러놓는다. 도인즙, 쌀, 흑설탕을 넣고 물 450ml를
　　　　　부운 다음 약한 불로 죽을 끓여서 먹는다. 이 약선 또한
　　　　　소음인 체질에 특히 좋다.

☞ 약선 복용시 주의할 점

● 폐경이 허증(虛症)일 때는 자양(滋養)하고 보하는 작용이 있는 음
식을 많이 먹어야 한다. 즉 염소고기, 닭, 돼지 살코기, 호두, 대
추, 밤, 연실, 구기자, 산약 등이다.

● 혈어증(血瘀症)이면 담담하면서 소화가 잘 되고 또한 활혈작용이
있는 식품을 먹어야 한다. 즉 산사, 유채, 검은콩, 검은목이버섯,
갑오징어, 오렌지 등이다.

● 차고 날 것인 것, 기름진 음식의 복용은 삼가한다.

24

붕루 하혈증을 다스리는
약선요법 12가지

붕루(崩漏)는 여성의 월경 기간이 아닌 데도 음부에서 출혈이 나타나는 현상으로 대량의 출혈 또는 출혈이 끊이지 않는 것을 말한다. 출혈량이 많으면 붕(崩)이라 하고 양이 적으며 끊이지 않는 것은 루(漏)라고 한다. 이러한 붕루는 대부분 혈열(血熱), 혈어(血瘀)와 비장의 허(虛), 신장의 허(虛)로 빚어지는 경우가 많다. 효과적인 약선요법을 소개하면 다음과 같다.

약선처방

———

1. 생지황죽

 재료 : 생지황 25g, 쌀 적당량.

 만드는 법 : 생지황을 채로 썰어 솥에 넣고 물을 부어 30분간 달여서
  그 즙을 걸러놓는다. 생지황을 재탕으로 달여 역시 그 즙
  을 걸러놓는다. 2회에 걸쳐 걸러낸 즙의 양은 200ml 정
  도면 된다.
  쌀로 죽을 끓인 뒤 뜨거울 때 생지황즙을 넣고 섞으면서
  설탕을 약간 넣어서 먹는다. 이 약선은 특히 소양인 체질

에 효과적이다.

2. 마치현죽

재료 : 마치현 30g(신선한 것은 60g), 쌀 60g.

만드는 법 : 마치현을 씻어 토막으로 썰어놓는다. 쌀을 씻어 솥에 앉힌 다음 마치현과 물을 부어 센불로 끓인다. 그런 다음 약한 불로 바꾸어 죽으로 끓여서 먹으면 된다. 이 약선은 특히 소양인 체질에 좋다.

3. 수박즙

수박 속살로 그 즙을 짜내어 수시로 물 대신 마신다.
사상체질적으로 볼 때 소양인과 태음인 체질에 특히 좋다.

4. 도인죽

도인(복숭아씨)을 넣어서 죽으로 쑤어서 먹는다. 이약선은 소음인 체질에 특히 효과적이다.

5. 산사차

신선한 산사 10개를 부수어 흑설탕 30g과 함께 물로 달여서 복용한다. 이 약선차 역시 소음인 체질에 좋다.

6. 익모초냉이볶음

재료 : 익모초 30g과 냉이 100g을 함께 들기름으로 볶아서 먹는다.
이 약선은 소음인 체질에 특히 효과적이다.

7. 황기죽

재료 : 황기 20g, 쌀 50g.

만드는 법 : 황기에 물 2000ml를 부어 1000ml가 남도록 달여서 그 즙을 걸러 놓는다. 쌀을 씻고 황기즙과 물 300ml를 더 부어서 쌀이 퍼지고 죽이 되도록 끓인다. 죽에다가 흑설탕을 약간 넣어 아침과 저녁 각 1회씩 따뜻하게 해서 먹는다. 7~10일간을 1단계 치료 과정으로 한다. 이 약선은 특히 소음인 체질에 좋다.

---

8. 인삼귤피소엽탕

재료 : 인삼 30g, 귤껍질 10g, 소엽 15g, 흑설탕 150g.

만드는 법 : 이상의 재료에 물 3000ml를 붓고 끓여서 차처럼 마신다. 이 약선은 특히 소음인 체질에 효과적이다.

---

9. 복령가루

재료 : 복령을 가루로 만들어 매회 5g씩 하루 3회 더운 물에 타서 복용한다. 이 약선은 소양인 체질에 특히 좋다.

---

10. 편두대추탕

재료 : 백편두 30g, 대추 10개.

만드는 법 : 편두와 대추를 함께 물로 달여서 흑설탕을 넣은 뒤 콩과 대추를 먹고 그 국물을 마신다. 이 약선은 소음인 체질에 특히 좋다.

---

11. 부추새우찌개

재료 : 부추 250g, 새우살 400g, 표고버섯 100g.

만드는 법 : 부추를 씻고 3cm길이로 썰어둔다. 새우는 씻어서 파, 표고버섯, 양파와 함께 냄비에 넣는다. 물을 적당히 붓고 금과 조미료를 넣어서 불에 얹어 끓인다. 일단 끓으면 썰어놓은 부추를 넣고 불에서 내려 반찬으로 먹는다.

---

12. 부추죽

재료 : 부추 60g, 쌀 100g.

만드는 법 : 쌀을 씻고 물을 부어 죽으로 끓인다. 죽이 되면 소금을 약간 넣고 부추를 넣어 한소끔만 더 끓이면 된다. 이를 매일 2~3회씩 먹는다. 이 약선은 특히 소음인 체질에 좋다.

☞ 약선 복용시 주의할 점

● 붕루(崩漏) 하혈이 실증(實症)과 열증(熱症)에 속하면 신선한 채소, 과일과 싱겁고 담담하며 소화가 잘되고 영양이 많은 식품을 주로 먹어야 한다. 우유, 계란 종류, 살코기, 동물 간 찌개, 콩국 등이 좋다. 반면 기름지고 열이 있으며 보하는 성질이 있는 음식이나 자극성이 강한 식품, 조미료는 삼가하는 것이 좋고 월경량이 늘어나지 않도록 주의한다.

● 붕루가 비장과 신장의 허약부족으로 생긴 경우라면 보양식품 으로 적절히 다스리고 개선시킬 수가 있다. 그러나 점진적으로 보해 야 한다. 너무 서둘러 보하거나 너무 과하게 보하면 도리어 허(虛)가 보(補)를 받아들이지 못하므로 부작용이 생길 수 있기 때문이다.

● 철분을 많이 함유한 식품을 적당히 보충시켜 주어야 한다. 즉간 등의 내장, 오골계, 검은 목이버섯, 계원육, 신선한 채소, 과일 등을 적절히 먹어줌으로써 월경이 과다해 기혈에 손상을 초래하여 빚어진 빈혈을 사전에 예방해 주어야 한다.

25

대하증을 다스리는
약선요법 9가지

대하증이란 여성들의 생식기인 질(膣)에서 흘러나오는 혼탁하고 걸쭉한 점액 또는 분비물을 가리킨다. 여성이면 대부분 대하증이 있을 정도로 흔한 질환 중의 하나다. 흔히 임상에서는 대하증의 발병원 인과 그 증상이 각기 다른 것을 구별하여 한습대하증(寒濕帶下症)과 습열대하증(濕熱帶下症)으로 나누고 있다. 이러한 대하증에 효과적인 약선요법을 소개하면 다음과 같다.

약선처방

1. 율무죽

재료 : 율무 150g, 쌀 100g.

만드는 법 : 율무를 먼저 익도록 푹 삶은 뒤 쌀을 넣고 죽이 되게 끓인다. 죽이 되면 소금으로 간을 하여 일주일간 복용한다. 이 약선은 태음인 체질에 효과적이다.

2. 산약편두죽

재료 : 산약 30g, 검은 콩 15g, 쌀 15g, 흰설탕 약간.

만드는 법 : 산약을 얇게 썰고 검은 콩은 씻어놓는다. 쌀을 씻어서 검은 콩과 함께 솥에 넣고 적당히 붓는다. 센불로 일단 끓인 뒤 약한 불로 바꾸어 죽이 거의 다 되었을 때 산약편과 설탕을 넣어 잠시 더 끓이면 된다. 이를 하루 1~2회 복용한다. 이 약선은 특히 태음인 체질에 효과적인 처방이다.

---

3. 은행연실오골계

재료 : 오골계 1마리, 건강 9g, 육계 15g, 찹쌀 15g, 후추 3g.

만드는 법 : 약재와 쌀을 오골계 뱃속에 넣고 꿰맨 뒤 백숙으로 끓여서 먹는다. 이 약선은 특히 소음인 체질에 효과적인 처방이다.

---

4. 복령죽

복령가루와 쌀 적당량으로 죽을 끓여 먹는다. 이 약선은 소양인 체질에 특히 좋다.

---

5. 은행호박씨차

은행 10개, 호박씨 30g, 연자육 15g을 물로 달여 그 국물과 은행 등을 먹는다. 이 약차는 특히 태음인과 소양인 체질에 효과적이다.

---

6. 좁쌀황기탕

재료 : 좁쌀 50g, 황기 50g(천으로 싼다).

만드는 법 : 이상 두 가지 재료를 하루 2회씩 물로 달여 먹는다. 5~7일간 계속 먹으면 된다. 이 약선은 특히 소음인 체질

에 효과적인 처방이다.

___

7. 수세미차

늙은 수세미 한 토막을 물에 달여서 마신다. 이 약차는 특히 소양인 체질에 좋다.

___

8. 팥죽

팥죽을 끓여서 일주일간 복용한다. 이 약선은 소양인 체질에 특히 좋다.

___

9. 은화차

재료 : 은화 10g, 흑설탕 약간.

만드는 법 : 은화를 찻잔에 넣고 끓는 물을 부어 잠시 우려낸 다음 흑
설탕을 넣어서 마신다. 이 약선 또한 소양인 체질에 특히
효과적이다.

☞ 약선 복용시 주의할 점

● 영양이 있고 체질을 강화하는 식품을 많이 먹도록 한다. 우유, 계
란, 콩국, 살코기, 동물내장 등이다.

● 산약, 편두, 연자, 은행, 율무, 녹두, 목이버섯, 호두, 담치, 생선,
동물 살코기 등을 자주 먹는다.

● 몸이 허(虛)한 비대와 담습(痰濕)이 심한 사람은 기름진 음식과 볶
고 구운 음식을 삼가한다. 또 담(痰)을 생기게 하고 습(濕)을 잔류
시키는 달거나 기름진 음식의 복용을 삼가한다.

26

여성 갱년기 장애를 다스리는 약선요법 4가지

갱년기 여성은 난소기능이 쇠퇴하거나 저하되므로 내분비의 불균형과 신경이 문란을 일으키게 되는데 이를 여성 갱년기 장애라고 한다.

한의학에서는 이를 폐경 전후의 증상들이라고 부르는데 신기(腎氣) 쇠약과 천규(天癸)의 고갈, 충맥(沖脈)과 임맥(任脈)의 손상과 부족으로 신체의 음양균형이 상실된 때문으로 보고 있다.

임상에서는 심장, 간, 비장 등 여러 가지 장기의 허손(虛損) 징후가 나타난다. 신장의 허(虛)는 병을 빚어내는데 있어 발병의 근본원인인데 그중에서도 특히 신양(腎陽)의 허(虛)가 많이 나타나는 경향이 있다.

약선처방

1. 대추죽

　재료 : 대추 10~15개, 쌀 50~100g.

　만드는 법 : 대추를 물에 잠시 담가둔다. 쌀과 대추(씨 발라낸것)를 함께 죽으로 끓인다. 죽이 되면 흰설탕을 약간 넣어 먹는다.

　　　　　　이 약선죽은 비장과 위장을 보(補)하고 심신을 안정시키

는 효능이 있다. 따라서 비장이 허(虛)한 설사, 권태와 무
기력, 가슴이 두근 거리며 잠을 잘 못자고 식은땀이 나며
마음 속에 조증(躁症)이 있을 때 먹으면 효과적이다. 사
상체질적으로 볼 때는 소음인 체질에 잘 맞는 약선이다.

2. 찹쌀대추죽

재료 : 찹쌀 30g, 대추 10개, 감초 10g.

만드는 법 : 이상의 재료를 물로 달여서 차 대신 수시로 마신다.
이 약죽은 심신을 양호하고 안정하는 효능이 있다. 마음
이 번잡하고 잠을 잘 못자며 울었다가, 웃었다가 하는 무
상한 행동을 하거나 두려움이 많고 잘 놀라며 가슴이 두
근거리고 꿈자리가 뒤숭숭하며 땀을 많이 흘리는 증상에
먹으면 효과적이다. 특히 이 약선은 소음인 체질에 좋다.

3. 구기자 자라찜

재료 : 자라 1마리, 구기자 45g, 파, 생강, 맛술, 소금, 조미료 약간.

만드는 법 : 자라는 내장을 제거하고 구기자를 자라 뱃속에 넣는다.
자라를 그릇에 담고 그 위에 파, 생강, 맛술, 소금, 조미
료로 간을 하여 솥에 넣고 푹 찐다. 자라 조기, 국물과 구
기자를 먹는다.
이 약선은 신음(腎陰)을 자양하고 허열(虛熱)을 맑히는
효능이 있어 음허(陰虛)의 내열(內熱), 조열(燥熱)에 식은
땀이 나고 허리, 무릎이 시큰하며 월경불순 등의 질환이
나타날 때 먹으면 효과적이다. 이 약선은 특히 소양인 체
질에 좋다.

4. 오디죽

재료 : 신선한 오디 30g(마른 것은 20g), 찹쌀 50g, 흑설탕 약간.

만드는 법 : 오디의 꼭지를 뗀 다음 찹쌀, 흑설탕과 함께 솥에 넣는
다. 물 400ml를 부어 약한 불로 죽을 끓이면 된다. 매일
아침 공복 때 따뜻하게 해서 먹으면 된다.

이 약선죽은 간장과 신장을 보하고 음(陰)을 자양하면서
보혈하는 효능이 있다. 또 대장을 윤택하게 하고 눈을 밝
헤 하기도 한다. 따라서 음혈부족(陰血不足)과 어지럽고
현기증이 나며 불면증에 귀가 울리는 증상, 시력이 감퇴
되고 신경쇠약, 고혈압 등의 질환에 먹으면 좋은 효과를
볼 수 있다. 이 약선은 특히 소양인 체질에 효과적인 약
선 처방이다.

☞ 약선 복용시 주의할 점

● 부종과 혈압이 높고 어지러우며 가슴이 두근거리는 사람은 비타민
B가 풍부한 식품을 많이 섭취해야 한다. 좁쌀, 옥수수, 보리쌀, 동
물의 간, 콩팥, 살코기와 우유, 푸른 잎 채소와 과일 등이다.

반면 자극성이 있는 식품의 섭취는 절대 금해야 한다. 술, 콜라, 커
피, 진한 녹차와 각종 매운 조미료로서 파, 생강, 마늘, 고추, 후추
등이다.

정신을 안정시키며 혈압을 내리게 하는 식품을 주로 먹는다. 즉 돼
지 염통, 미나리잎, 대추즙, 산사로 만든 식품, 오디, 벌꿀 등이다.
동맥경화 등 심혈관 질병이 있을 때 음식은 주로 잡곡을 먹으며 당
분 함량이 비교적 많은 과일의 섭취는 줄인다. 푸른 잎 채소를 많

이 먹으며 기름에 튀긴 것이나 기름진 음식, 흰설탕, 케이크, 과자,
당분을 함유한 기름에 튀긴 것이나 기름진 음식, 흰설탕, 케이크,
과자, 당분을 함유한 기타 음식의 복용은 삼가한다.
그 대신 생선과 콩제품을 많이 먹으며 동물의 뇌, 생선알, 계란노
른자위, 비계 있는 고기, 동물의 내장 등은 적게 먹어야 한다.

27

임신 구토를 다스리는
약선요법 6가지

임신 2~3개월에 메스꺼움과 구토, 어지러움, 가슴 답답함, 음식냄새를 맡을 수 없고 무엇이든지 먹기만 하면 토하는 증상을 임신구토 또는 입덧이라고 한다. 한의학에서는 이를 오저(惡阻)라고 하며주로 위가 허(虛)하여 소화가 되지 않거나 간의 열과 기가 역행함 으로써 빚어지는 현상으로 보고 있다. 이러한 임신 구토를 다스리는 약선요법을 소개하면 다음과 같다.

약선처방

1. 생강즙미음
생강즙 3~5방울을 미음에 섞어서 수시로 마신다.
이 약선은 특히 소음인 체질에 좋다.

2. 감꼭지차
감꼭지 10개를 물로 달여서 복용한다. 이 약차는 특히 태양인 체질에 좋다.

3. 잉어찜

재료 : 잉어 1마리(500g 이상되는 것).

만드는 법 : 잉어의 비늘과 내장을 제거하여 쟁반에 담아 찜솥에서
20~30분 가량 찐 뒤 먹는다. (조미료, 소금, 기름 등을
일체 쓰지 않아야 효과가 있다.) 이 약선은 특히 소양인
과 소음인 체질에 좋은 처방이다.

4. 수박즙

수박을 즙내어 마신다. 이 약즙은 특히 소양인과 태음인 체질에 효과
적이다.

5. 녹두차

녹두로 차를 끓여 마신다. 이 약차는 특히 소양인 체질에 효과적이다.

6. 녹두죽

재료 : 녹두 50g, 쌀 250g, 흑설탕 적당량.

만드는 법 : 녹두와 쌀을 씻어 함께 솥에 넣는다. 물을 적당히 붓고
센불로 일단 끓인 뒤 약한 불로 죽이 되게 끓인다. 죽기
되면 흑설탕을 넣어 잘 저은 뒤 먹는다. 이 약선 또한 소
양인 체질에 좋다.

☞ 약선 복용시 주의할 점

● 음식은 소화가 잘 되면서 영양이 풍부한 것을 원칙으로 한다.
충분한 당분과 비타민을 공급토록 한다. 즉 비스켓, 과즙, 벌꿀, 과

일잼, 빵, 케이크와 각종 과일 등이 좋다.

● 반응이 비교적 경미하면 계란, 동물의 간, 살코기, 생선, 새우와 콩
제품 등 단백질 식품을 적절히 먹도록 한다. 잉어가 비교적 좋은
치료 효과가 있다.

● 임신 구토가 아침에 비교적 심하면 마른 음식을 먹도록 한다.
구운 빵, 비스켓 등이다.

● 임신부에게 구토를 겁내지 않도록 용기를 복돋아주고 토하면 음식
을 다시 먹이며 긴장과 불안의 정서를 해소시켜주어야 한다.

● 기름지거나 딱딱하고 소화가 잘 안되는 튀김은 삼가해야 하고 술
과 자극성이 강한 매운 조미료도 역시 그 복용을 삼가해야 한다.

28

태루 하혈증을 다스리는
약선요법 6가지

태루 하혈이란 여성의 임신 3개월 이내에 음부에서 소량의 출혈이 있고 멎었다, 있었다 하면서 계속 되는 현상을 말한다. 이는 대부분 신기부족(腎氣不足) 또는 비위허약(脾胃虛弱)으로 태원(胎元)이 튼튼하지 못하거나 평소부터 몸의 양기가 거세 양기가 화(火)로 변해 아래로 혈해(血海)를 교란하면서 태기(胎氣)에 손상을 가함으로써 빚어지는 경우가 많다. 이러한 태루 하혈증을 다스리는 약선요법을 소개하면 다음과 같다.

약선처방

1. 황기진피편두 오색떡

재료 : 황기 200g, 진피 30g, 대추 500g, 신선한 편두 50g.

만드는 법 : 황기는 가루로 만든다. 대추는 씨를 발라내고 찢어놓는
다. 편두는 부수고 진피는 채로 썰어놓는다. 이상의 재료
를 함께 버무린 뒤 솥에 넣어 센불로 15~20분 정도 쪄내
면 된다.
이를 수시로 먹는다. 이 약선은 특히 소음인 체질에 좋다.

2. 아교죽

　재료 : 율무 100g, 아교 5g(부수어 놓는다).

　만드는 법 : 율무는 씻은 다음 물을 부어 죽으로 끓인다. 죽이 되면
　　　　　　 아교를 넣어 끓이면서 아교가 완전히 다 녹으면 먹는다.
　　　　　　 이 약선은 특히 태음인 체질에 좋은 처방이다.

3. 연잎죽

　재료 : 연잎 1장, 쌀 100g, 흑설탕 약간.

　만드는 법 : 연잎을 깨끗이 씻고 3cm 정도의 네모로 썰어 솥에 넣는
　　　　　　 다. 물을 적당히 붓고 센불로 끓인 뒤 약한 불로 10~15
　　　　　　 분 가량 더 끓인 다음 그 즙을 걸러놓는다. 쌀을 씻어서
　　　　　　 솥에 넣고 연잎즙을 붓는다. 흑설탕과 물을 적당히 더 부
　　　　　　 어서 죽으로 끓여 먹는다. 이 약선은 특히 태음인 체질에
　　　　　　 좋은 처방이다.

4. 생지황죽

　재료 : 신선한 생지황 250g, 쌀 75g.

　만드는 법 : 생지황을 채로 썰어서 물로 30분간 달여 그 즙을 걸러낸
　　　　　　 뒤 다시 한 번 더 달여서 그 즙을 걸러놓는다. 2회의 즙
　　　　　　 의 양은 200ml 정도면 된다. 쌀은 씻어서 죽으로 끓인
　　　　　　 뒤 여기에 생지황즙을 섞으면 된다. 먹을 때 설탕을 약간
　　　　　　 넣어도 된다. 이 약선은 특히 소양인 체질에 좋다.

5. 연근죽

　재료 : 늙은 연근 적당량, 쌀 100g, 흑설탕 약간.

만드는 법 : 연근은 씻어 얇은 편으로 썰어놓는다. 쌀과 연근, 흑설
　　　　　　탕을 함께 솥에 넣고 물을 적당히 부은 뒤 죽으로 끓이면
　　　　　　된다.
　　　　　　이 약선은 특히 태음인 체질에 좋다.

―――
6. 연근측백잎즙

재료 : 연근 250g, 생측백잎 60g.

만드는 법 : 측백잎은 찧어서 그 즙을 걸러놓는다. 연근은 껍질을 벗
　　　　　　기고 얇게 썰어서 솥에 넣는다. 그런 다음 물을 적당히
　　　　　　부어 센불로 일단 끓인 뒤 약한 불로 20~30분쯤 더 끓
　　　　　　여서 그 즙을 걸러 낸다. 이상 두가지 즙을 함께 섞어서
　　　　　　차 대신 수시로 마신다. 이 약선은 특히 태음인 체질에
　　　　　　좋은 처방이다.

☞ 약선 복용시 주의할 점

● 태루 하혈증이 비위허약(脾胃虛弱) 또는 신기부족(腎氣不足)에 속
하는 증상이면 자양(滋養)하고 보(補)하는 음식을 먹으면 된다.
그러나 지나치게 기름진 음식은 삼가하고 또한 날 것과 찬 음식은
피한다.

● 태루 하혈증이 혈열증(血熱症)일 때는 음식이 담백해야 한다.
맵고 자극성이 있는 식품은 피한다. 즉 건강, 파, 마늘, 고추, 술 등
이다.

● 증세가 허증(虛症)이든, 실증(實症)이든지간에 율무, 계피, 건강,
도인, 토끼고기, 산사, 동규자 등은 반드시 금기해야 한다.

29

산후 젖부족증을 다스리는 약선요법 9가지

해산한 뒤 젖이 매우 적거나 심지어 젖이 나오지 않는 경우를 결유(缺乳)라고 한다. 이는 대부분 기혈(氣血)이 모두 부족하여 유즙(乳汁)의 생성변화가 비정상적이거나 간울기체(肝鬱氣滯)로 경맥이 막혀서 빚어진다.

약석은 이 병의 조리와 치료에 매우 좋은 효과가 있다. 효과적인 약선요법을 소개하면 다음과 같다.

약선처방

1. 붕어탕

재료 : 붕어 1마리.

만드는 법 : 붕어의 비늘과 내장을 제거한 뒤 씻어서 돌냄비에 넣는다. 물만 붓고 소금 등 양념은 일체 넣지 않고 국물이 뿌연 색이 되게 끓여서 고기를 먹고 그 국물을 마신다. 이 약선은 특히 태양인 체질에 좋은 처방이다.

2. 당귀황기염소족탕

재료 : 염소 족 2개, 당귀 15g, 황기 30g.

만드는 법 : 이상의 재료를 탕으로 끓여서 먹는다. 이 약선은 특히 소음인 체질에 좋은 처방이다.

---

3. 황기염소간탕

재료 : 염소 간 500g, 황기 60g.

만드는 법 : 황기와 염소 간을 함께 끓여서 간과 그 국물을 모두 먹는다.

---

4. 잉어죽

잉어를 삶아서 살을 발라낸 뒤 쌀과 함께 죽을 끓여 아무 양념도 하지 않고 그대로 먹는다. 또다른 방법의 하나로 잉어 한 마리의 비늘과 내장을 제거한 뒤 얇게 썰어 솥에 넣고 물을 부어 끓인 뒤 그 즙을 걸러낸다. 그런 다음 찹쌀 50g으로 죽을 끓이다가 죽이 거의 다 되었을 때 잉어국물을 넣고 한소끔 더 끓여 완전히 죽이 되게 한다. 이를 매일 아침과 저녁으로 나누어 따뜻 하게 해서 먹는다. 이 약선은 특히 소양인과 소음인 체질에 좋은 처방이다.

---

5. 귤잎차

귤나무 잎 10g을 달여 마신다. 이 약차는 소음인 체질 에 특히 좋다.

---

6. 맥아생지황차

재료 : 생맥아 30g, 생지황 10g.

만드는 법 : 이상 두 가지를 물로 달여서 차 대신 마신다. 이 약차는 특히 소양인 체질에 좋다.

---

7. 돼지족탕

재료 : 왕불유행 5g, 돼지족 1개.

만드는 법 : 왕불유행을 분말로 만든다. 돼지족을 물에 끓인 뒤 그 국

물로 왕불유행을 복용한다. 이 약선은 소양인 체질에 특히좋다.

----

8. 두부죽여소족탕

재료 : 두부 500g, 죽여 250g, 표고버섯 50g, 소 족 1개, 조미료 약간.

만드는 법 : 소 족과 버섯에 파, 생강, 조미료와 물을 부어 끓여서 익으면 죽여, 두부를 넣고 함께 탕으로 끓인다. 이를 하루 3회로 나누어 먹으며 5일간을 계속한다. 이렇게 만들어진 약선은 특히 태음인 체질에 좋다.

----

9. 통초 돼지족탕

재료 : 돼지 족 2개, 통초 6g.

만드는 법 : 돼지 족과 통초를 함께 끓여서 먹는다. 또한 돼지 뼈 500g에 통초 6g을 넣어 끓여서 그 국물을 마셔도 된다. 이 약선은 소양인 체질에 특히 좋다.

☞ 약선 복용시 주의할 점

● 소화가 잘되고 영양이 많으며 젖이 나오게 하는 음식을 먹어야 한다. 국물을 충분히 마셔 유즙(乳汁)에 대한 수분공급을 제대로 해야 한다.

● 살코기, 콩제품, 계란류, 돼지 간, 돼지 염통, 생선, 팥, 완두콩, 수세미, 상추, 땅콩, 참깨, 잉어, 붕어, 돼지 족, 새우, 연어 등을 자주먹어야 한다.

● 차와 유동성 음식을 많이 먹는다. 즉 고깃국, 사골국, 각종 국종류 등이다.

● 맵고 자극성 있는 식품을 삼가한다.

30

산후 현운증을 다스리는
약선요법 8가지

산후 현운증은 산모가 분만한 뒤 갑자기 어지럽고 현기증이 나며 가슴이 두근
거리고 숨이 찬 증상이다. 심지어 의식이 혼미해지고 구토가 나는 경우도 있
다. 이는 대부분 혈기(血氣)의 허탈, 또는 혈어(血瘀)와 기(氣)가 역으로 치밀
어 오름으로써 빚어진다.

산후 현운증에 대한 응급처치는 한방과 양방의 구급법을 응용하면 된다. 일
단 항쇼크 처리를 한 뒤 기(氣)를 도우고 허탈을 돌이켜 다지며 혈액을 운행
시켜 어혈(瘀血)을 몰아내는 등의 방법으로 치료해야 된다.

여기에다 약선요법을 병행하면 질병 회복에 큰 도움이 된다. 효과적인 약선
요법을 소개하면 다음과 같다.

약선처방

1. 인삼소엽귤피탕

 재료 : 인삼 30g, 귤피 10g, 소엽 15g, 설탕 150g.

 만드는 법 : 이상의 재료에 물 3000ml를 부어서 끓인 뒤 차 대신 마
　　　　　 신다. 이 약선은 특히 소음인 체질에 좋다.

2. 오미자탕

재료 : 오미자 50g, 연육 · 산약 각각 6g, 설탕 100g.

만드는 법 : 이상의 재료를 물로 달여 가라앉힌 뒤 수시로 마시면 된다. 이 약선은 특히 태음인 체질에 좋은 처방이다.

3. 당귀염소고기탕

재료 : 염소고기 500g, 백출 25g, 황기 25g, 당귀 25g, 파, 생강, 소금, 맛술, 조미료 약간.

만드는 법 : 염소고기는 토막으로 썰어놓는다. 약재는 천주머니에 넣어 솥에 넣는다. 염소고기도 솥에 넣고 물을 적당히 붓는다. 먼저 센불로 끓이다가 약한 불로 바꾸어 염소고기가 푹 익으면 조미료를 넣어 국물과 고기를 먹는다. 하루 한 번씩 2회로 나누어 먹으며 3~4일간 계속 먹는다. 이 약선은 특히 소음인 체질에 좋은 처방이다.

4. 인삼생강즙죽

재료 : 쌀 50g, 인삼가루 · 생강즙 각각 10g.

만드는 법 : 쌀로 죽을 끓인 뒤 인삼가루와 생강즙을 섞어서 아침과 저녁에 먹는다. 이 약선 또한 소음인 체질에 특히 좋다.

5. 도인죽

재료 : 도인 15g, 쌀 50g, 흑설탕 약간.

만드는 법 : 도인은 찧어서 물에 담근 뒤 갈아서 그 즙을 걸러 놓는다. 도인, 쌀, 흑설탕을 함께 돌냄비에 넣고 물 450ml를

부어 약한 불로 죽이 되게 끓여 하루 2회씩 3~5일간 계속 먹는다. 이 약선은 특히 소음인 체질에 좋다.

---

6. 산사차 : 산사 적당량을 얇게 썰어 컵에 넣은 뒤 끓는 물을 부어 뚜껑을 덮어둔다. 약 3분간 기다렸다가 마시면 된다. 이 약선은 특히 소음인 체질에 좋은 처방이다.

---

7. 검은콩 홍화차

재료 : 검은 콩 30g, 홍화 6g.

만드는 법 : 이상의 두 가지 재료를 물로 달여 흑설탕을 조금 넣어 마신다. 이 약차는 특히 소양인 체질에 좋다.

---

8. 파죽

재료 : 찹쌀 250g, 파 적당량.

만드는 법 : 찹쌀로 죽을 끓인 뒤 파를 적당히 넣고 2~3회 더 끓이면 된다. 이를 자주 먹는다. 이 약죽은 소음인 체질에 특히 좋은처방이다.

☞ 약선 복용시 주의할 점

● 기혈부족과 허약으로 빚어진 경우 음식은 기혈을 보양하는 것을 중심으로 해야 한다. 일반적인 쌀, 밀가루 등의 주식과 채소, 과일 외에 당근, 산약, 고기국, 뼈국, 동물의 간 종류, 계란 종류를 많이 먹도록 한다.

● 혈어(血瘀)에 의해 빚어진 경우라면 담백하면서 정갈한 음식을 많이 먹어야 하고 너무 기름진 것이나 느끼한 음식의 복용은 삼가해야 한다.

31

산후 빈혈증을 다스리는
약선요법 4가지

산후 빈혈은 대부분 분만 중의 출혈과다로 빚어지게 된다. 가벼운 경우는 안색만 창백하고 그밖에 뚜렷한 증상은 없다. 그러나 심하면 얼굴이 누렇게 되고 부종이 나타나며 온몸이 무기력하다. 머리가 어지럽고 가슴이 떨리며 식욕이 없는 등의 증상이 나타난다.

이러한 산후 빈혈증에 약선요법은 매우 좋은 효과가 있다.

약선처방

1. 구기자 검은콩 돼지뼈국

재료 : 돼지 뼈 250g, 구기자 15g, 검은 콩 20g, 대추 10개.

만드는 법 : 이상의 재료를 함께 솥에 넣고 물을 적당히 부어서 푹 익도록 끓인 뒤 간을 하고 구기자, 검은 콩, 대추를 먹으며 그 국물을 마신다. 하루 한 번씩 15~30일간 계속한다. 이 약선은 특히 소양인 체질에 좋다.

2. 소피 두부탕

재료 : 두부 250g, 소 피 400g, 대추 10개.

만드는 법 : 이상의 재료를 찌개로 끓여 자주 먹으면 된다. 수시로 해
먹으면 좋다. 이 약선은 특히 태음인 체질에 좋다.

---

3. 아교 살코기탕

재료 : 소 살코기 100g, 아교 10g.

만드는 법 : 소 살코기를 돌냄비에 넣고 물을 적당히 붓는다.
약한 불로 끓여 익힌 뒤 아교를 넣어 녹여서 간을 한다.
국물과 그 고기를 먹는데 하루 건너 한 번씩 먹으며 20
일간을 1단계 치료과정 으로 한다. 이 약선은 특히 소음
인 체질에 좋은 처방이다.

---

4. 당귀 생강 염소고기탕

재료 : 당귀 30g, 생각 15g, 염소고기 250g.

만드는 법 : 당귀를 깨끗이 씻어 넓고 얇게 썰어놓는다. 염소고기는
끓는 물에 살짝 데쳐낸 뒤 5cm 길이, 2cm 두께의 토막
으로 썰어놓는다. 돌냄비에 물을 약간 붓고 염소고기를
넣는다. 그런 다음 당귀, 생강을 넣고 센불로 끓인 뒤 다
시 약한 불로 1시간 30분 정도 끓여 염소고기가 푹 익었
을 때 간을 하여 먹는다. 이 약선은 특히 소음인 체질에
좋은 처방이다.

☞약선 복용시 주의할 점

● 철분 함량이 풍부한 동물의 간과 기타 내장을 많이 먹는 것이 좋다.
● 생리적 가치가 높은 단백질 식품을 선택해서 먹는다. 우유, 생선,
계란 종류, 황두와 콩제품 등이다.
● 신선한 채소와 과일을 많이 먹는다.
● 날 것과 찬 음식은 복용을 삼가한다.

32

산후 복통을 다스리는
약선요법 5가지

산후 복통은 산모가 분만한 뒤 자궁 수축에 의해 유발된 복통으로 한의학에
서는 궁축통(宮縮痛), 또는 아침통(兒枕痛)이라고 한다.

임상에서는 복통 외에 늘 어지럽고 귀울림이 있으며 허리가 아픈 증상이 나
타난다. 안색은 창백하며 사지가 차갑다. 이는 대부분 혈허(血虛) 또는 한기
가 뭉쳐지고 혈어(血瘀)에 의해 빚어진다. 이러한 산후복통을 다스리는 약선
요법을 소개하면 다음과 같다.

약선처방

———

1. 백출황기닭탕

 재료 : 암탉 1마리, 황기 • 백출 • 백작약 • 대추 각각 30g.

 만드는 법 : 닭은 토막으로 잘라놓는다. 당귀, 백출, 백작약은 천으로
　　　　　　싸서 대추와 함께 솥에 넣고 토막으로 잘라놓은 닭도 넣
　　　　　　는다.

　　　　　　물을 적당히 부어 닭이 푹 익도록 끓인 뒤 약주머니를 건
　　　　　　져내고 소금, 조미료로 간을 하여 먹는다. 닭 한 마리를

2회로 나누어 먹으며 며칠간 계속한다. 이 약선은 특히
소음인 체질에 좋은 처방이다.

2. 익모초 생강 대추탕

재료 : 익모초 50g, 생강 30g, 대추 20g, 흑설탕 15g.

만드는 법 : 이상의 재료를 물로 달여 하루 1~2회 마시며 며칠간 계
속한다. 이 약선은 소음인 체질에 특히 좋다.

3. 건강 당귀 염소고기탕

재료 : 염소고기 400g, 건강 50g, 당귀 100g.

만드는 법 : 염소고기를 토막으로 썰고 당귀는 천으로 싼다. 고기와
약재 주머니, 건강을 함께 솥에 넣고 물을 적당히 부은
뒤 염소고기가 푹 익도록 끓인다. 약주머니를 건져내고
소금으로 간을 하여 고기와 그 국물을 마신다. 하루 한
번씩 4~5일간 계속한다.
이 약선은 소음인 체질에 특히 좋다.

4. 산사주

재료 : 산사육 15g, 흑설탕 50g, 약주 적당량.

만드는 법 : 이상의 재료에 물을 부어 끓인다. 하루 2~3회 잇따라
7~8일간 계속 복용한다. 이 약주는 특히 소음인 체질에
잘 맞는 처방이다.

5. 계피차

재료 : 계피 6g, 흑설탕 12g.

만드는 법 : 이상의 재료를 물로 달여서 하루 2~3회씩 잇따라 4~5일
간 계속 복용한다. 이 약차는 특히 소음인 체질에 좋다.

☞ 약선 복용시 주의할 점

● 산후 복통이 혈허(血虛)의 경우에는 양혈(養血)하고 기를 도우는 식
품을 많이 먹어야 한다. 오골계, 호두, 산약, 황기, 인삼 등이 좋다.

● 산후 복통이 한기가 뭉쳐지고 혈어(血瘀)의 경우에는 덥게 소통시
키면서 어혈(瘀血)을 해소하는 식품을 많이 먹어야 한다. 생강, 건
강, 산사, 계피, 익모초 등이 좋다.

33

산후 출혈을 다스리는
약선요법 5가지

산후 출혈이란 산모가 출산을 한 후 지속적으로 하체에서 소량, 또는 대량의 출혈이 있는 경우를 말한다. 이때는 어지럽고 무기력하며 잠을 많이 자고 식욕이 없다. 설사에 부종이 있으며 추위를 많이 타는 증상도 동반한다. 이러한 산후 출혈에 약선요법은 비교적 좋은치료 작용이 있다.

약선처방

1. 연잎가루

만드는 법 : 연잎을 잘게 썰어서 고소한 냄새가 나게 볶아 가루로 만든다. 매회 5g씩 따뜻한 물로 복용한다. 이 약선은 태반이 남아 있는 것과 어혈이 몸속에서 가로막고 있음으로써 출혈이 나타나는 증상에 효과적이다. 특히 태음인 체질에 잘 듣는다.

2. 산사익모초차

생산사 · 익모초 각각 50g, 흑설탕 100g. 이상 세 가지 재료를 물로

달여 마신다. 이 약선차는 어혈로 인한출혈에 효과가 있다. 특히 소음
인 체질에 잘 듣는다.

_____

3. 아교배

 재료 : 배 으깬 것 50g, 아교 3∼5g.

 만드는 법 : 아교를 물로 끓여 녹인 뒤 배 으깨어 놓은 것과 섞어서
　　　　　　따뜻할 때 먹는다. 이 약선은 산도(産道) 손상에 의해 빚
　　　　　　어진 출혈에 효과적이다. 체질적으로는 태음인 체질에
　　　　　　잘 듣는다.

_____

4. 어표죽 : 어표가루(생선부레) 3∼10g 지유 · 현삼 각각 10g을 미음
　　　　　에 타서 복용한다. 이 약죽은 특히 소양인 체질에 좋다.

_____

5. 곶감가루술

 재료 : 곶감, 약주 각각 적당량.

 만드는 법 : 곶감을 불에서 굽되 성분이 남게 태운 뒤 가루로 만든다.
　　　　　　이를 매회 6g씩 약주에 타서 마신다. 이 약주는 태양인
　　　　　　체질에 특히 좋다.

☞ 약선 복용시 주의할 점

● 출산 후 자궁 수축 불량으로 출혈이 나타나면 백합, 계란, 생선부
　레, 부추, 연잎꼭지가루, 식초, 잉어, 해마, 냉이 등을 먹도록 한다.

● 태반이 남아 있음으로써 출혈이 나타나거나 몸속에 어혈이 있는
　경우는 신곡, 흑설탕, 자고버섯, 토끼고기를 먹도록 한다.

● 산도(産道)의 손상으로 출혈이 있거나 혈열(血熱)로 인하여 출혈이

나타날 때는 미꾸라지, 검은 콩, 냉이, 앵두, 붕어 등을 먹도록 한다.

● 맵고 자극성이 있는 식품과 술, 담배를 금해야 한다.

34

어린이 오줌싸개를 다스리는
약선요법 5가지

어린이 오줌싸개는 3살 이하의 유아가 밤중에 소변을 가리지 못하는 일종의 질병이다. 대부분 가을과 겨울에 많이 발생하는 경향이 있다. 오줌싸개 증상을 가진 어린이의 경우 대부분 안색은 창백하고 정신이 위축되어 있다. 성격은 내성적이며 이따금씩 자책감을 나타내기도 한다. 한의학에서는 이를 두고 대부분 선천적인 신기부족(腎氣不足) 또는 비장의 폐기(肺氣)가 허(虛)하여 빚어진 것으로 보고있다. 이러한 어린이 오줌싸개를 다스리는 효과적인 약선요법을 소개하면 다음과 같다.

약선처방

1. 황기향부자 닭죽

재료 : 암탉 1마리, 쌀 120g, 황기 30g, 향부자 15g.

만드는 법 : 닭은 깨끗이 다듬어 뱃속의 황기, 향부자를 넣은 다음 함께 푹 삶아 익힌다. 그런 다음 닭의 뼈를 발라내고 살을 잘게 찢어놓는다. 약재의 건더기는 건져낸 뒤 닭고기에 쌀을 넣어 원국물로 죽을 끓인다. 죽이 되면 양념을 하고

수시로 먹는다. 이약선은 비장과 폐기(肺氣)가 허하여 빚
어진 오줌싸개 치료에 효과적이다. 특히 소음인 체질에
좋다.

---

2. 금앵자죽

금앵자 30g에 쌀을 적당히 넣고 끓여 먹는다. 이 약
선은 태음인 체질에 특히 좋다.

---

3. 호두소 콩팥탕

소 콩팥 2개와 호두알 50g을 함께 끓여서 자주
먹으면 좋다. 이 약선은 특히 태음인 체질에 좋은 처방이다.

---

4. 잔대황기탕

재료 : 황기 · 잔대 · 상표초 · 계내금 각각 10g.

만드는 법 : 이상 재료를 물로 달여 복용한다. 이 약선은 소음인체질
에 특히 좋다.

---

5. 연자육금앵자탕

연자육 6g과 금앵자 20g을 함께 달여 그 그즙을 차 대신 마신다.

☞ 약선 복용시 주의할 점

● 비장을 튼튼하게 하고 신장을 보하는 식품을 많이 먹도록 한다. 비
  장을 튼튼하게 하는 한약으로는 산약, 대추, 연자, 감인이 있고 비
  장을 튼튼하게 하는 식품으로는 표고버섯, 돼지고기, 돼지 밥통,
  돼지 뼈, 염소젖, 닭모래주머니, 오리모래주머니, 오리고기, 장어

등이 있다.

한편 신장을 보하는 한약은 토사자, 금앵자, 숙지황, 호두, 상표초 등이 있고 신장을 보하는 식품은 염소고기, 개고기, 생선 종류, 거북,자라, 돼지 콩팥 등이 있다.

● 저녁 식사 후에는 물을 많이 마시지 않아야 하고 잠자리에 들기 전에도 물의 섭취는 가능한 한 줄인다.

35

어린이 야윔증을 다스리는
약선요법 7가지

어린이 야윔증은 감적(疳積)이라고 하는데 감적(疳積)이란 바로적체(積滯)와
감증(疳症)의 총칭이다. 적체를 식체(食滯) 또는 식적(食積), 정식(停食)이라
고 하는데 이는 음식의 조절상실로 체내에 정체가 됨으로써 비장과 위장의
소화기능이 상실되는 것을 말한다.

감증(疳症)은 적체가 오래 되어 정기(正氣)를 소모하고 손상을 입힘으로써 얼
굴이 누렇고 야위며 헛배가 불러나오면서 점차 소화 불량의 현상이 나타나게
된다. 이 질병은 체중에 늘지 않거나 감소하는 것이 주요 특징이며 어린아이
에게 흔히 볼 수가 있는 감소하는 것이 주요 특징이며 어린아이에게 흔히 볼
수가 있는 만성질환 중 한가지이다. 한의학에서는 이를 대부분 비장이 허(虛)
하고 기(氣)가 약하거나 기혈(氣血)이 모두 부족하고 허(虛)하여 빚어진질병
으로 보고 있다. 이러한 어린이 야윔증을 다스리는 효과적인 약선요법을 소
개하면 다음과 같다.

약선처방

1. 맥아산사탕

　재료 : 초맥아 10g, 초산사편 3g, 흑설탕 약간.

만드는 법 : 이상의 재료를 물로 끓여서 차 대신 마신다. 소음인 체질
　　　　　에 특히 좋다.

───
2. 잔대 볶은 쌀차

재료 : 잔대 9~15g, 볶은 쌀 30g, 흑설탕 약간.

만드는 법 : 잔대와 볶은 쌀을 솥에 넣고 물 2000ml를 부어 700ml
　　　　　가 남게 달여서 흑설탕을 조금 넣어 차 대신 마신다. 이
　　　　　틀에 한 번씩 달이며 계속 4~5회를 달여 마신다. 이 약
　　　　　선은 특히 소음인 체질에 좋은 처방이다.

───
3. 산약율무죽

재료 : 산약 30~60g, 율무 30g, 찹쌀 약간.

만드는 법 : 산약과 율무를 각각 고소하게 볶아 가루로 만든 다음찹
　　　　　쌀로 죽을 끓여 먹는다. 이 약선은 특히 태음인 체질에
　　　　　좋은 처방이다.

───
4. 계내금분

만드는 법 : 계내금(닭모래주머니)1개를 불에 구워 말려 가루로 만든
　　　　　다. 이를 매회 0.6~0.9g씩 설탕물로 하루 3회 복용한
　　　　　다. 이 약선은 특히 소음인 체질에 좋다.

───
5. 계내금 사인죽

재료 : 계내금 6개, 귤껍질 마른 것 3g, 사인 2g, 쌀 50g, 설탕 약간.

만드는 법 : 계내금, 귤껍질, 사인을 건조시켜 분말로 만들어둔다. 쌀
　　　　　로 죽을 끓인 뒤 약재 가루와 설탕을 섞어서 좀더 끓인

뒤복용한다. 이 약선은 특히 소음인 체질에 좋다.

6. 호두 누에번데기찜

재료 : 호두살 100~150g, 누에 번데기 50g.

만드는 법 : 번데기를 약간 볶은 뒤 호두살과 함께 그릇에 담아서 찜
솥에서 푹 쪄내어 먹는다. 이틀에 한 번씩 5~7일간 계속
한다.

이 약선은 특히 태음인 체질에 좋은 처방이다.

7. 물엿꿀사과 : 물엿, 벌꿀로 사과를 삶아서 먹는다. 소음인 체질에
특히 좋은 약선이다.

☞ 약선 복용시 주의할 점

● 음식은 영양가가 많으면서 소화가 잘되는 음식을 먹으며 적게 자
주 먹는 것이 좋다.

● 날 것과 찬 과일, 기름진 음식의 복용은 삼가한다.

● 젖을 먹는 시기의 어린이 야윔증은 콩가루 끓인 것과 콩국, 대추
죽, 산약죽을 먹어야 한다.

● 음식은 적절해야 한다. 너무 많이 먹거나 너무 허기지지 않도록 하
고 각종 보약을 함부로 먹지 않아야 한다.

36

백일해(百日咳)를 다스리는
약선요법 8가지

백일해는 어린이에게 흔히 나타나는 급성호흡기 전염병으로 백일해 균에 의해 인후(咽喉), 기관(氣管)과 기관지 카다르성 염증 등을 유발하게 된다. 이는 한의학의 역해(疫咳) 범위에 속한다. 이 병은 진발성(陳發性)의 경련기침이 나고 기침 뒤에는 특수한 흡기성(吸氣性)의 거친 소리가 난다. 병세는 시일을 오래 끌며 좀체 낫지 않는 완고성이 그 특징이다.

한의학에서는 이 병을 대부분 외부로부터 침입한 역병(疫病)의 질병으로 본다. 입과 코를 통하여 폐(肺) 계통에 침입하여 폐의 기능을 상실되어 가래와 침이 기도(氣道)를 막아버림으로써 빚어진 것으로 본다.

이러한 폐결핵은 약선을 배합하여 초기에 치료하면 병의 기일을 단축시킬 뿐만 아니라 경련성 기침도 감소시킬 수가 있다. 효과적인 약선요법을 소개하면 다음과 같다.

약선처방

1. 패모배찜

재료 : 배 1개, 패모(貝母) 3g.

만드는 법 : 배는 씨 부분 속을 파내고 패모를 가루로 만들어 배속에
넣는다. 배 덮개를 단단히 덮은 뒤 그릇에 담아 찜솥에서
쪄내어 먹는다. 매일 한 번씩 3~5일간 먹는다. 이 약선
은 특히 태음인 체질에 좋은 처방이다.

2. 배추뿌리차

재료 : 배추 뿌리 2개, 흑설탕 30g.

만드는 법 : 배추 뿌리를 흑설탕과 함께 물로 달여서 그 즙을 복용한
다. 매일 3회씩 4~6일간 계속한다. 이 약선은 특히 소양
인 체질에 좋은 처방이다.

3. 무씨 가루 : 무 씨 6g을 분말로 갈아서 물에 타서 복용한다. 이약선
은 태음인 체질에 특히 좋다.

4. 백부탕 : 백부 9g을 물로 달여 복용한다. 이 약선 또한 태음인 체질
에 특히 좋다.

5. 마황행인죽

재료 : 마황 3g, 행인 9g, 상백피 20g, 패모 1g, 배 큰 것 1개를 편으
로 썰어놓는다.

만드는 법 : 이상의 재료를 주머니에 넣고 그릇에 담아 물을 적당
히 부은 뒤 30분간 쪄서 그 즙을 걸러낸다. (약주머니
를 물에 넣고 끓여서 그 즙을 걸러도 된다.) 걸러낸 즙에
쌀 100g을 넣고 물을 좀더 부은 뒤 죽으로 끓이면 된다.
이를 하루 2회 먹으며 3~5일간의 1단계 치료과정으로

한다. 이약선은 특히 태음인 체질에 효과적이다.

6. 은행상백피차

재료 : 은행 15g, 상백피 1.5g, 밤 15g, 흑설탕 30g.

만드는 법 : 은행, 상백피, 밤, 흑설탕을 함께 넣은 뒤 물을 부어 끓인
다. 이를 차 대신 마신다. 하루 한 번씩 끓여 2회로 나누
어 먹으며 며칠간 계속한다. 이 약선은 특히 태음인 체질
에 좋다.

7. 호박엿차

재료 : 과루인 30g, 호박엿, 30g, 옥수수 수염 6g, 흑설탕 30g.

만드는 법 : 과루인, 옥수수 수염, 호박엿을 솥에 넣고 물 500ml를
부어 250ml가 남게 끓인다. 그런 다음 흑설탕을 넣고 마
시면 된다.
이를 하루 한 번씩 10~15일간 복용한다. 이 약선은 특히
소양인 체질에 좋은 처방이다.

8. 참깨땅콩벌꿀탕

재료 : 참깨 50g, 땅콩 30g, 벌꿀 30g.

만드는 법 : 이상 세 가지 재료를 솥에 넣고 물을 적당히 부은 뒤 끓
여 익혀서 국물과 함께 깨와 땅콩을 먹는다. 하루 한 번
씩 3~5일간 계속한다.

☞ 약선 복용시 주의할 점

● 싱겁고 소화가 잘 되는 음식을 먹는다.

- 배즙, 무즙, 연근즙을 마시면 좋다. 마실 때는 벌꿀을 섞으면 더욱 좋다.
- 가지, 마늘, 무, 미나리, 작두콩, 편두, 콩나물 등 채소를 많이 먹으면 좋다. 또 배, 호두, 대추, 과일 등을 먹는 것도 좋다.
- 맵고 자극성이 있는 음식은 복용을 삼가하고 술, 담배도 금해야 한다. 기타 자극성 냄새도 피해야 한다.

37

어린이 배탈 설사를 다스리는
약선요법 10가지

배탈 설사는 대변 배출 횟수가 갑자기 증가하여 하루 3회 이상으로 물 같은 멀건 대변을 배설하는 동시에 열과 가벼운 구토 증세가 있는 경우를 말한다. 이 증상은 대부분 식상(食傷)과 습열(濕熱), 그리고 비장허약으로 빚어진다. 이러한 배탈 설사에 있어 약선요법은 좋은 효과를 나타내므로 임상에서 적극 활용하는 것이 좋다. 효과적인 약선요법을 소개하면 다음과 같다.

약선처방

1. 나복자죽

나복자를 볶아서 가루로 만들어 쌀과 함께 죽을 만들어 먹는다. 이 약선은 특히 태음인 체질에 좋은 처방이다.

2. 나복자 산약죽

재료 : 나복자 9g, 사군자 6g, 산약 · 설망 각 적당량

만드는 법 : 나복자와 사군자를 함께 물로 끓여서 그 즙을 걸러낸다.
　　　　　　 걸러낸 즙에 산약을 넣어 죽으로 끓이면 된다.

돌이 지나지 않은 유아는 10g을 2~3회로 나누어 복용시
키고 돌이 지난 유아는 적절히 양을 늘려서 3~5일간 계
속 복용하게 된다.

____

3. 당근산약탕

재료 : 싱싱한 당근 2개, 산약 15g, 흑설탕 약간.

만드는 법 : 이상 재료에 물을 적당량 부어서 달인 후 2~3회로 나누
어 복용한다. 2~3일간 계속 복용한다. 이 약선은 특히
태음인 체질에 좋은 처방이다.

____

4. 산사죽

재료 : 산사 30~40g(신선한 것은 60g), 쌀 100g, 설탕 100g.

만드는 법 : 산사는 물로 진하게 달여서 그 즙을 걸러낸 뒤 쌀과설탕
을 넣어 죽을 끓여 먹으면 된다. 이 약선처방은 고기 먹
고 식체된 경우에 먹으면 더욱 좋다. 특히 소음인 체질에
좋다.

____

5. 사과처방

신선한 사과를 깨끗이 씻어 껍질을 벗긴 뒤 수저로 긁어 먹는다. 또는
사과를 구워 익혀서 먹어도 효과가 있다. 이 약선은 특히 소음인 체질
에 좋은 처방이다.

____

6. 생율무 백두옹탕

재료 : 생율무 30g, 백두옹 15g, 기장 쌀과 설탕 각각 약간씩.

만드는 법 : 기장 쌀을 솥에서 볶아 튀밥이 되게 한다. 기장쌀 튀밥

6g을 생율무, 백두옹과 함께 물로 달인다. 복용할 때 설탕을 약간 넣어 마신다. 하루 한 번 끓여서 2~3회로 나누어 복용하며 며칠간 계속한다. 이 약선은 특히 태음인 체질에 좋다.

7. 인진귤피탕

재료 : 인진 10g, 귤껍질 10g.

만드는 법 : 이상의 재료를 물로 달여 차 대신 마신다. 이 약선은 비장을 튼튼하게 하고 설사를 멎게 한다. 특히 소음인 체질에 좋은 처방이다.

8. 백출염소고기죽

재료 : 염소고기 500g, 백출 500g, 쌀 250g.

만드는 법 : 염소고기는 푹 삶아서 다져 놓는다. 백출도 으깨어 놓는다. 염소고기를 삶은 국물에 쌀을 넣고 죽이 되게 끓인다. 죽이 거의 다 되었을 때 산약을 넣어 잠시 더 끓이면 된다. 하루 2회씩 먹는다. 이 약선은 특히 소음인 체질에 좋은 처방이다.

9. 창출편두죽

창출, 백편두, 쌀 각 적당량을 함께 넣은 다음 죽으로 끓이면 된다. 이 약선은 소음인 체질에 특히 좋다.

10. 삼출대추탕

재료 : 당삼 6g, 백출 9g, 대추 5개, 볶은 쌀 30g, 흑설탕 약간.

만드는 법 : 이상 재료를 함께 섞어 물 적당량을 붓고 달여서 복용한
다. 하루 한 번 끓여서 2~3일간 계속 복용한다. 이 약선
은 특히소음인 체질에 좋다.

☞ 약선 복용시 주의할 점

● 이 병은 탈수현상을 바로 잡은 후 충분한 수분, 영양을 공급해야
한다.

● 커피, 차, 그리고 탄산음료를 삼가하고 소화가 잘 안되는 음식은
먹지 않는다.

● 소화를 돕는 한약재인 계내금, 맥아, 복령, 산약 등을 가루로 만들
어 미음에 타서 먹어도 좋다.

38

유아의 식은땀을 다스리는
약선요법 9가지

유아의 식은 땀이란 날씨와 평소의 활동에 의해 자연적으로 나는 땀이 아닌
비정상적인 땀을 말하는 것으로 유아에게서 흔하게 볼수 있는 증상이다. 이
는 주로 기(氣)가 허약하여 표(表)를 튼튼하게 하지 못하거나 기혈(氣血)이 모
두 허(虛)하여 빚어지게 된다.

이 질환은 약선요법을 행하면 비교적 좋은 치료 효과를 거둘 수가 있다.

약선처방

1. 황기인삼 양고기탕

재료 : 황기 15g, 양고기 90g, 인삼 10g, 계지 15g.

만드는 법 : 양고기를 끓는 물에 잠깐 삶은 뒤 건져내어 찬물에 담궈
　　　　　노린내를 제거한다. 솥에 물을 붓고 끓으면 양고기와 세
　　　　　가지 약재를 넣어 함께 끓인다. 먹을 때는 간을 하고 국
　　　　　물과 고기를 먹는다. 이 약선은 특히 소음인 체질에 좋은
　　　　　처방이다.

2. 인삼황기차

인삼 3g, 황기 3g을 물로 달여서 그 물을 마신다.

이 약선은 특히 소음인 체질에 좋다.

3. 황기죽

재료 : 황기 20g, 쌀 50g.

만드는 법 : 먼저 황기를 물로 달여 그 즙을 적당량 걸러낸다. 그 즙에 쌀을 넣은 다음 죽으로 끓여서 먹으면 된다. 복용할 때는 설탕으로 간을 하여 하루 한 번씩 먹는다. 이 약선은 특히 소음인 체질에 좋다.

4. 맥생탕

재료 : 부소맥 30g, 생지황 10g.

만드는 법 : 이상 두 가지 재료를 함께 끓여 그 즙을 걸러낸 뒤 설탕을 넣어서 하루 3회 복용한다. 이 약선은 특히 소양인 체질에 효과적이다.

5. 황기대추계지죽

재료 : 계지 200g, 황기 60g, 대추 10개.

만드는 법 : 황기를 물로 달여 그 즙을 걸러낸다. 계지는 부수고 대추와 함께 황기즙으로 죽을 끓여서 먹으면 되는데 이때 설탕을 조금 가미하여 먹으면 된다. 이 약선은 특히 소음인 체질에 좋다.

6. 생맥음

재료 : 맥문동 30g, 오미자 15g, 인삼 10g.

만드는 법 : 이상의 재료를 물로 달여 즙 1000ml 를 걸러내 4회로 나
누어 복용하는데 하루 2회 마신다.

7. 녹두 밀탕

재료 : 녹두 15g, 부소맥 50g.

만드는 법 : 부소맥을 천으로 싼 후 녹두와 함께 끓인다. 녹두가 푹
익으면 콩을 먹고 그 국물도 마신다. 이 약선은 특히 소
양인 체질에 좋다.

8. 황기계지탕

재료 : 황기 60g, 계지 100g.

만드는 법 : 황기를 물로 달여 그 즙 1500ml를 걸러놓는다. 황기즙에
계지를 넣어 푹 끓여서 설탕으로 간을 하여 먹는다. 이
약선기즙에 계지를 넣어 푹 끓여서 설탕으로 간을 하여
먹는다. 이 약선은 소음인 체질에 특히 좋다.

9. 구기자 밀탕

재료 : 부소맥 30g, 구기자 30g.

만드는 법 : 부소맥을 천으로 싼 뒤 구기자와 함께 솥에 넣는다.
물을 적당히 붓고 달인 뒤 그 즙을 걸러내어 설탕을 타서
마신다. 하루 여러 번 복용해도 된다.
이 약선은 소양인 체질에 특히 좋다.

☞ 약선 복용시 주의할 점

환자의 구체적인 상황에 따라 비장을 튼튼하게 하고 기(氣)를 보하는 음식을 먹는다. 즉 산약, 대추, 감인, 황기, 표고버섯, 양고기, 개고기, 자라 등이 좋다.

매운 음식을 금한다. 매운 음식을 많이 먹으면 담(痰)이 생기고 피를 소모시킨다. 특히 (氣)가 허(虛)하고 신체의 표(表)가 튼튼하지 못하면서 기(氣)와 음(陰)이 모두 허한 사람은 더욱 먹지 말아야 한다.

39

야제(夜啼)를 다스리는
약선요법 5가지

유아는 낮에는 조용하다가 밤만 되면 간헐적으로 소리를 지르며 우는 경우를
말한다. 심지어 새벽까지 울기도 하는데 이를 유아 야제(幼兒夜啼)라고 한다.
이는 대부분 심열(心熱)이 있고 비장이 허(虛)하며 냉(冷)이 있거나 놀람과 경
기, 체기 등으로 빚어지기도 한다. 이러한 야제에 효과적인 약선요법을 소개
하면 다음과 같다.

약선처방

1. 죽엽차 : 이슬이 맺힌 대나무 잎 15~20편을 물로 달여서 약간 식혀
    마신다. 이 약차는 태음인 체질에 특히 좋다.

2. 팥탕 또는 팥죽 : 팥과 쌀을 적당량으로 해서 죽을 끓여 먹는다.
    이 약선은 소양인 체질에 특히 좋다.

3. 백합연자탕 : 껍질과 심을 뺀 연실 적당량과 백합 적당량을 합쳐서
    죽으로 끓인다. 그런 다음 설탕으로 간을 하여 매일
    1~2회 먹는다. 이 약선은 특히 태음인 체질에 좋다.

———

4. 묵은 생강차

재료 : 묵은 생강 10g, 흑설탕 15g.

만드는 법 : 묵은 생강을 채로 썰어 찻잔에 넣는다. 끓는 물을 찻잔에
부어 약 5분간 우려낸 뒤 흑설탕 약간을 넣고 잘 저어서
복용한다. 이 약선은 특히 소음인 체질에 좋다.

———

5. 백합산조인탕

재료 : 백합 50g, 산조인 15g.

만드는 법 : 백합과 산조인을 물로 달여서 따뜻할 때 마신다. 이약선
은 태음인 체질에 특히 좋다.

♣ 참고하세요 !

〈어린이 경기에 좋은 약선 4가지〉

증상 : 밤이면 울고 얼굴색이 검붉다. 두려워 하고 겁을 잘내며 소심하면서 걸핏
하면 놀란다. 혀는 태가 엷고 희며 맥박은 가늘고 미끄럽다.

치료법 : 심신을 안정시킨다.

약선처방

———

1. 연실차

연실 20개를 물로 달여 계속 마신다. 하루 2회 또는 연실죽을 먹으면
된다. 이 약차는 특히 태음인 체질에 좋다.

2. 산조인죽

만드는 법 : 산조인 30g(부순다)을 천으로 싼다. 쌀 50g을 산조인과
함께 솥에 넣고 물을 부어 죽으로 끓인다. 죽이 되면 약
주머니를 꺼내고 흑설탕을 조금 넣어서 뜨거울 때 먹는
다. 잠자기 전에 먹으면 더욱 좋다. 이 약선은 특히 태음
인 체질에 효과적이다.

3. 연실용안육죽

재료 : 연실, 용안육, 산조인, 쌀 각각 적당량.

만드는 법 : 이상의 재료를 죽으로 끓여서 먹을 때 설탕으로 간을하
여 먹는다. 하루 1~2회 복용한다. 이 약선은 태음인 체
질에 특히좋다.

4. 벌꿀백출찜 : 백출 15g을 벌꿀로 찌거나 흑설탕으로 끓여서 먹는
다. 이 약선은 소음인 체질에 특히 좋다.

☞ 약선 복용시 주의할 점

● 음식은 유제품을 위주로 한다. 심장에 열이 있으면 소량의 과즙을
첨가하여 대변을 시원하게 배출하도록 한다. 그러나 양이 너무 많
아서는 좋지 않다.

● 날 것과 차가운 것, 기름진 것을 삼가한다.

40

육아 염식증(밥 안먹는 증세)을
다스리는 약선요법 8가지

유아의 식욕감퇴 또는 식욕결핍이 주요 증상인 경우를 유아 염식증(厭食症)이라고 한다. 이는 대부분 체증(滯症)이나 비장과 위장의 허약, 그리고 습(濕)이 비장과 위장을 에워싸 빚어진 경우가 많다. 그중에서 적체증(積滯症)이 가장 흔한 증상이다. 이러한 육아의 식욕감퇴를 다스리는 약선요법을 소개하면 다음과 같다.

약선처방

1. 곡아산사산

재료 : 곡아, 산사, 사인, 지각 각각 같은 양.

만드는 법 : 이상의 재료를 가루로 만들어 하루 2~3회, 매회 1.5g씩
복용한다. 이 약선은 특히 소음인 체질에 좋은 처방이다.

2. 계내금산

계내금을 기와에서 구워 말리거나 불에 구워 말린 뒤 고운 가루로 만들어 적당량을 더운 물로 복용한다. 또는 산사 30g을 달여 함께 복용하거나 백출 30g, 아니면 산약 60g을 달여 계내금과 함께 복용하면

된다. 이 약선은 특히 소음인 체질에 좋다.

___

3. 산사생강차

재료 : 산사 10g, 생강 10g, 흑설탕 5g.

만드는 법 : 이상의 재료를 물로 달여서 그 즙을 마신다. 이 약차는
특히 소음인 체질에 좋다.

___

4. 신곡맥아차

재료 : 신곡 10g, 맥아 15g, 구기자 15g.

만드는 법 : 이상의 재료를 물로 달여서 그 즙을 마신다. 이 약차는
특히 소양인 체질에 효과적이다.

___

5. 연살찹쌀떡

재료 : 찹쌀가루 · 산약가루 · 설탕 각각 250g 복령 · 감인 · 연실
각각 100g.

만드는 법 : 연실은 심을 제거한 후 복령, 감인과 함께 불에 구워 말
린 뒤 가루로 만든다. 위의 가루에 찹쌀가루, 산약가루,
설탕을 넣고 골고루 잘 버무린 뒤 작은 떡으로 만들어 솥
에서 쪄낸다.
이를 매일 공복시 몇개씩 먹으며 8~10일간 계속한다.

___

6. 귤피 붕어탕

재료 : 붕어 한 마리, 생강 30g, 귤 껍질 10g, 후추 1개.

만드는 법 : 붕어는 비늘과 내장을 제거하고 씻어놓는다. 파, 생강은
얇게 썬 다음 다른 약재와 함께 천으로 싸서 붕어 뱃속
에넣는다. 붕어를 솥에 넣고 물을 적당히 부은 뒤 약한

불로 끓여익힌다. 그런 다음 소금, 파를 약간 넣고 간을
하여 공복 때 고기와 국물을 먹고 마신다. 이를 하루 한
번 끓여서 2회로 나누어 먹으며 며칠간 계속한다.

---

7. 산약편두떡

재료 : 신선한 산약 200g, 편두 신선한 것 50g, 진피채 3g, 대추살
500g.

만드는 법 : 먼저 산약의 껍질을 벗기고 편으로 얇게 썰어둔다.
대추살을 다친 뒤 산약, 편두, 진피채와 버무려 솥에서
떡으로 쪄낸다. 아침마다 50~100g을 먹는다.

---

8. 계내금백출대추떡

재료 : 대추살 250g, 생강 60g, 생계내금 60g, 백출 120g, 계피 9g,
설탕 약간.

만드는 법 : 이상의 약재를 불에 구워 말린 뒤 가루로 만든다.
가루로 만든 것에 밀가루와 설탕을 섞어 작은 떡을 빚어
서 솥에서 구워낸다. 이를 하루 2~3회, 매회 2~3회씩
공복 때 먹으며7~8일간 계속 먹는다.

☞ 약선 복용시 주의할 점

● 소화가 잘되는 음식과 신선한 야채와 과일을 많이 섭취한다.

● 과음 과식을 삼가하고 생 것과 냉하고 기름진 식품을 많이 먹지 말
아야 한다.

● 소화를 촉진하고 위장을 활성화 시키는 한약재를 많이 먹는다.
즉 계내금, 산사, 엿기름, 복령, 산약 등을 가루로 만들어 죽 또는
쌀미음에 섞어서 먹으면 된다.

41
급성결막염을 다스리는
약선요법 4가지

급성 결막염은 세균과 병독(病毒)으로 빚어진 급성 눈병으로 속칭 홍안병(紅眼病)이라고도 한다. 이 병은 안 결막이 급성으로 충혈되고 안검(眼瞼)이 뻘겋게 부어오르면서 눈이 뻣뻣하고 건조하여 통증이 나타난다. 밝은 빛을 두려워 하고 눈물이 나오며 분비물이 많아지는 것이 주요한 특징이다.

이는 한의학의 폭발화 안병(暴發火 眼病)의 범주에 속하며 대부분 풍열(風熱)과 열독(熱毒)에 의해 빚어진다. 이 질병에 대하여 약선요법을 행하면 비교적 좋은 치료작용이 있다. 효과적인 약선요법을 소개하면 다음과 같다.

약선처방

___
1. 들국화 시금치탕
재료 : 시금치 씨앗 9g, 들국화 9g.
만드는 법 : 이상의 재료를 물로 달여서 그 즙을 수시로 마신다.

___
2. 포공영탕
신선한 포공영 60~120g을 물로 달여 그 즙을 수시로 마신다.

3. 구기차전초탕

재료 : 신선한 구기자 나무 새싹 30g, 신선한 차전초 30g, 뽕나무잎
      60g.

만드는 법 : 이상의 재료를 물로 달여서 그 즙을 수시로 복용한다.

4. 구기자잎탕

구기자 잎을 물로 달여서 자주 마신다.

☞ 약선 복용시 주의할 점

● 싱겁고 성질이 차가우며 냉한 음식을 먹는다. 즉 신선한 과일류와
과즙 등이 좋다. 또 풍(風)을 몰아내고 열을 내리며 해독하는 한약
을 달여 먹는다. 즉, 은화, 포공영, 뽕잎, 국화 등이 효과적이다.

● 술, 담배를 금한다.

● 맵고 자극성이 있는 음식과 기름으로 튀기고 볶은 음식의 복용을
삼가한다.

42
야맹증을 다스리는
약선요법 4가지

야맹증은 비타민 A 결핍으로 빚어진 눈병이다. 이는 한의학의 계안(鷄眼) 범위에 속하며 대부분 간장과 신장의 기능 허약으로 발생한다. 이 질병의 임상 증상은 눈물이 점차 줄어들고 밤이 되면 사물이 모호해진다. 심지어 보이지 않는 경우도 있다.

일부 환자에게는 피부 건조와 비늘, 비듬이 떨어지기도 하고 혀는색깔이 엷고 태는 적으며 맥박은 가늘고 뻣뻣하다.

치료법 : 간장과 신장을 자양하고 보하는 방법을 쓴다.

약선처방

———
1. 당근 처방

당근을 생식하거나 익혀서 수시로 먹는다.

———
2. 닭간 처방

닭간을 익혀서 양념에 찍어 먹는다. 하루 한 번씩 자주 먹으면 좋다.
이 약선은 특히 소음인 체질에 좋다.

3. 돼지간탕

 재료 : 돼지 간 100g, 계란 2개, 파 흰대공 약간.

 만드는 법 : 돼지 간을 얇게 썰고 물을 부어서 푹 끓인다. 돼지 간이
　　　　　　 익으면 파와 양념을 하고 계란을 풀어넣은 뒤 복용한다.
　　　　　　 이약선은 특히 소양인 체질에 좋다.

4. 소간탕

소 간을 익혀서 양념에 찍어 먹는다. 하루에 한번씩 자주 먹으면 좋
다. 이 약선은 특히 태음인 체질에 좋다.

☞ 약선 복용시 주의할 점

● 동물 간을 많이 먹으면 양혈(養血)하고 눈을 밝게 하는 효능이 있
　다. 돼지 간, 염소간, 닭 간, 생선 간 등이 좋다.

● 비타민 A가 풍부한 채소와 콩 종류를 많이 먹는다. 당근, 토마토,
　메주콩 등이 좋다.

● 맵고 자극성이 있는 음식을 삼가한다. 즉 양파, 부추, 고추, 마늘
　등이다.

43

노인성 백내장을 다스리는
약선요법 4가지

노인성 백내장은 안구(眼球) 수정체가 나이가 많아짐에 따라 일부분, 또는 전부 혼탁하여 빚어진 시력장애이다.

임상에서는 시력감퇴로 눈앞에 안개가 낀 것처럼 사물이 혼미하게 보인다. 심하면 실명까지 하게 된다. 이는 한의학의 여은내장(如銀內障)의 범주에 속하며 대부분 신음(腎陰)이 부족하고 허약하며 간장과 비장 또한 허약하여 빚어진 질환에 속한다. 이러한 노인성 백내장을 다스리는 효과적인 약선요법을 소개하면 다음과 같다.

약선처방

―――

1. 황정구기자탕

　재료 : 황정(둥글레) 15g, 구기자 9g, 국화 3g, 진피 9g, 흑설탕 적당량.

　만드는 법 : 이상의 재료를 하루 한 번씩 달여서 복용하며 10~15일
　　　　　　　을 1단계 치료과정으로 한다.

2. 향부자닭찜

재료 : 향부자 15g, 닭 1마리, 맛술, 생강, 파, 후추가루, 조미료, 소금 각 약간씩.

만드는 법 : 닭은 깨끗이 다듬어놓고 파는 토막으로 썰어두며 생강은 얇게 썰어둔다. 향부자를 닭 뱃속에 넣은 뒤 솥에 담는다. 물과 파, 생강, 맛술 등도 넣고 센불로 일단 끓인 뒤 약한 불로 푹익도록 끓인다. 그런 다음 간을 하면 된다. 닭고기와 향부자를 먹고 그 국물을 마신다. 이 약선은 특히 소음인 체질에 좋다.

3. 구기자돼지고기볶음

재료 : 구기자 100g, 돼지 살코기 300g, 파, 송이버섯, 맛술, 간장, 소금, 조미료 각 적당함.

만드는 법 : 돼지고기는 적당한 크기로 썰어둔다. 모든 재료를 함께 솥에 넣고 물을 약간 부어서 끓인다. 익으면 후추가루를 조금 넣어 반찬으로 먹으면 된다. 이 약선은 특히 소양인 체질에 좋다.

4. 토사자죽

재료 : 결명자 9g, 산약 30g, 토사자 9g, 맵쌀 60g, 흑설탕 약간.

만드는 법 : 결명자, 산약, 토사자를 천으로 싼 뒤 솥에 넣는다. 여기에 물 2500ml를 부어서 1500ml 가 되게 달여서 그 즙을 걸러놓는다. 약즙에 쌀, 흑설탕을 넣고 죽이 되게 끓여 먹는다. 이를 매일 한 번씩 15~20일간 복용한다.

이 약선은 특히 태음인과 소양인체질에 좋다.

☞ 약선 복용시 주의할 점

● 단백질이 풍부한 음식을 먹는다.

● 간장과 신장을 보하고 눈을 밝게 하는 한약을 끓여먹는다. 구기자,
둥굴레, 국화, 결명자, 토사자 등이 좋다.

● 맵고 자극성이 있는 음식의 복용은 삼가한다.

44

이명(耳鳴)을 다스리는
약선요법 5가지

이명(耳鳴)은 환자 자신의 자각증상으로 한쪽 또는 양쪽 귓속에서 소리가 울리는 증상을 말한다. 소리의 크기는 일정하지 않다. 큰소리는 마치 파도가 치는 듯하고 종과 북이 울리는 듯 하기도 하다. 작은 경우는 매미가 우는 소리, 혹은 피리 소리가 들리는 듯도 하다.

한의학에서는 이를 두고 대부분 간담(肝膽)의 화(火)가 역으로 치밀어 오른 것과 비위(脾胃)의 담화(痰火)가 위로 치솟아 오름으로써 빚어진다고 본다. 또 신장이 허(虛)하여 귀를 온전하게 하지 못함으로써 빚어진 질환으로 본다. 이러한 이명증을 다스리는 효과적인 약선요법을 소개하면 다음과 같다.

약선처방

1. 국화죽

재료 : 국화가루 10~15g, 쌀 60g.

만드는 법 : 이상의 재료를 매일 한 번씩 죽을 쑤어 여러날 동안 복용
한다. 이 약선은 특히 태음인 체질에 좋다.

2. 시호치자화분탕

재료 : 시호 9g, 치자 9g, 천화분 18g, 설탕 약간.

만드는 법 : 시호, 치자, 천화분 등 세 가지 약재를 물로 달여 그즙을 걸러낸 뒤 설탕을 섞어서 한 번 더 끓여 먹는다. 하루 한 번씩 7~8일간을 1단계 치료과정으로 한다. 이 약선은 특히 소양인 체질에 좋다.

3. 미나리쌀죽

재료 : 미나리 뿌리째 120g, 진피 9g, 복령가루 15g, 쌀 250g.

만드는 법 : 미나리를 뿌리째 잘게 썰어 넣고 쌀과 진피를 함께 넣어 죽을 끓인다. 죽이 거의 다 되었을 때 복령가루를 넣고 한번 더 끓이면 된다. 이를 매일 한 번씩 끓여 아침과 저녁으로 먹으려 며칠간 계속한다.

4. 산수유돼지고기탕

재료 : 산수유 9g, 보골지 9g, 지모 9g, 구판 18g, 돼지 살코기 90g.

만드는 법 : 약재를 천으로 싸서 솥에 넣고 물을 부어서 달인뒤 약주머니를 건져낸다. 돼지고기를 잘게 썰어서 물을 부어서 달인뒤 약주머니를 건져낸다. 돼지고기를 잘게 썰어서 약즙에 넣고 끓인 뒤 고기와 국물을 마신다. 하루 한차례씩 7~8일간을 계속한다.

이 약선은 특히 소양인 체질에 좋다.

5. 검은콩개고기탕

재료 : 개고기 250g, 검은 콩 60g.

만드는 법 : 개고기와 콩을 함께 솥에 넣고 물을 부어서 푹 익힌 뒤 아
침과 저녁으로 나누어 먹는다. 하루 건너 한 번씩 2~3주
간 동안 계속한다. 이 약선은 특히 소음인 체질에 좋다.

☞ 약선 복용시 주의할 점

● 돌발성 이명은 간담(肝膽)의 화기(火氣)가 역으로 치솟아 오르
거나 비위(脾胃)의 담화(痰火)가 위로 상승되어 빚어진 것이다.
따라서 그 치료는 간을 맑히고 눈을 밝게 하며 비장을 튼튼하게 하
여 가래를 삭혀야 한다. 또 위를 맑히며 화(火)를 배설시키는 한약재
를 달여 먹어야만 한다. 주로 국화, 시호, 치자, 연실, 복령 등이다.

● 만약 신장이 허(虛)하여 빚어진 이명이면 신장을 자양하고 귀를 영
특케 하는 한약재를 달여 먹어야 한다. 주로 산수유, 보골지, 지모,
구기자, 구판 등이다.

● 맵고 자극성이 있는 식품은 금기한다. 즉 파, 마늘, 부추 등이다.

● 술, 담배를 절대 금해야 한다.

45

인후염을 다스리는
약선요법 6가지

인후염은 급성과 만성 두 종류로 분류된다. 급성 인후염은 목 부위가 폭넓게 벌겋게 부어오르는 것이 주요한 증상이다.

이는 한의학의 후비(喉痺) 범주에 속한다. 만성 인후염은 급성 인후염의 반복 발작으로 인하여 인후의 점막이 충혈되고 점막 아래 임파조직이 비대해지면서 발병한다. 이는 인후 부위에 이물질이 들어있는 느낌이 드는 것이 주요한 증상이다. 이러한 인후염은 한의학의 매핵기(梅核氣)범주에 속한다. 이 병은 대부분 풍열(風熱)이 인후에 침입하고 폐열(肺熱)에 음(陰)이 손상되면서 빚어지는 것이다.

약선으로 이 병을 치료하면 비교적 좋은 치료 효과를 거두게 된다.

약선처방

1. 녹두죽

녹두와 쌀을 똑같은 양으로 죽을 쑤어 먹는다. 이 약선은 특히 소양인 체질에 좋다.

2. 팥죽

쌀과 팥을 같은 양으로 하여 죽을 쑤어 먹는다.

3. 길경패모죽

재료 : 길경 12g, 패모 6g, 상백피 9g, 쌀 60g.

만드는 법 : 이상의 약재를 천으로 싸서 물로 달이고 그 즙을 걸러둔
다. 쌀을 약즙에 넣고 죽을 끓여 먹는다. 매일 한 번씩 여
러 날 계속한다. 이 약선은 특히 태음인 체질에 좋다.

4. 청과즙

푸른 과일 신선한 것을 깨물어서 입안에 과즙을 가득 채운 뒤 타액과
함께 천천히 삼킨다. 몇분이 지난 뒤 다시 과즙을 삼키면 된다. 푸른
과일 1개의 과즙을 삼키기도 하는데 오전과 오후 각 한 번씩 식후에
한다. 이 방법은 자주 응용해야 효과를 볼 수 있다.
이 약선은 특히 소양인 체질에 좋다.

5. 현삼생지황차

재료 : 현삼 15g, 생지황 9g, 감초 3g.

만드는 법 : 이상 세 가지 약재를 물로 달여서 그 즙을 차 대신 마신
다. 이 약선은 특히 소양인 체질에 좋다.

6. 죽엽맥문동녹차

재료 : 신선한 대나무 잎 10~15쪽, 맥문동 6g, 녹차 0.5~1g.

만드는 법 : 이상의 재료를 끓는 물에 우려내어 차 대신 마신다.
이 약선은 특히 태음인 체질에 좋다.

☞ 약선 복용시 주의할 점

● 급성 인후염은 찬 성질의 음식을 먹어야 한다. 특히 과즙을 많이 마시도록 한다. 아이스크림, 얼음에 채운 우유, 얼음물 등 음료를 마시면 된다.

● 급성 인후염일 때는 소화가 잘 되는 음식을 먹어야 하며 기름 지고 굽고 태운 음식의 복용을 삼가한다.

● 만성 인후염일 때는 싱겁고도 시큼하며 달고 음(陰)을 자양시키는 작용을 지닌 음식을 먹도록 한다. 즉 과일, 신선한 채소, 대추, 푸른 과일 등이다. 특히 음(陰)의 진액이 부족하면 매일 사삼과 맥문동을 끓는 물에 우려내어 차 대신 마신다.

● 술, 담배와 맵고 조열(燥熱)이 있으며 자극성이 있는 식품의 복용은 금기한다. 고추나 후추 등은 좋지 않다.

46

급성 편도선염을 다스리는
약선요법 3가지

급성 편도선염증의 원인 발병 원인은 대체로 급성 인후염과 같다. 주로 연구균과 포도상구균이 편도선에 침입하여 충혈이 되면서 붓고 분비물이 스며 나오는 등의 병리적 변화가 나타난다.

이 병은 비교적 급촉하게 발병되는데 처음에는 추위를 타다가 이어서 열이 나게 된다. 체온이 39~40℃까지 오르기도 한다. 환자는 목의 통증을 심하게 느끼는데 무엇을 삼킬 때면 더욱 심하게 아파온다. 동시에 온몸이 개운하지 못하다. 검사를 해보면 인후 부위가 충혈되어 시뻘건색을 띠고 있고 편도선 전체가 부어 있으며 충혈도 되어 있다. 또 인후 윗면에 하얀 반점이 있거나 노란색을 띤 염증의 분비물이 흐르기도 한다. 턱 아래에서 크게 부어오른 임파결(淋巴結)을 만질 수가 있다.

이는 한의학의 유아(乳蛾)와 후아(喉蛾)의 범주에 속한다. 대부분 폐(肺)와 위(胃)에 있는 울열(鬱熱)이 외부로부터 침입한 사기(邪氣)에 의해 빚어진다.

따라서 그 치료는 풍(風)을 흐트리고 열을 내리며 폐(肺)를 맑히고 해독을 시켜야 한다. 또 통증을 해소하고 부어오른 것을 가라앉히는 것을 주요 방법으로 삼고 있다.

이러한 치료에 있어 약선요법은 뚜렷한 치료 효과가 있다.

약선처방

----

1. 우방뿌리차 : 신선한 우방 뿌리 60g을 물로 달여 날마다 여러번 마
   신다. 이 약선은 특히 소양인 체질에 좋다.

----

2. 포공영죽

 재료 : 포공영 40~60g(신선한 것은 60~90g), 쌀 50~100g.

 만드는 법 : 포공영을 잘게 썰고 물로 달여서 그 즙을 걸러놓는 다.
             포공영즙에 쌀을 넣고 멀건 죽을 끓인다. 죽은 멀건할
             수록 좋다. 3~5일간을 1단계 치료과정으로 하고 매일
             2~3회씩 따뜻하게 해서 복용한다. 이 약선은 특히 태음
             인 체질에 좋다.

----

3. 녹두죽

 재료 : 녹두와 쌀 각 적당량.

 만드는 법 : 논두와 쌀로 죽을 끓여 먹는다. 이 약선은 소양인 체질에
             특히 좋다.

☞ 약선 복용시 주의할 점

● 음식은 싱겁고 담담해야 하며 식품의 성질은 차갑고 냉한 것이 좋
  다. 국수나 쌀죽, 신선한 과일, 참외, 수박과 과즙, 얼음에 재운사
  이다. 우유, 신선한 연근즙, 신선한 갈대뿌리즙, 배추즙 등이 좋다.

● 맵고 자극성이 있는 식품과 기름에 튀기고 구운 음식의 복용은 삼
  가한다.

● 술, 담배를 금한다.

47
성대질환을 다스리는
약선요법 4가지

이 병은 목이 쉬는 것이 주요 증상이다. 종종 갑자기 냉기(冷氣)를 받았거나 과로한 후에 발생한다. 또 무리한 발성과 목소리를 과도하게 사용했거나 유해물질을 흡입함으로써 빚어지기도 한다.

한의학에서는 이 병을 대부분 담(痰)과 열(熱)이 얽혀진 채 막아서거나 폐(肺)의 조열(燥熱)로 진액이 적어서 발병한다고 본다. 약선요법은 이 병에 대하여 비교적 좋은 치료작용이 있다. 효과적인 약선요법을 소개하면서 다음과 같다.

약선처방

1. 굴피탕
굴껍질 9g을 물로 달여서 자주 마신다. 이 약선은 특히 소음인 체질에 좋다.

2. 생강대추즙
재료 : 생강 30g, 대추 30g, 당귀 15g.
만드는 법 : 생강과 대추, 당귀를 얇게 썰어서 그 즙을 짜 낸뒤 자주

입안에 품고 있다가 천천히 삼킨다. 이 약선은 특히 소음
인 체질에 좋다.

———

3. 무화과차 : 무화과 2개를 끓는 물에 우러내어 차 대신 마신다.

———

4. 현삼생지황탕

　재료 : 현삼 12g, 생지황 12g, 전호 10g.

　만드는 법 : 이상의 약재들을 물로 달여서 그 즙을 마신다. 이 약선은
　　　　　　특히 소양인 체질에 좋다.

☞ 약선 복용시 주의할 점

● 싱겁고 담담한 유질(流質)음식 또는 반유질 음식을 먹는다. 미음이
　나 연근가루, 귤즙, 배즙, 무즙, 국화차 등이다.

● 술, 담배를 금한다.

● 자극성이 있고 비리며 매운 식품의 복용을 삼가한다. 고추, 파,후
　추, 마늘, 생강, 새우, 조기 등이다.

● 비타민과 수분이 많은 신선한 채소와 과일을 많이 먹는다.

48

병독성 간염을 다스리는
약선요법 9가지

　병독성 간염이란 간염 병독에 의해 유발되는 질병이다. 병원성으로 분류하면 최소한 A형과 B형, 그리고 A형도 아닌 B형도 아닌 C평과 D형 등으로 분류된다.

　임상에서는 급성과 만성, 그리고 중증과 어담형(瘀膽型) 간염 등 네 가지 종류로 나눌 수 있다. 이 병은 주로 입을 통하여 전염된다.

B형 간염은 특히 병독이 있는 혈액의 수혈이나 제품으로 전염되고 있다.

　주요 증상은 식욕감퇴가 나타나고 메스꺼우며 간 부위에 더부룩한 통증이 있다. 복부 위쪽이 더부룩하고 기력이 없으며 발이 시큰하며 간기능이 손상된다. 일부 환자에게서는 황달과 열이 나고 설사와 화를 잘 내는 등의 특징도 나타낸다.

　한의학적 관점에서 보면 이 병은 황달이나 적취(積聚), 울증(鬱症) 의 범주에 속한다. 대부분 습열(濕熱)이 뭉쳐지고 간장과 비장의 조화상실이 원인이 되기도 하고 기(氣)가 적체되고 피가 어혈(瘀血)됨으로써 발생하기도 한다.

　이러한 병독성 간염에 대하여 약선요법은 매우 중요한 보조치료법이다. 환자의 증상에 대한 개선과 신체의 건강회복에 있어 특별한 작용을 하기 때문이다. 효과적인 약선요법을 소개하면 다음과 같다.

약선처방

----

1. 오이껍질탕

　재료 : 오이껍질 적당량.

　만드는 법 : 오이 껍질을 물로 달여 그 즙을 마시거나 오이 뿌리를 찧
　　　　　　 어서 그 즙을 짜내어 매일 아침마다 따뜻하게 해서 한 컵
　　　　　　 씩마신다. 이 약선은 특히 소양인 체질에 좋다.

----

2. 호박탕 : 호박 500g을 물로 달여서 즙 1500ml를 걸러내어 3회로
　　　　　 나누어 마신다. 이 약선은 소양인과 태음인 체질에 특히
　　　　　 효과적이다.

----

3. 수박껍질팥탕

　재료 : 수박껍질 · 팥 · 무근 각각 50g.

　만드는 법 : 이상의 세 가지를 물로 달여 하루 한 번씩 그 즙을 마신
　　　　　　 다. 5~7일간을 1단계 치료과정으로 한다. 체질적으로
　　　　　　 볼 때 이 약선은 소양인과 태음인 체질에 좋은 처방이다.

----

4. 인진죽

　재료 : 인진 적당량, 쌀 100g.

　만드는 법 : 인진쑥 30~45g에 물 200ml를 부어 100ml가 되게 달여
　　　　　　 서 그 즙을 걸러놓는다. 쌀에 물 600ml와 인진쑥즙을 부
　　　　　　 어 죽을 끓인 뒤 설탕을 타서 먹는다. 하루 2~3회를 먹
　　　　　　 으며 7~10일간을 1단계 치료과정으로 한다. 이 약선은
　　　　　　 소음인 체질에 특히 좋다.

5. 산조탕

재료 : 산조인 15g, 갈근 15g.

만드는 법 : 산조인과 갈근에 물을 적당히 붓고 한 시간 정도 달인 뒤 그 국물을 마신다. 하루 한 번씩 먹는다. 이 처방은 GPT, GOT 수치를 낮추는 작용이 있다. 이 약선은 특히 태음인 체질에 좋다.

6. 인진백출탕

재료 : 인진 15g, 백출 20g, 대추 10개, 설탕 약간.

만드는 법 : 인진, 백출, 대추를 솥에 넣고 물 1000ml를 붓는다. 약한 불로 천천히 30여분 동안 끓인 뒤 설망 1/2스푼을 넣고 불을 끈다. 이를 하루 2회 먹는데 그 양은 작은 공기의 1/2양을 덜어내어 국물과 대추를 함께 먹는다. 이 약선은 특히 소음인 체질에 효과적이다.

7. 자초탕

재료 : 자초 30g.

만드는 법 : 자초게 물을 적당량 붓고 두 번 달인다. 매회 30분간 달여서 그 즙을 걸러내어 한데 섞는다. 이를 하루 2회로 나누어 복용한다. 이 약선은 특히 태음인 체질에 좋다.

8. 오얏처방 : 신선한 오얏을 식후마다 2~3개씩 먹는다. 이 약선 또한 태음인 체질에 좋은 처방이다.

9. 미나리대추탕

재료 : 미나리 200~400g, 대추 50~100g.

만드는 법 : 이상의 재료를 약한 불로 끓여서 그 즙을 걸러내어 마신다. 이 약선은 특히 소음인 체질에 좋다.

49

만성담낭염과 담석증을
다스리는 약선요법 4가지

담낭염의 발병 원인은 주로 세균감염과 담도경색(膽道梗塞)으로 빚어진다. 만성담낭염은 대부분 담석증과 함께 존재하고 있어 서로간의 원인과 결과가 된다. 임상증상의 주요 특징은 복통이다. 기름진 음식을 먹은 후 복부 위쪽에 뒤틀리는 듯한 통증이 있고 때로는 오른쪽 어깨 또는 오른쪽 등뒤까지 통증이 뻗어나며 이럴 때 담낭부위를 누르면 통증이 있다.

이 병은 대부분 간담(肝膽)에 기(氣)가 적체되거나 습열(濕熱)이 간담(肝膽)에 울결(鬱結)되어 발생하게 된다. 따라서 질병의 핵심은 주로 간담(肝膽)에 있고 그 치료는 소통을 위주로 해야 하므로 대부분 간을 소통하고 기를 다스리며 열을 내리고 습(濕)을 도우는 방법을 써야 한다.

특히 이 병의 환자는 음식을 담담하면서도 싱겁게 먹어야 하며 채소를 많이 먹어야 한다. 평소에 열을 내리고 담(痰)을 도우며 결석을 녹이는 작용이 있는 음식이나 약재를 먹는 것도 효과적이다.

그러한 약재로는 녹두나 율무, 대추, 쌀식초, 울금, 계내금, 금전초, 오미자 등이다. 반면 지방 함량이 높은 음식은 삼가해야 한다. 비계가 많은 육류, 기름으로 튀긴 식품 등 콜레스테롤 함량이 높은 음식의 복용은 가급적 복용을 삼가한다. 이러한 식품으로는 계란 노른자위, 생선알, 동물 내장 등이다.

또 기를 생성하는 음식과 자극성이 있는 음식의 복용도 삼가한다. 검은콩, 고추, 후추 등이다. 술과 담배는 금하되 담즙(膽汁)의 분비와 배출을 촉진시키기 위하여 수분 섭취나 식사횟수는 적절히 증가 한다. 효과적인 약성요법을 소개하면 다음과 같다.

약선처방

1. 밀대공차

재료 : 신선한 밀대공(채 익지 않은 밀 이삭채로) 100g.

만드는 법 : 밀대공을 잘게 썰어 넣고 물로 달여 그 즙을 걸러낸 뒤 설탕을 약간 넣고 하루 3회 차 대신 복용한다. 이 약선은 특히태음인 체질에 좋은 처방이다.

2. 옥수수 수염조개탕

재료 : 옥수수 수염 50g, 조갯살 200g.

만드는 법 : 옥수수 수염과 조갯살을 씻은 뒤 솥에 넣고 물을푹 잠기 도록 붓는다. 약한 불로 익도록 끓여먹는다. 이틀에 한번 씩 먹으면 된다. 이 약선은 특히 소양인 체질에 좋다.

3. 단삼울금밀

재료 : 단삼 500g, 울금 300g, 인진 100g.

만드는 법 : 이상의 약재를 물에 2시간 정도 담근 뒤 불에 올려놓아 끓인다. 일단 끓으면 청주 10g을 넣고 약한 불로 2번 달 인뒤 그즙을 걸러낸다. 걸러낸 즙에 벌꿀 1000g을 넣고 찜솥에서 2시간을 찐 뒤 냉각하여 병에 담는다. 이를 매

일 2회, 5~10g씩 식사 후 더운 물에 타서 마신다. 3개월을 1단계 치료과정으로 한다. 이약선은 특히 소음인 체질에 효과적이다.

---

4. 인진닭모래주머니탕

재료 : 인진 50g, 울금 25g, 닭모래주머니 2개.

만드는 법 : 닭모래주머니를 쪼개어 씻는다. 단, 속에 붙어 있는 노란 껍집은 그대로 둔다. 닭모래주머니를 인진, 울금과 함께 솥에 넣고 물을 붓는다. 이때 물은 재료들이 푹 잠기도록 부어야 하며 약한 불로 한 시간 정도 끓여 닭모래주머니가 익으면 불을 끈다. 이렇게 만들어진 탕을 하루 2회로 나누어 국물과 닭모래주머니를 모두 먹는다. 이 약선은 특히 소음인 체질에 효과적이다.

☞ 약선 복용시 주의할 점

● 음식은 삼고일저(三高一低)이어야 한다. 즉 고당질, 고열량, 고단백질, 저지방의 식품을 먹어야 한다는 말이다. 특히 급성기 때는 싱겁고 담담한 음식을 먹어야 하며 억지로 식보(食補)를 할 필요는 없다.

● 음식은 일정량을 일정한 시간에 안정된 상태에서 먹도록 한다. 즉 양과 영양도 적절해야 한다는 말이다.

● 비타민과 섬유질을 충분히 함유하고 있는 음식을 섭취하여 대변이 시원하게 배출되도록 한다.

● 황달과 간이 부어오르는 것을 개선하는데 도움이 되고 비장기능의 이상, 간의 통증, 복통, 출혈 등 병에 대해 일정한 치료 효과가 있

는 식품을 먹도록 한다.

● 술은 절대로 금해야 하며 담배도 삼가해야 한다.

● 지방 섭취를 억제한다.

● 맵고 자극성이 있는 음식은 피한다.

● 황달이 심한 환자일 경우는 지방질 음식을 제한하고 지나치게 많은 양의 단백질 섭취도 제한해야 한다.

50

저혈압증을 다스리는
약선요법 4가지

저혈압은 인체 순환동맥의 압력이 유난히 낮은 것이 주요 증상인 질병이다. 이는 한의학의 현운(眩暈), 허손(虛損)등의 범주에 속한다. 임상증상은 어지럽고 가슴이 두근거리며 기력이 없다. 숨이 차고 각종 허약증상이 나타난다. 이러한 저혈압증에 효과적인 약선요법을 소개하면 다음과 같다.

약선처방

1. 인삼황기염소염통탕

재료 : 인삼 · 황기 각각 15g, 계피 · 당귀 · 진피 · 감초 각각
10g, 염소 염통 1개.

만드는 법 : 염소 염통을 얇게 썰어서 솥에 넣는다.
인삼 등 여섯가지 약재와 파, 생강, 소금, 조미료를 함께
넣고 물을 붓는다. 약한 불로 익도록 푹 끓인 뒤 약재를
건져내고 염통과 그 국물을 먹고 마신다. 이 약선은 특히
소음인 체질에 좋다.

2. 익기생맥죽

재료 : 맥문동 · 황정 각각 30g, 진피 15g, 오미자 5g.

만드는 법 : 이상의 약재를 두 번 달여 그 즙을 걸러낸 뒤 쌀 100g으
로 약즙과 함께 죽을 쑤어 하루 2회로 나누어 복용한다.
이 약선은 특히 태음인 체질에 좋다.

3. 팔진계탕

재료 : 인삼 · 복령 · 백출 · 백작약 각각 5g, 백하수오 · 당귀
각각 7.5g, 천궁 · 감초 각각 2.5g, 암탉 1마리(2000g정도).

만드는 법 : 약재를 주머니속에 넣는다. 암탉을 깨끗이 다듬은 뒤 약
주머니와 함께 솥에 넣고 물을 붓는다. 물은 약재와 닭이
잠길 정도로 붓는다. 일단 센불로 끓인 뒤 약한 불로 바
꾸어 끓이다가파, 생강, 맛술을 넣고 완전히 익도록 한
다. 약주머니를 건져내고 소금, 조미료로 간을 하면 된
다. 국물과 닭고기를 먹는다. 이 약선은 특히 소음인 체
질에 좋은 처방이다.

4. 당귀삼계탕

재료 : 당귀 · 당삼 각각 15g, 닭 1마리.

만드는 법 : 닭의 배를 가르고 약재를 넣은 다음 솥에 넣는다.
파, 생강, 마늘, 맛술, 소금 등의 양념을 넣고 물을 적당
히 붓는다.
센불로 일단 끓인 뒤 약한 불로 바꾸어 한 시간 가량 끓
인 다음 약재를 건져낸다. 그런 다음 조미료로 간을 한

뒤 고기를 먹고 그 국물도 마신다. 이것을 반찬으로 먹어
도 된다. 이 약선은 특히 소음인 체질에 좋다.

☞ 약선 복용시 주의할 점

● 장부(臟腑)의 허약과 손상, 기혈음양(氣血陰陽) 부족이 이 병의 기
본 증상이므로 보익(補益)함을 치료의 기본 원칙으로 해야 한다.
그 병리적 성격이 다른 점을 감안하고 익기(益氣), 양혈(養血), 온
양(溫陽) 등 구체적인 치료법을 강구해야 한다.

● 음식은 각종 영양의 합리적인 배합을 이루게 하여 체질을 강화하
고 심혈관의 기능을 개선시켜 혈압이 점차 상승하여 정상 수준에
이르게 해야 한다.

● 음식은 육식과 채식을 함께 먹도록 하고 단백질, 비타민, 엽산과
미량원소 함량이 높은 음식을 주로 먹도록 한다. 육류나 계란, 우
유, 닭요리, 생선과 신선한 채소 등이 좋다.

● 이 병의 환자는 대부분 식욕이 좋지 않기 때문에 비장을 튼튼하게
하고 위장을 활성화 시켜주며 식욕을 자극하는 약재와 생강, 파,
간장, 후추, 고추, 식초 등의 조미료를 많이 응용해야 한다.

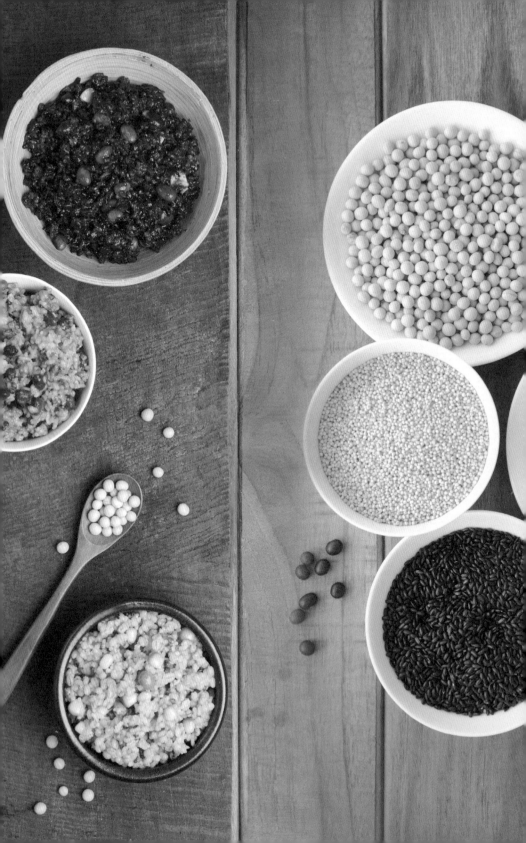

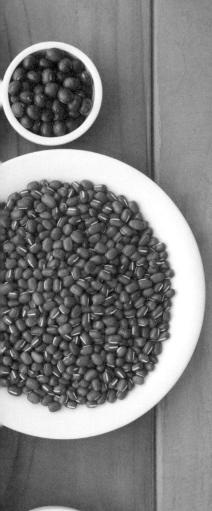

제 5 장

질병을
고치는
콩 약선식

1
중풍을 치료하는
콩 약선식 5가지

---

1. 흑두고

재료 : 검은 콩 적당량.

만드는 법 : 검은 콩을 씻고 물을 부어 달여서 그 즙을 걸러낸다. 걸러낸 즙을 계속 달여 걸쭉한 상태가 되게 한다.

용법 : 콩즙을 입안에 품고 있다가 잠시 후에 천천히 삼킨다. 하루에 수시로 횟수에 제한없이 반복한다.

효능 : 열을 제거하고 활혈한다. 주로 중풍으로 말문이 닫힌 증상을 치료한다. 이 약선은 특히 태음인 체질에 좋다.

---

2. 형개녹두죽

재료 : 형개 싹 · 박하 잎 각각 50g, 발효콩 · 녹두 각각 150g.

만드는 법 : 형개 싹과 박하 잎, 발효콩을 함께 솥에 넣고 물을 부어 끓인 뒤 그 즙을 걸러낸다. 걸러낸 즙에 녹두를 넣고 죽을 끓이면 된다.

용법 : 매일 공복에 한 번씩 먹는다.

효능 : 뇌혈관 질병을 치료한다. 이 약선은 특히 소양인 체질에 좋다.

3. 칡가루죽여즙

재료 : 칡가루 250g, 죽여 50g, 발효콩 150g.

만드는 법 : 죽여와 발효콩을 솥에 약 30분 가량 끓인 뒤 그 즙을 걸러낸다. 칡가루 물로 개어서 약즙과 함께 끓이면 된다.

용법 : 열을 해소하고 진액을 생성시키며 풍(風)을 몰아내고 막힌 곳을 뚫어주는 효능이 있다. 따라서 중풍으로 말을 잘 못하고 의식이 흐리며 손발을 제대로 움직이지 못하는 증상에 효과가 있다. 특히 노년기의 뇌혈관 경화를 예방하는 데에도 적용된다. 사상체질적으로는 태음인 체질에 좋은 약선이다.

4. 검은콩희첨탕

재료 : 검은 콩 100g, 희첨 15~20g, 약주 약간.

만드는 법 : 검은 콩과 희첨에 물 3~4그릇을 부어 한 그릇이 되게 달여서 그 즙을 걸러놓는다.

용법 : 매일 약즙에 약주를 약간 넣고 덥게 하여 1~2회 복용한다.

효능 : 풍(風)을 몰아내고 경락을 소통하며 활혈(活血)한다. 따라서 중풍으로 몸을 잘 움직이지 못하고 팔다리와 몸이 경직되며 말문이 닫힌 증상에 효과가 있다. 특히 이 약선은 태음인 체질에 좋은 처방이다.

5. 황두지룡탕

재료 : 황두(메주콩) 500g, 구인 60g, 백후추 30g.

만드는 법 : 황두, 구인, 백후추를 솥에 넣고 물 200ml를 부어 약한

불로 물기가 없을 때까지 끓이며 뜸을 들인다. 콩을 꺼내
어 말린 뒤 병에 저장한다.

용법 : 매회 콩 30알을 먹으며 하루 2회 복용한다.

효능 : 풍(風)을 몰아내고 진정과 경련을 멎게 한다. 간질병의 보조치
료로 활용하면 효과적이다. 태음인 체질에 좋은 처방이다.

2
부종을 치료하는
콩 약선식 6가지

1. 돼지 다리고기 팥탕

재료 : 돼지 다리 고기 250g, 팥 120g.

만드는 법 : 이상의 재료를 고아서 그 즙을 진하게 만든다.

용법 : 즙을 마시고 고기와 콩을 먹는다. 매일 한번씩 먹되 49일간
　　　을 계속한다.

효능 : 비장을 튼튼하게 하고 위장의 기능을 도운다. 따라서 이 약선
　　　은 부종이나 비만증, 그리고 대변에 설사기운이 있는 증상에
　　　적용된다. 특히 이 약선은 소양인 체질에 효과적이다.

2. 무근 율무죽

재료 : 신선한 무근 · 쌀 · 율무 각각 200g.

만드는 법 : 신선한 무근을 물로 달여서 그 즙을 걸러낸 뒤 쌀과　율
　　　　　무를 넣어 죽을 끓인다.

용법 : 하루 3~4회 먹는다.

효능 : 수(水)를 도우고 부종을 해소한다. 수종 치료에도 응용된다.
　　　특히 비뇨기 계통 결석이나 요(尿) 속에 세균이 있는 환자에게

더욱 효과적이다. 사상체질적으로는 태음인 체질에 특히 좋은
처방이다.

―――

3. 옥수수 녹두 보리죽

재료 : 옥수수 50g, 녹두 25g, 보리 50g.

만드는 법 : 이상 세 가지 재료로 죽을 끓인다.

용법 : 하루 한 번씩 먹는다.

효능 : 수(水)를 도와 부종을 해소한다. 이 약선은 영양불량성 수종에
　　　적용된다. 특히 소양인 체질에 좋은 약선이다.

―――

4. 잉어팥탕

재료 : 팥 200g, 잉어 또는 붕어 400g, 진피 10g, 마늘 1쪽.

만드는 법 : 잉어의 배를 가르고 내장을 제거한다. 마늘과 팥, 잉어,
　　　　　진피를 함께 솥에 넣고 물을 부어 탕으로 끓인다.

용법 : 고기를 먹고 그 국물을 마신다. 하루 3회 먹는다.

효능 : 수(水)를 도우고 부종을 물러가게 하며 기(氣)를 내리고 해독
　　　한다. 따라서 이 약선은 임신 부종이나 소변이 잘 나오지 않는
　　　증상에 적용된다. 사상체질적으로는 소양인과 소음인 체질에
　　　특히 좋은 약선이다.

―――

5. 검은콩죽

재료 : 검은 콩 20g, 쌀 60g, 흑설탕 약간.

만드는 법 : 검은 콩을 물로 하룻밤을 불린 다음 솥에 넣고 여러 번 끓
　　　　　인다. 콩에 쌀과 흑설탕을 넣고 쌀이 죽이 되도록 끓인다.

용법 : 수시로 먹는다.

효능 : 풍(風)을 몰아내고 활혈한다. 수(水)를 도우며 수종을 치료
　　　한다. 따라서 이 약선죽은 수종으로 배가 불러오고 풍습(風濕)
　　　으로저리는 통증, 관절이 굳어진 것과 화농성 종기, 부스럼 등
　　　의 증상에　적용된다. 사상체질적으로 볼 때 태음인 체질에
　　　특히 좋다.

☞ 약선 복용시 주의할 점

　검은 콩죽은 성질이 평하고 부작용이 없다. 단, 약기운이 완만하여
오랫동안 먹어야 비로소 효과를 보게 된다.

---

6. 가물치 호박탕

재료 : 가물치 1마리(250g), 늙은 호박 50g, 팥 10g, 참기름, 소금 각
　　　약간씩.

만드는 법 : 가물치의 내장을 제거하고 씻어놓는다. 호박은 껍질째로
　　　　　　토막을 썰어둔다. 팥은 씻어 가물치 뱃속에 넣는다. 가물
　　　　　　치, 팥, 호박을 솥에 넣고 물을 부어서 끓인다. 일단 끓
　　　　　　으면 약한 불로 천천히 끓인다. 오랫동안 끓이면 비린내
　　　　　　가 없어진다. 거의다 되었을 때 소금, 참기름을 넣으면
　　　　　　된다.

용법 : 국물을 주로 마시는데 고기와 호박, 팥을 먹어도 된다.

효능 : 열을 내리며 이뇨작용을 하여 수종을 해소시킨다. 이 약선은
　　　급성 신장염, 수종의 시작이거나 열이 나고 찬바람을 느끼는
　　　증상, 혈뇨, 소변이 비정상적으로 나올 때 응용하면 효과적이
　　　다. 사상체질적으로는 소양인과 태음인 체질에 특히 좋은 처
　　　방이다.

3

허리, 다리의 통증을 개선하는 콩 약선식 3가지

1. 밤황두죽

재료 : 황두 • 밤가루 각각 30g, 쌀 또는 율무 100g.

만드는 법 : 먼저 황두를 물에 하루쯤 담근 뒤 밤가루, 쌀이나 율무와
함께 죽을 끓인다.

용법 : 항상 먹을 수 있다. 아침과 저녁 식사로 먹으면 좋다.

효능 : 신장을 보하고 근육을 강하게 한다. 비장과 위장을 튼튼하
게 하고 풍습(風濕)을 몰아낸다. 이 약선죽은 노년기의 신장허
약, 허리의 시큰한 통증, 다리에 힘이 없고 습비(濕痺)로 경
련이 나며 무릎이 아픈 증상에 적용된다. 사상체질적으로는
태음인 체질에 특히 좋은 처방이다.

2. 파발효콩죽

재료 : 파흰대공 30g, 발효콩 10g, 쌀 100g.

만드는 법 : 파, 발효콩, 쌀을 함께 솥에 넣고 죽을 끓인 뒤 파를 건져
낸다.

용법 : 매일 2회, 약간 따뜻하게 해서 먹는다.

효능 : 풍(風)을 몰아내고 경락을 소통하며 한기(寒氣)를 흐트리
면서 습(濕)을 제거한다. 이 약선죽은 전신의 관절통증이 옮
겨다니는 증상 중 손목, 팔꿈치, 무릎, 발목 등의 부위가 특히
심각한 경우에 효과가 있다. 또 관절을 펴고 굽히기가 제대로
안되거나 한기(寒氣)에 열이 나며 혀의 태가 희고 미끈하거나
진하고 맥박이 들뜬증상에 적용된다. 이 약선은 특히 소음인
체질에 좋은 처방이다.

---

3. 두충 염소콩팥찌개

재료 : 두충 12g, 염소 콩팥 250g, 맛술 25g, 파 50g, 간장 50g, 마늘
10g, 생강 10g, 소금, 조미료 약간.

만드는 법 : 염소 콩팥을 반으로 쪼개어 속의 힘줄 등을 제거하고 토
막으로 썰어놓는다. 콩팥, 두충즙, 양념을 솥에 넣고 물
을 적당히 부어서 끓이면 된다.

용법 : 수시로 먹으면 된다.

효능 : 간장과 신장을 보한다. 근육과 뼈를 튼튼하게 하며 혈압을
내린다. 이 약선은 신장허약에 의한 요통이나 걸음이 온전하
지 못한증상, 남성 성기능 감퇴 등에 효과가 있다. 또 빈뇨나
현운(眩暈), 노인성 이농(耳聾), 고혈압에도 적용된다. 사상체
질적으로는 소음인 체질에 특히 좋다.

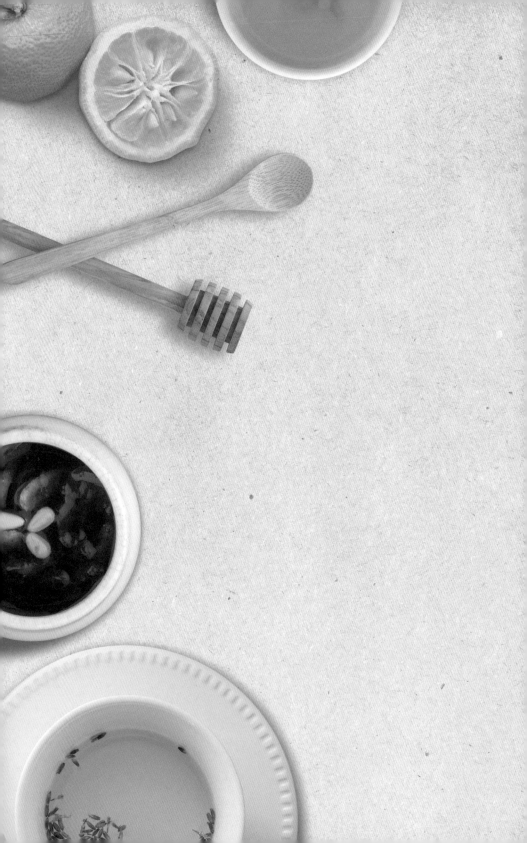

제 6 장

질병을
고치는
약선차

1

어린이 볼거리를 다스리는
한방 체질 약차

1.들국화차

재료 : 들국화 90g, 죽여 90g, 포공영 90g.

만드는 법 : 이상 세 가지 약재에 물을 부어 달인다. 하루 한 번씩 달여 차 대신 자주 마신다. 단, 9세 이하의 어린이에게는 약재의 용량을 30g 씩으로 한다.

효능 : 이 약선차는 열을 내리고 해독하는 약재를 배합한 것으로 초기 증상이나 열이 심할 때 모두 응용할 수 있다. 재료 중에서 들 국화는 풍(風)을 흐트리고 열을 내리며 해독작용을 하고 포공영은 해열과 해독, 그리고 부어오른 것을 가라앉히는 데에 뛰어난 효과가 있다. 죽여 역시 열을 내리고 해독하며 피를 식히는 작용이 비교적강하다.

이러한 약효를 지닌 세 가지 약재를 함께 쓰면 열을 내리고 해독 하며 몽아리를 흐트리고 부어오른 것을 가라앉히는 효능이 매우 강하게 된다. 그러므로 볼거리 환자가 먹으면 그 효과가 두드러지게되는 것이다. 이 약차는 특히 태음인 체질에 좋다.

2

현운증을 다스리는
한방 체질 약차 4가지

현(眩)이란 눈에 아찔한 것이고 운(暈)은 머리가 어지러운 것이다. 이 두 증상은 언제나 함께 나타나기 때문에 현운이라고 부른다.

증상이 가벼울 때는 눈을 감으면 곧 사라지게 된다. 그러나 심한 경우는 사물이 빙글빙글 돌아 제대로 설 수가 없거나 구역질이 나며 식은 땀도 흐른다. 더욱 심한 경우는 기절할 수도 있다.

이러한 현운증의 원인과 병리는 일반적으로 음(陰)이 허하여 속에서 간풍(肝風)이 움직이는 것이 원인일 수가 있고 피가 부족하여 뇌에 영양을 제대로 공급하지 못하는 것도 그 원인이 될 수 있다.

또 정기가 부족하여 수해(髓海)가 부족한 경우도 그 원인이 되며 담탁(痰濁)에 에워싸이거나 담탁(痰濁)이 화(火)로 변하여 위로 치솟아 신명(神明)을 가려버린 것 등이 발병의 중요한 원인이 되고있다.

따라서 그 치료는 간을 잔잔하게 하고 양기를 가라앉히며 양혈하면서 비장을 보해야 한다. 신장을 자양하며 정력을 보충하고 담(痰)을 씻어내며 화(火)를 맑게 하는 치료법을 쓴다.

약차처방

----

1. 연실차

재료 : 연실 3g.

만드는 법 : 연실을 컵에 담고 끓는 물을 부은 뒤 뚜껑을 덮고 5~10
분 지나면 된다.

용법 : 매일 1~2회씩 차 대신 마신다.

효능 : 연실은 일명 고의(苦薏)라고도 부른다. 한의학에서는 연실 심
이 쓰고 냉하여 심장을 맑히고 열을 제거하는데 좋으며 지혈
하고 정기를 수렴한다고 보고 있다. 따라서 현운증 치료에 효
과적이다.

사상체질의학에서는 특히 태음인 체질에 좋은 약선차로 본다.

----

2. 미나리 대추차

재료 : 미나리 250g, 대추 10개, 백출 10g.

만드는 법 : 이상의 재료를 물로 달여서 차 대신 자주 마신다.

효능 : 초기 고혈압병에 적용된다. 두통이나 어지러움증, 기력이 없
는 증상에도 효과적이다. 그것은 성질이 차고 맛은 달고 쓰며
간경(肝經)과 위경(胃經)에 작용하는 미나리의 약효 때문이다.
이러한 특성으로 말미암아 미나리는 간장을 잔잔하게 하고 혈
압 을 내리며 열을 내리고 습(濕)을 도우는 효능을 발휘하게
된다.

임상 치료에서는 간양(肝陽)이 위로 치솟아올라 고혈압병으로
빚어진 현운이나 두통, 눈충혈 치료에 활용된다. 대추는 이 약
선차에서 약성을 완화시키는 작용을 하는데 미나리의 쓰고 냉

한 성질이 위장을 해치는 것을 예방한다. 한편 사상체질의학에서 이 약차는 소음인 체질에 특히 좋은 처방이다.

---

3. 녹두 껍질차

재료 : 녹두껍질 6g, 뽕잎 30g.

만드는 법 : 이상 두 가지를 함께 물로 달여 그 즙을 걸러내어 차 대신 마신다.

효능 : 현운증을 치료한다. 이 약차는 특히 소양인 체질에 좋다.

---

4. 검은콩 밀차

재료 : 검은 콩과 밀 각각 30g.

만드는 법 : 이상 두 가지를 함께 달여서 그 즙을 걸러내어 차를 대신하여 자주 마신다.

효능 : 풍열(風熱)이 위로 올라가서 머리를 괴롭히고 평소에 심장과 간의 혈허(血虛)로 빚어진 현운증을 치료한다. 또 식은 땀이 나며 가슴이 두근거리고 속이 답답한 증상에도 적용된다. 이 약차는 특히 태음인 체질에 좋다.

3

중풍을 다스리는
한방 체질 약차 4가지

중풍은 갑자기 혼절하여 인사불성이 되면서 입과 눈이 비뚤어지고 말을 제대로 못하는 반신불수가 되거나 혼절하지는 않은 채 단지 반신불수가 주된 증상인 질병이다.

이 병은 갑자기 발병되고 증세도 여러 갈레로 빠르게 진행된다.

그 주요 원인은 환자가 평소에 기혈(氣血)이 허하고 부족하며 음양의 조화가 상실된 경우가 많다. 또 근심, 걱정과 노여움, 또는 음주와 너무 배불리 음식을 먹는 것도 원인이 될 수 있다.

특히 과로나 외사(外邪)가 침입해 들어온 것이 발병의 주요 요인이 되기도 한다.

이러한 중풍은 기혈의 운행이 막히고 근육과 살갗의 근맥(筋脈)이 기능을 잃었거나 음(陰)이 하초에서 부족되고 간양(肝陽)이 거세게 불어남으로써 양(陽)의 변화에 풍(風)이 움직이게 된 것이다.

이로써 기가 엉뚱한 데로 나가고 담(痰)과 화(火)를 이끌고 경맥 통로를 함부로 돌아다니면서 위로 맑은 신명(神明)을 가려버린 것이다.

이로 말미암아 상실하허(上實下虛)가 되고 음과 양이 서로 연계가 안되는 위급한 증세를 형성하게 된다.

따라서 중풍은 본허표실증(本虛標實症)으로 치료하는데 그것은 정기(正氣)를 부추기고 사기(邪氣)를 몰아내는 방법이다.

약차처방

———
1. 지룡차

 재료 : 싱싱한 지렁이 10마리.

 만드는 법 : 지렁이를 찧어서 그 즙을 만들고 설탕을 조금 넣은뒤 차
　　　　　 대신 마신다.

 효능 : 중풍을 치료한다.

 해설 : 지렁이는 지룡이라고도 한다. 성질은 냉하고 맛은 짜다. 열을
　　　　내리며 간을 편안하게 하고 천식을 멎게 하면서 경락을 소통시
　　　　킨다. 따라서 지렁이는 고열에 의한 광증(狂症)을 다스리고 경
　　　　풍으로 인한 경련이나 중풍, 반신불수 등의 증상을 개선한다.

———
2. 형개차

 재료 : 형개 8g.

 만드는 법 : 형개를 물로 달여서 차 대신 자주 마신다.

 효능 : 중풍과 뇌일혈을 치료, 예방한다. 이 약차는 특히 소양인 체질
　　　　에 좋은 처방이다.

———
3. 갈근차

 재료 : 갈근 12g.

 만드는 법 : 갈근을 물로 달여서 차 대신 자주 마신다.

 효능 : 중풍을 치료한다. 특히 이 약차는 태음인 체질에 좋은 처방이다.

4. 곽향소엽차

재료 : 곽향 · 소엽 각 6g.

만드는 법 : 곽향과 소엽을 물로 달여서 차 대신 자주 마신다.

효능 : 중풍을 치료한다. 이 약차는 특히 소음인 체질에 효과적이다.

4

변비를 다스리는
한방 체질 약차 4가지

변비는 여러 가지 원일으로 빚어진다. 위와 장에 조열(燥熱)이 있거나 진액의 손상 혹은 소모가 원인이 될 수 있다. 또 기의 적체나 연로하여 몸이 쇠약해졌을 때, 기혈부족 등으로 대장이 그 소통기능을 잃게 된 것이 주요한 원인이다. 이로 말미암아 변이 대장 속에 너무 오랫동안 머물러 있게 되고 이 과정에서 수분이 재흡수되어 변이 건조해지고 딱딱해짐으로써 배변이 잘 되지 않게 되는 것이다.

약차처방

1. 생지황차

재료 : 생지황 15g, 설탕 약간.

만드는 법 : 생지황에 끓는 물을 부어 우러낸 뒤 설탕을 넣어 차대신
자주 마신다.

효능 : 실열(實熱)과 담습(痰濕)이 뭉쳐져서 빚어진 변비에 효과가 있다.
생지황은 성질이 약간 냉하고 맛은 쓰며 열을 내리고 해독하
며 뭉쳐진 것을 풀어준다. 장을 윤택하게 하기도 한다. 이 약

차는 특히소양인 체질에 좋다.

———

2. 생대황차

재료 : 생대황 4g, 설탕 약간.

만드는 법 : 끓는 물을 생대황에 부어서 우러낸 뒤 차 대신 자주 마신
다. 이 약차는 특히 태음인 체질에 좋은 처방이다.

———

3. 황두껍질차

재료 : 황두 껍질 120g.

만드는 법 : 황두를 부수어 껍질을 모아 물로 달여 그 즙을 걸러놓는
다. 이를 차 대신 수시로 마신다.

효능 : 대변 비결, 또는 습관성 변비를 치료한다. 이 약차는 특히 태
음인 체질에 좋다.

———

4. 꿀차

재료 : 아카시아 꿀 30g, 후박 · 지실 각각 5g.

만드는 법 : 후박, 지실을 컵에 넣고 90℃로 끓인 물을 부어 뚜껑을
덮어둔다. 약 몇분 정도 기다린 뒤 따뜻할 때 벌꿀을 섞
는다.

효능 : 이 약차를 뜨겁게 마시면 세균성 질병을 치료한다. 또 차게 하
여 마시면 심장을 맑히고 눈을 밝게 하며 변비를 치료하고 예
방한다. 특히 이 약차는 소음인 체질에 좋다.

5

위통(胃痛)을 다스리는
한방 체질 약차 3가지

위통(胃痛)은 위완통(胃脘痛)이라고도 한다. 위에 더부룩한 통증이나 찌르는 듯한 통증이 있고 화끈거리는 통증, 또 은근한 통증이 느껴지는 것이 주요 증상이다.

이러한 위완통의 발병 원인은 외부로부터 한사(寒邪)가 침입해 들어왔거나 냉하고 날 것을 과식하여 냉이 속에 축적된 경우에 발생한다. 또 근심 걱정과 분노가 일어나 기가 우울하면서 간을 해치고 동시에 옆으로 뻗쳐나가 위를 범한 경우에 나타나기도 한다.

특히 평소에 몸과 비장, 위장이 허약하여 한사(寒邪)가 속에서 생겨나 사기(邪氣)가 경맥을 가로막아 위통이 생기기도 하고 위의 경락이 흐름을 상실하여 통증이 발생하기도 한다. 위에 통증이 있으면 옆구리와 등부분까지 연관이 되고 속이 메스꺼우며 구토가 난다. 목에서는 신물이 올라오기도 한다. 대변에는 설사기운이 있고 변비상태가 되며 심지어 토혈과 혈변 등의 증상도 나타난다.

따라서 그 치료는 중초(中焦)를 덥게 하고 비장을 튼튼하게 하며 활혈하고 어혈(瘀血)을 해소해야 한다. 또 열을 배설시켜 위장을 조화롭게 하고 간을 소통시킨다. 기를 다스리고 한기(寒氣)를 흐트리며 통증을 멎게 함과 동시에 소화작용을 촉진하여 체기를 내리는등의 방법을 쓴다.

이 질환은 특히 급 · 만성 위염, 위 · 십이지장궤양, 위암, 소화불량 등의 질환에서 많이 나타난다.

약차처방

---

1. 생강대추차

재료 : 생강 3쪽, 법반하(法半夏) 6g, 대추 2개.

만드는 법 : 이상의 재료를 물로 달여 그 즙을 걸러내어 차 대신 마신다.

효능 : 얼굴이 시리고 손발이 찬 증상을 다스린다. 또 위속의 통증이 끊어지지 않고 누르면 시원하고 따뜻하면 시원한 증상에도 효과가 있다.

이 약차는 비장과 위장의 양기가 허약하여 빚어진 위통 치료에 적용된다. 처방 속의 생강은 맵고 더워 한기를 흐트리며 구토를 멎게 한다. 대추는 달며 덥고 비장과 위장의 보하면서 치료작용을 한다. 반하는 맵고 더워서 역으로 치솟은 것을 내리고 구토를 멎게 하며 몽아리를 흐트린다.

이들 약재가 배합돼 서로 돕고 보완함으로써 비장과 위장을 덥게보하고 한기를 흐트리며 통증을 멎게 하는 효능을 발휘하는 것이다.

특히 생강과 대추가 어울림으로써 조화를 이루고 그 효능을 더한층 배가시키며 반하의 독도 해독시킨다. 이 약차는 특히 소음인 체질에 좋은 처방이다.

---

2. 귤조차

재료 : 귤껍질 10g, 대추 10g.

만드는 법 : 귤껍질은 채로 썰고 대추는 까맣게 볶는다. 이두 가지를

컵에 담고 끓는 물을 부어 우려낸 뒤 차 대신 자주 마신다.

효능 : 소화성 궤양과 위통을 치료한다. 귤껍질은 냄새가 향긋하고
성질은 맵고 덥다. 기를 다스리고 중초(中焦)를 조화시키며 담
(痰)을 삭힌다. 조(燥)를 윤택하게 하는 효능도 있다.

따라서 이 약차는 가슴과 복부가 더부룩하고 헛배가 불러오며
식욕이 없는 증상에 효과가 있다. 또 구역질이 나며 기침, 가
래가 나오고 위속이 들끓는 증상에 훌륭한 치료효과가 있다.
특히 이 약차는 소음인 체질에 효과적이다.

___

3. 맥문동차

재료 : 맥문동 9g, 나복자 · 용안육 각각 4g, 오매 6g.

만드는 법 : 이상의 약재를 굵은 분말로 부수고 물로 달인 뒤 차대신
마신다.

효능 : 위산 감소로 빚어진 위축성 위염 증상을 다스린다. 그 증상은
몸이 야위고 안색이 누렇다. 몸이 나른하면서 기력도 없다. 입
맛이 없고 식사 후에는 배가 더부룩하며 가슴이 답답하고 갈
증이 나는 증상이 나타날 때 이 차를 활용하면 효과를 볼 수
있다.

특히 위축성 위염은 위음(胃陰)이 소모되고 부족하여 빚어진
질병이다. 그러므로 위(胃)를 양호하고 돕는 약재를 써서 위
음을 자양하고 보함으로써 맥문동차는 위축성 위염의 근본을
치료하는 것이다. 이 약차는 특히 태음인 체질에 효과적인 처
방이다.

6

불면증을 다스리는
한방 체질 약차 2가지

불면증의 원인은 매우 다양하다. 뭉쳐진 기(氣)가 화(火)로 변하여 심신을 교
란해서 발생하는 경우가 있고 위속이 조화를 잃고 담열(痰熱)이 속에서 요동
을 치는 경우에도 발생한다.

또 음허(陰虛)로 화(火)가 거세어 심장과 신장의 조화를 상실해서 발생하는
경우도 있으며 과로와 근심 걱정으로 심장과 비장이 손상을 입어 유발할 수
도 있다. 특히 심장과 담기(膽氣)가 허하여 심신이 불안정하고 잘 놀라는 것
등이 불면증의 원인이 되기도 한다.

이러한 불면증에 대한 한의학적 접근은 허(虛)와 실(實)로 증상을 분류하여
치료에 임한다. 먼저 허증(虛症)일 경우는 음(陰)을 자양하고 심장을 양호하
게 하며 심신을 안정시키는 것을 위주로 한다.

또 실증(實症)일 경우는 간을 소통시키고 열을 배설하며 담(痰)을 삭히는 것
에 주안점을 두고 치료에 임한다.

약차처방

1. 연실심차
재료 : 연실심 2g, 산조인 3g.

만드는 법 : 이상의 재료를 그릇에 담고 끓는 물을 부어 우려내어 차
      대신 마신다. 수시로 마시는 것이 좋다.

효능 : 심화(心火)가 속에 적체되어 빚어진 답답하고 초조하며 잠을
    잘 못이루는 불면증에 효과적이다.

해설 : 이 약차의 연실심은 맛은 쓰고 성질은 냉하며 심경(心經)에 들
    어가 치료작용을 한다. 또 심화(心火)를 맑히는 효능이 있기때
    문에 심화가 속에 적체되어 빚어진 답답하고 잠 못이루는 불
    면증을 치료하게 된다.
    여기에 산조인을 배합하면 연실심의 화(火)를 배설하고 답답
    함을제거시키는 능력을 한층 더 증강시키게 된다. 이 두 가지
    약재를 함께 응용하면 심화(心火)를 곧바로 배설시키게 되어
    답답함이 제거되고 잠을 편안하게 이룰 수가 있게 된다. 이 약
    차는 특히 태음인체질에 좋다.

———

2. 백자인차

재료 : (초)백자인 15g.

만드는 법 : 고소하게 볶아낸 백자인을 5분간 기다렸다가 차 대신마
      신다. 하루 한 번씩 양껏 마시면 된다.

효능 : 혈허(血虛)로 가슴이 두근거리고 불면증에 식은 땀이 나는증
    상에 효과가 있다. 또 장의 조열(燥熱)로 빚어진 노안이나 여
    성들의 변비를 치료한다.

해설 : 백자인은 성질이 평하고 맛은 달며 심신을 양호하고 안정 시킨
    다. 장을 윤택하게 하여 대변 배출을 잘되게 하는 효능이 있다.
    따라서 백자인은 불면증이나 변비를 치료하는데 효과가 뛰어
    나다. 특히 기름진 음식을 먹은 후 백자인차를 마시면 소화를
    촉진시키게 된다. 이 약차는 특히 태음인 체질에 좋다.

7

식은 땀을 개선하는
한방 체질 약차 4가지

식은 땀은 잠을 자던, 깨어있던 저절로 나오는 땀이다. 이는 기허(氣虛), 음허(陰虛), 혈허(血虛), 담저(痰阻), 습(濕)의 손상으로 빚어진다. 이외에도 상풍(傷風), 더위 먹은 것, 상한(傷寒), 온병, 경련, 곽란 등의 질환으로도 식은 땀이 날 수 있다.

이러한 식은 땀은 대부분 정기(正氣)가 손상되어 허약하거나 정(正)이 허하고 사(邪)가 에워싼 경우에 발생한다.

따라서 그 치료는 정기를 부추기는 것을 근본으로 삼거나 정(正)을 부추기고 사(邪)를 몰아내는 방법으로 증상에 따라 치료해야 한다.

약차처방

1. 황기대추차

재료 : 황기 15g, 대추 5개.

만드는 법 : 이상 두 가지를 물로 달여서 차 대신 마신다. 하루 1~2회 를 달여서 수시로 마신다. 달일 때 대추를 썰어서 쓴다.

해설 : 처방 속의 대추는 맛이 달고 성질이 약간 덥다. 중기(中氣)를

보하고 도우며 양혈(養血)과 심신을 안정시키는 효능이 있다. 또 한 황기는 폐(肺)를 보하고 비장을 튼튼하게 하며 땀을 수렴하면서 기를 도우고 표(表)를 다진다. 이 약차는 특히 소음인 체질에 좋다.

─────

2. 부소맥차

재료 : 부소맥 적당량.

만드는 법 : 부소맥을 약한 불로 노랗게 볶는다. 식으면 항아리에 담아둔다. 매일 3회, 매회 부소맥 7.5g을 물로 달여서 차 대신 마신다.

해설 : 부소맥은 바로 쭉정이 밀로서 물에 뜬다. 이러한 부소맥은 기를 도우고 열을 해소하며 식은 땀을 멎게 하는 효능이 있다. 이 약차는 특히 소양인 체질에 좋은 처방이다.

─────

3. 오미산약차

재료 : 오미자 • 산약 각각 5g.

만드는 법 : 이상의 재료를 찻잔에 넣고 끓는 물을 부어서 우러낸 뒤 차를 대신해서 마신다.

효능 : 신장허약으로 빚어진 식은 땀을 치료한다.

해설 : 구기자는 간혈(肝血)과 신정(腎精)을 보양하고 산약은 폐를 수렴하며 신장을 자양하고 진액을 생성한다. 특히 땀을 수렴하고 정기를 다지므로 신정부족(腎精不足)으로 빚어진 식은 땀을 치료하는 효과가 뛰어나다. 이 약차는 특히 태음인 체질에 좋은 처방이다.

4. 포도차

재료 : 포도 적당량.

만드는 법 : 포도를 물로 달여 차 대신 마신다.

효능 : 기혈 허약과 부족, 그리고 가슴이 두근거리며 식은 땀이 나는
증상에 효과가 있다. 이 약차는 특히 소양인과 태양인 체질에
좋다.

8
소갈병(당뇨병)을 다스리는 한방 체질 약차 5가지

소갈(消渴)은 다음(多飮), 다식(多食), 다뇨(多尿) 증상이 중요한 특성이다. 또 무기력증과 몸이 야위는 증상도 나타나며 요에 단맛이 있으며 소변이 끈적거리고 혼탁한 것이 특징인 질병이다.

이 병은 대부분 기름진 음식을 오래 먹고 몸이 비대하여 정신이 긴장한 데다 과도한 성생활이 원인이 되기도 한다. 또 연로하여 신장이 허약한 사람이나 유전적인 요인에 의해서도 발병한다.

임상에서는 주로 갈증이 나서 물을 많이 마시는 것을 상소(上消)라 하고 소화가 너무 잘되고 항상 배가 고픈 것을 중소(中消)라 하며 갈증이 나고 소변이 끈적거리는 것을 하소(下消)라고 한다.

이러한 소갈병에 대한 치료는 음(陰)을 자양하고 열을 내리며 진액을 생성시키는 것을 주요한 방법으로 한다. 여기에 덧붙여 기를 도우고 수렴하며 양기를 덥게 하면서 활혈시키는 것을 보조치료법 으로 활용하고 있다.

특히 이 질병은 약으로 치료하는 것 외에도 과도한 긴장을 피하고 음식을 절제하며 성욕도 절제해야 한다. 맵고 자극성 식품 또한 금기하는 등 일상생활에서의 양생법이 매우 중요한 사항으로 부각돼 있다.

약차처방

---

1. 과루근 호박차

재료 : 과루근 • 호박 각각 적당량.

만드는 법 : 이상의 재료를 물로 끓여서 그 즙을 걸러내어 차 대신 자
주 마신다.

효능 : 폐와 위에 조열(燥熱)이 있고 속이 답답하며 물을 자주 들이키
는데 아무리 마셔도 갈증이 멎지 않는 증상에 효과가 있다. 또
허기가 느껴지고 몸이 야위며 입이 마르고 혀도 건조하며 혀
는 붉고 맥박은 느릴 때 이 차를 활용하면 증상을 개선시킬 수
가 있다.

해설 : 과루근은 맛이 달고 쓰며 시큼하고 성질은 차다. 폐경(肺經)과
위경(胃經)에 작용한다. 진액을 생성하고 갈증을 멎게 하며화
(火)를 제거하고 조(燥)를 윤택하게 한다. 한편 호박은 맛이 달
고성질은 차갑다. 수(水)를 유익하게 하고 열을 내리는 특징이
있으므로 이 두 가지를 함께 배합하면 폐와 위를 맑히고 윤택
하게 하며 진액을 생성하여 갈증을 멎게 하는 효능을 발휘하
게 되는 것이다.

이 약차는 특히 소양인 체질에 좋은 처방이다.

---

2. 생지황석고차

재료 : 생지황 30g, 석고 60g.

만드는 법 : 석고를 잘게 부순 뒤 생지황과 함께 물을 부어 달여서 그
즙을 걸러내어 차 대신 마신다. 하루 한 번씩 끓여 몇번
으로 나누어 마신다.

효능 : 당뇨병으로 갈증이 나고 물이 들이키며 많이 먹어도 배가 고
      파지는 증상에 효과가 있다.

해설 : 이 약차는 중소(中消) 증상에 적용된다. 대부분 무절제한 음식
      섭취로 인하여 위에 열이 뭉쳐지고 위열이 진액을 고갈시킴으
      로써 음액(陰液)이 손상된다. 그래서 갈증이 나서 물을 들이키
      게 되고 많이 먹어도 배가 고프다. 이러한 증상에 생지황과 석
      고를 응용하면 열을 내리고 진액을 생성하여 갈증을 멎게 한
      다. 또 위속의 열이 제거되고 진액이 다시 생성되면서 갈증이
      멎게 되는 것이다.

---

3. 맥문동 해당화근차

재료 : 맥문동 4g, 해당화근 4.5g, 녹차 6g.

만드는 법 : 이상 세 가지 재료를 물로 끓여 그 즙을 걸러내어 이를
          수시로 마신다. 하루 한 번 또는 두 번 달인다.

해설 : 이 약차는 전해질을 보충시키고 열을 내리며 더위를 해소한다.
      진액을 생성하여 갈증을 멎게 하기도 한다. 특히 맥문동을 써
      서 더위와 열을 발산하고 중초(中焦)를 조화롭게 하며 위를 유
      익하게 하는 효능이 있다. 특히 이 약차는 태음인 체질에 좋다.

---

4. 산약차

재료 : 산약 250g, 해당화근 100g.

만드는 법 : 물로 달여 그 즙을 걸러내어 차 대신 자주 마신다. 이약
          차는 특히 태음인 체질에 좋다.

5. 토시자차

재료 : 토시자 15g.

만드는 법 : 토사자를 잘게 부수어 천으로 싼 뒤 찻잔에 넣고 끓는 물
　　　　　을 부어서 우러낸 뒤 차 대신 마신다.

효능 : 간장과 신장의 음(陰)이 허하여 빚어진 소갈병을 치료한다.
　　　이 약차는 특히 소양인 체질에 효과적이다.

9
비만증을 치료하는
한방 체질 약차 4가지

한의학에서는 비만증의 원인을 습(濕)과 담(痰), 수(水), 어혈(瘀血) 등이 원인이 된다고 본다. 이는 주로 인체의 지방이 과도하게 축적되어 발생하는 것으로 이러한 비만증은 당뇨병이나 고혈압, 고지혈증을 유발하는 원인이 되기도 한다.

약차처방

1. 희첨율무차

재료 : 희첨 • 율무 각각 20g.

만드는 법 : 희첨과 율무를 잘게 부수어 놓는다. 이 두 가지 재료를 함께 물로 달여서 그 즙을 걸러 차 대신 마신다. 매일 한 번씩 달여서 여러 번 마신다.

효능 : 비만증, 고지혈증, 고혈압에 효과가 있다.

해설 : 이 약차는 물과 습을 없애주면서 혈관 속의 어혈이나 각종 노폐물을 배출한다. 따라서 비만 치료에 효과적이다. 이 약차는 특히 태음인 체질에 좋다.

2. 비만감소차

재료 : 생율무 10g, 말린 연잎 50g, 상백피 5g.

만드는 법 : 이상의 약재를 고운 가루로 만들어 한데 섞은 뒤 보온병
에 넣고 끓는 물을 부어서 차 대신 마신다. 매일 한 번씩
만들어 자주 마시며 100일간 계속한다.

효능 : 이 약차는 지방과 비만을 감소하고 생율무로 비장을 튼튼하게
하며 습탁(濕濁)을 해소하는 효능이 있다. 또 상백피는 기를
다스리고 가슴을 편안하게 하는 작용을 한다.
이들 세 가지의 약재를 함께 쓰면 기를 다스리고 수(水)를 원
활하게 운행시킬 뿐만 아니라 지방을 감소시키고 습탁(濕濁)
을 해소할 수 있으므로 오래 복용하면 비만을 예방, 개선하게
된다. 이 약차는 특히 태음인 체질에 좋다.

3. 상백피차

재료 : 뽕나무 뿌리의 흰껍질 30g.

만드는 법 : 뽕나무 뿌리의 겉껍질을 한겹 살짝 벗겨내어 씻은 뒤 작
은 토막으로 썰어둔다. 주전자에 물을 부어 끓인 뒤 뽕나
무 흰껍질을 넣고 3~5회 더 끓여서 불에서 내려놓고 뚜
껑을 덮어둔다. 몇분 지나면 곧 마실 수가 있는데 수시로
마시면 비만증에 효과가 있다.

효능 : 평소 몸이 비만하고 혈압이 높으며 소변의 양이 적고 때때 로
부종현상이 나타나는 경우에 적용된다. 이 약차 또한 태음인
체질에 특히 좋다.

4. 동규자차

재료 : 동규자 10g.

만드는 법 : 동규자에 물을 적당히 넣고 끓여 그 즙을 걸러 차 대신 마신다. 수시로 마시는 것이 좋다. 이 약차는 특히 소양 인 체질에 좋다.

10

요통을 다스리는
한방 체질 약차 2가지

---

1. 속단차

재료 : 녹차 잎 10g, 속단 20g.

만드는 법 : 녹차 잎과 속단을 물로 달여서 그 즙을 걸러내어 하루
1~2회씩 따뜻할 때 마신다.

효능 : 일상 생활 중에서 갑자기 허리가 삐끗하여 움직일 수가 없게 되
면 이 속단차를 마시면 일정한 통증 해소와 치료작용이 있다.

요통은 대부분(濕)을 도우고 적체를 해소하며 어혈로 인해 빚
어진다. 속단차는 바로 습(濕)을 도우고 적체를 해소하며 기를
내리고 몽우리를 흐트리는 효과가 뛰어나다.

따라서 이 차는 비록 요통을 치료하는 약재는 아니지만 임상
에서그 작용은 요통 치료에 중요한 역할을 담당한다. 특히 태
음인 체질에 효과가 뛰어나다.

---

2. 우슬차

재료 : 우슬 20g.

만드는 법 : 우슬에 물을 적당히 붓고 끓여 그 즙을 걸러내어 차대신
마신다. 이 약차는 특히 소양인 체질에 좋다.

11

야맹증과 시력감퇴를 다스리는 한방체질 약차 4가지

야맹증은 밤눈이 어두운 것이다. 한의학에서는 오장육부의 기(氣)가 모두 눈에 모여진 것으로 보고 있다. 오랜 질병으로 몸이 허약하고 기혈이 부족하거나 간과 신장의 기능이 허약하여 정혈(精血)이 손상되어 발생한다고 본다. 또 비장과 위장, 심장이 허약함으로써 제 기능을 발휘하지 못하는 것도 그 원인이 될 수 있고 정서 우울로 간의 소통기능이 상실돼 발생하기도 한다.

특히 풍(風), 화(火), 담(痰), 습(濕)이 위로 치솟아 올라 교란하는것과 머리의 외상 등도 오장육부 정기의 정상적인 역할을 잃게 하여 눈이 어두워지게 한다.

이러한 야맹증은 선천적인 것과 후천적인 것, 두 종류로 나눌 수 있다. 선천적인 것을 고풍야맹(高風夜盲)이라고 하며 대부분 신장의 양기 부족과 비장의 건강한 운행상실로 빚어지게 된다.

후천적인 것은 대부분 간장 허약의 야맹증에 속하는데 이는 비장의 건강한 운행 상실과 간의 피에 대한 양호 상실로 빚어진다.

따라서 야맹증에 대한 치료는 반드시 허(虛), 실(實), 열(熱), 한(寒)을 분별하고 증세를 변별하여 치료에 임해야 한다. 특히 한의학 에서 간장은 창문을 눈에다 두고 있다고 보기 때문에 야맹증과 시야가 모호해지는 것은 간장과 밀접한 관계가 있다.

약차처방

___
1. 하고초차

재료 : 하고초 9g.

만드는 법 : 하고초를 끓는 물에서 우러내어 차 대신 마신다. 이약차
는 특히 소양인 체질에 효과적인 처방이다.

___
2. 구기결명자차

재료 : 구기자 • 결명자 각각 10g.

만드는 법 : 두 가지 재료에 끓는 물을 붓고 우러내어 차 대신 마신다.

효능 : 시력감퇴나 노인성 시야 모호, 그리고 야맹증 등에 효과가 있
다. 이 약차는 특히 소양인 체질에 효과적이다.

___
3. 맥문동 천문동차

재료 : 맥문동 • 천문동 20g.

만드는 법 : 맥문동과 천문동을 물로 끓이거나 끓는 물을 붓고 우러
내어 차 대신 자주 마신다.

효능 : 시력감퇴나 노인성 시야 모호증, 그리고 야맹증 치료에 효과
가 있다. 이 약차 또한 태음인 체질에 특히 효과적이다.

___
4. 지각차

재료 : 지각 60g.

만드는 법 : 지각을 볶아서 가루로 만들어 끓는 물로 우러내거나 끓
여서 차 대신 마신다.

효능 : 기가 우울하여 빚어진 시야 모호와 눈이 어두워지는 증상에
효과가 있다. 이 약차는 소음인 체질에 효과적인 처방이다.

12
중이염을 치료하는
한방 체질 약차 2가지

1. 창이자 갈근차

재료 : 창이 10g, 녹차 3g, 갈근 8g.

만드는 법 : 이상 세 가지 재료를 거칠게 갈아서 끓는 물을 부어10분
간 뜸을 들이거나 달여서 2회로 나누어 마신다. 매일 한
번씩끓인다.

효능 : 중이염을 치료한다.

해설 : 이 약차는 열을 내리고 해독하는데 좋은 효과를 지니고 있다.
또한 간담(肝痰)의 습화(濕火)를 배설할 수가 있어 중이염을
치료하는데 좋은 약재들이다. 특히 창이는 성질이 냉하고 맛
은 쓰며달다. 주로 열을 흐트리고 해독하며 이규(耳竅)에 들어
가서 귓병을 치료한다. 민간처방에서는 창이 한 가지만을 끓
는 물에 우려내어 차처럼 마시며 중이염을 치료하는데 응용하
기도 한다. 또한 녹차는 습(濕)을 도우며 열을 내리고 향균소
염작용을 하는 성분이 들어있다. 따라서 녹차는 염증을 장악
하고 흡수하는 작용을 하므로 이들 재료를 함께 응용하여 중

이염을 치료하면 효과가 뛰어나다. 이 약차는 특히 태음인 체질에 효과적이다.

———

2. 평간청열차

재료 : 용담초 · 시호 각각 1.8g, 생지황 3g.

만드는 법 : 이상의 약재들을 거칠게 가루로 만들어 물로 달이거나 끓는 물을 부어 우러내어 수시로 마신다.

효능 : 간경(肝經)에 맺힌 열로 인하여 빚어진 카타르성 중이염 치료에 효과가 있다.

해설 : 이 병은 바로 급성 화농성 중이염으로 중이 점막의 급성 화농성 질병이다. 한의학에서는 이 병을 간담(肝膽)의 실열(實熱)과 열사(烈邪)가 위로 치솟아올라 발병하는 것으로 보고 있다. 그러므로 간담(肝膽)의 습열(濕熱)을 맑히는 것에 치료의 원칙으로 삼고있다.

평간청열차는 이러한 작용을 하는 약차이다. 용담초로 열을 내리고 간담(肝膽)의 실화(實火)를 배설시키는데 주약으로 삼으며 여기에다 시호, 생지황을 첨가하여 간을 소통하면서 열을 내리는 것이다. 이상의 약재를 혼합하여 차로 마시면 급성 화농성 중이염 치료에 뚜렷한 효과가 있다. 특히 이 약차는 소양인 체질에 효과적인 처방이다.

13

인후염을 다스리는
한방 체질 약차 2가지

---

1. 국화차

재료 : 신선한 녹차잎 • 신선한 국화 각각 30g.

만드는 법 : 이상 두 가지를 혼합하여 그 즙을 짜낸 뒤 약 30~60ml
정도의 냉수에 섞어서 수시로 마신다.

해설 : 한의학에서는 이 병을 풍열후비(風熱候痺)의 범주에 속하는
질병으로 보고 있다. 발병 원인은 대부분 풍열사독(風熱邪毒)
또는 담(痰)과 열이 서로 얽혀진 채 인후(咽喉)에 맺힘으로써
발생된다.

따라서 그 치료는 반드시 열을 내리고 종기를 가라앉히며 통
증을 멎게 한다. 또는 열을 내리고 풍(風)을 소통하며 가래를
삭히고 기침을 멎게 하면서 통증을 멎게 하는 것을 위주로 삼
고 있다.

국화차가 이러한 작용을 발휘한다. 국화는 냄새가 향긋하고
맛은 달며 쓴데 임상에서는 풍(風)과 열을 흐트리고 해독하는
효능이 있다. 또 부어오른 것을 가라앉히고 인후를 유익하게

하며 눈을 밝게하는데 훌륭한 약효가 있기 때문이다. 특히 신선한 국화일수록 해열작용과 풍을 흐트리며 인후를 유익하게 하는 작용이 더욱 강하다.

녹차 잎 또한 청량하고 쓰며 떫지만 열을 내리고 화(火)를 배설시키며 가래를 삭히는 작용이 뛰어나다. 맺힌 것을 흐트리고 인후를 유익하게 하면서 부어오른 것을 가라앉힌다. 소염작용도 비교적 강하다.

이같은 두 가지 약재를 함께 씀으로써 국화차는 급성 인후염 치료에 훌륭한 효과가 있다. 이 약차는 특히 태음인 체질에 좋다.

---

2. 수세미차

재료 : 수세미 200g(씻어서 편으로 썰어둔다), 녹차잎 5g, 소금 약간.

만드는 법 : 수세미에 소금 약간과 물을 적당히 붓고 끓여 익힌다. 차 잎은 끓는 물에 5분간 우러내어 그 즙을 걸러서 수세미 물에 붓고 수시로 마신다.

효능 : 급 · 만성 인후염이나 목안이 간지러운 증상, 편도선 염증, 기관지염, 기침 등에 효과가 있다.

해설 : 수세미는 맛이 쓰고 점액질이 많다. 또 다량의 아미노산이 함유돼 있고 그 즙에는 지방질, 단백질, 비타민 C,B가 풍부히 함유돼 있기도 하다.

한의학에서는 수세미의 성질을 차갑고 맛은 쓰며 열을 내리고 해독하며 가래를 삭히는 작용을 한다고 본다. 또 습(濕)을 도우며 피를 식히는 효능도 있는 약재로 평가하고 있다. 이러한 약효로 수세미는 만성기관지염이나 인후통의 치료에 효과가 뛰어나다.

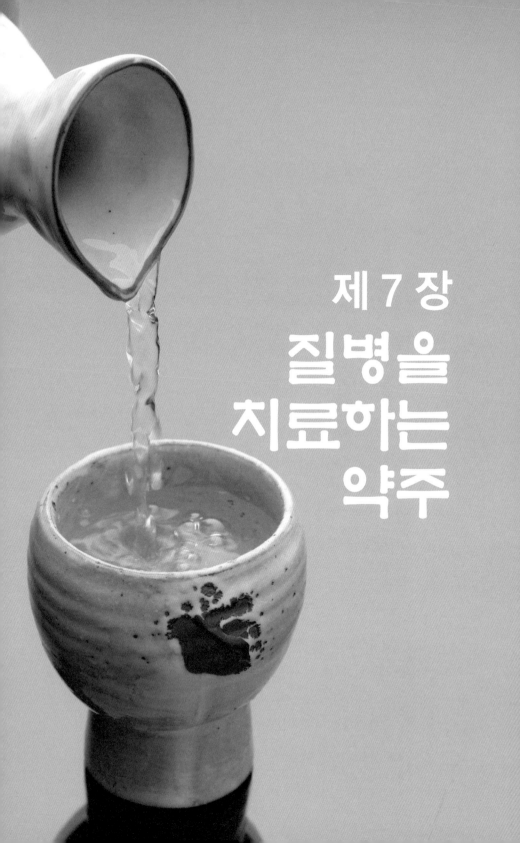

제 7 장
질병을
치료하는
약주

1
천식기침을 다스리는
한방 체질 약술 2가지

─────
1. 백부주

재료 : 백부 100g, 소주 1000ml.

만드는 법 : 백부를 작은 편으로 썰고 약간 볶은 뒤 소주와 함께 용기
에 담고 밀봉한 뒤 7일이 지나면 된다. 이를 자주 마시되
취해서는 안된다.

효능 : 오래된 기침이나 초기 기침 등 모든 기침을 치료한다. 특히 태
음인 체질에 좋은 약술이다. 단, 이 약술을 복용할 때는 매운
것과 비린 생선, 새우 등 자극성이 있는 식품을 삼가하는 것이
좋다.

─────
2. 산사주

재료 : 산사 250, 소자 10g, 대추 · 흑설탕 각각 30g, 청주 1000ml.

만드는 법 : 산사, 소자, 대추는 씻어서 씨를 발라낸 뒤 물기를 빼고
굵게 다져놓는다. 다진 재료를 항아리에 넣고 청주와 흑
설탕을 넣어 저은 뒤 뚜껑을 덮고 밀봉한다. 10여일이 지

난 후 뚜껑을 열고 술을 걸러내어 마시면 된다.

효능 : 비장과 위장을 도우고 소화를 촉진시킨다. 육식에 의해 적체
된 체중을 내리고 천식기침에도 효과적이다.

복용법 : 매일 아침과 저녁 각 1회씩 복용하며 매회 15~20ml를 마신
다. 이 약술은 소음인 체질에 특히 좋다.

2

심신안정과 불면증을 치료하는 한방 체질 약술 9가지

---

1. 영지단삼주

재료 : 영지버섯 30g, 단삼 • 삼칠 각각 5g, 소주 500ml.

만드는 법 : 삼칠, 단삼, 영지버섯은 씻은 후 얇게 썰어서 항아리에 넣고 소주를 부운 다음 밀봉하여 응달진 곳에 둔다. 날마다 여러 번 흔들어대며 15일간 담근 뒤 개봉하여 술을 걸러내면 된다.

복용법 : 하루 2회씩 마시되 매회 20~30ml를 마신다.

효능 : 허약한 몸을 치료하고 정신을 맑게 하며 활발하게 한다. 따라서 이 약술은 신경쇠약, 불면증, 어지러움증, 관상동맥경화증 등의질환 치료에 효과적이다. 사상체질적으로 볼 때는 소음인 체질에 효과적인 약술이다.

---

2. 양심안신주

재료 : 산조인 30g, 오미자 25g, 원육 20g, 소주 1000ml.

만드는 법 : 약재를 잘게 부수고 망사주머니에 넣은 다음 동여 맨다.

약주머니를 항아리에 넣고 소주를 부운 뒤 밀봉하여 응
달진곳에 둔다. 7일 후 뚜껑을 열고 약주머니를 건져낸
후 술을 걸러내면 된다.

효능 : 심장을 양호하고 활혈하며 간을 자양하면서 심신을 안정시 킨
다. 따라서 이 약술은 심장과 간장의 혈허(血虛)로 빚어진 답
답하고 잠이 잘 안오며 잠이 들어도 꿈자리가 시끄러운 증상
에 효과가있다. 특히 건망증이나 신경쇠약 등에도 응용된다.

복용법 : 매일 밤 잠자리에 들기 전에 20~30ml를 마신다. 이 약술은
특히 태음인 체질에 좋다.

----

3. 영심주

재료 : 용안육 250g, 계화 60g, 흰설탕 120g, 소주 2500ml.

만드는 법 : 용안육, 계화와 설탕을 항아리에 넣고 소주를 부운뒤 뚜
껑을 밀봉한다. 오래 두면 둘수록 효능이 좋아지고 냄새
가 향긋하며 맛도 달콤해진다.

효능 : 심신을 안정시키고 얼굴을 밝게 한다. 따라서 이 약술은 신경
쇠약이나 안색이 초췌하며 불면증에 효과가 있다. 특히 건망
증이나 기억력 감퇴, 그리고 가슴이 두근거리는 증상에도 적
용된다.

복용법 : 매일 2회씩 복용하되 매회 15~20ml를 마신다. 이 약술 또
한 태음인 체질에 특히 좋다.

☞주의사항

당뇨병 환자는 이 약술을 마시면 안된다.

4. 복령주

재료 : 복령 60g, 소주 500ml.

만드는 법 : 복령은 잘게 토막으로 썰고 병에 담근다. 소주를 붓고 뚜껑을 밀봉하여 7일이 지난 뒤 마신다.

효능 : 비장을 튼튼하게 하고 중초(中焦)를 조화롭게 한다. 심신을 안정시키고 허약을 보하며 건강 장수에 도움을 준다.

따라서 이 약술은 비장이 허약하여 빚어진 근육마비나 신체허약, 경계(驚悸), 그리고 불면증이나 건망증을 치료하는데 효과가 있다.

복용법 : 매일 아침과 저녁에 마시되 매회 10~15ml가 적당하다. 이 약술은 특히 소양인 체질에 좋다.

☞주의사항

복용 기간에 식초 등 산성식품의 복용을 삼가해야 한다.

5. 장생주

재료 : 구기자 · 복령 · 생지황 · 숙지황 · 산수유 · 우슬 · 지골피 각각 18g, 소주 1500ml.

만드는 법 : 이상의 약재를 잘게 썰어서 망사주머니에 넣은 후 소주와 함께 항아리에 넣는다. 뚜껑을 밀봉하여 14일이 지나면 약술이 된다.

효능 : 정기를 양호하고 보혈하며 심신을 안정시킨다. 체질이 허약한 사람이 마시면 더욱 좋다.

복용법 : 양껏 마신다. 단, 취해서는 안된다. 이 약술은 특히 소양인
　　　　체질에 효과적이다.

☞주의사항

구리, 쇠 등의 그릇을 술 담는 용기로 삼아서는 안된다. 또 약주를 복
용하는 기간 중에는 무, 파흰대공, 부추 등을 먹어서도 안된다.

------

6. 사미보양주

재료 : 산약 ・ 연자육 ・ 오미자 ・ 영지버섯 각각 25g, 청주
　　　1000ml
만드는 법 : 이상 약재를 잘게 부수어 청주에 담근 뒤 마개를 덮고 밀
　　　　　봉하여 시원하고 응달진 곳에 둔다. 날마다 한 번씩 흔들
　　　　　어주고 7일이 지나면 술을 걸러내어 마신다.
효능 : 간장과 신장을 도우고 심장과 비장을 보한다. 따라서 이 약술
　　　은 몸이 허약하거나 신경쇠약, 불면증 등을 다스린다. 또 간장
　　　과 비장, 신장의 허약을 개선하고 유정이나 빈뇨, 여성의 대하
　　　증 등에도 효과가 있다. 장기 복용하면 더 좋다.
복용법 : 매일 2회씩 복용하되 매회 10~15ml가 적당한 양이다. 이약
　　　　술은 특히 태음인 체질에 좋다.

------

7. 하수오 연수주

재료 : 하수오 200g, 소주 1000ml.
만드는 법 : 하수오를 부수어 가루로 만들어 항아리에 담고 소주를
　　　　　붓는다. 그런 다음 마개를 덮고 밀봉을 하여 응달진 곳에

둔다. 날마다 2회씩 흔들고 10일이 지난 후 가라앉혀 마
신다.

효능 : 간장을 보하고 신장을 도우며 양혈(養血)한다. 따라서 이약술
은 간장과 신장의 음(陰)이 허하고 부족한 것과 머리카락이 너
무 빨리 희어지며 혈허(血虛)로 오지럽고 허리가 시큰거리는
데 효과가 있다. 또한 근육과 뼈가 시큰하고 아프며 여성의 대
하증 등에도 적용된다. 특히 이 약술은 오래 복용하면 건강장
수의 효과가 있기도 하다.

복용법 : 매일 아침과 저녁에 각 한 번씩 복용하며 매회 15~20ml
가 적당하다. 이 약술은 특히 소음인 체질에 좋다.

☞주의사항

철제 기물로 약술을 담아서는 안된다.

---

8. 검은깨술

재료 : 검은 깨 140g, 청주 1000ml.

만드는 법 : 검은 깨를 씻은 뒤 약간 고소하게 볶은 다음 찧어서 항아
리에 넣는다. 청주를 항아리에 부어 검은 깨와 잘 섞은
뒤 마개를 막고 밀봉을 하여 응달진 곳에 둔다. 매일 여
러 번씩 흔들어대면서 7일후 맑게 가라앉히면 된다.

효능 : 간장과 신장을 보하고 오장육부를 윤택하게 한다. 이 약술은
간장과 신장의 정혈부족(精血不足)으로 빚어진 현기증을 치료
하고 머리카락이 일찍 희어지는 증상을 개선한다. 또 허리, 무
릎이 시큰하며 걸음을 제대로 걷지 못하는 증상에도 효과가

있다. 특히 장의 조열로 빚어진 변비에도 적용된다.

복용법 : 매일 2회씩 복용하는데 매회 15~20ml씩 마신다. 이 약술
은 특히 소양인 체질에 좋다.

☞주의사항

술을 즐기는 사람은 소주로 대신하면 되고 반주로 마셔도 좋다.

---

9. 연수주

재료 : 천문동 60g, 황정 80g, 맥문동 50g, 소주 3000ml.

만드는 법 : 황정, 천문동, 맥문동을 1cm 크기의 편으로 썰어서 소주
와 함께 용기에 담고 밀봉한다. 약 15일 가량 담근 뒤 걸
러내어 마신다. 이 처방은 약을 달여서 그 즙을 걸러내어
술을 빚으면 효과가 더욱 좋아진다.

효능 : 폐와 신장을 자양하고 정수(精髓)를 보충시킨다. 따라서 연수
주는 머리카락이 희어지고 시야가 모호하며 풍습(風濕)에 의
한비증(痺症)이나 사지의 마비, 허리나 무릎의 시큰한 통증에
응용하면 효과가 있다.

복용법 : 아침과 저녁으로 각각 1회씩 복용하며 매회 20ml를 마신
다. 이 약술은 특히 태음인 체질에 좋다.

☞주의사항

추위를 많이 타고 사지가 차가우며 수종과 이질 증상이 있는 사람은
마시지 말아야 한다.

3
현운증을 치료하는 한방 체질 약술 6가지

한의학에서는 어지럽고 눈이 아찔하는 증상을 현운증이라고 한다. 이 질환의 임상증상은 허(虛)와 실(實)이 있는데 그중에서 허증(虛症)이 많다. 허증은 대부분 간장과 신장이 부족하거나 심장과 비장의 기혈부족으로 빚어진다. 간장과 신장의 음(陰)이 허한 사람의 증상은 머리가 어지럽고 눈앞이 아찔하며 가슴 두근거림과 불면증이 나타난다. 또 몸이 나른하고 입맛이 없으며 소화가 잘 안되는 증상을 동반한다.

한편 실증(實症)은 대부분 간풍(肝風)이 위로 솟구쳐 교란하고 담탁(痰濁)이 가로막아 버림으로써 빚어진다. 간풍(肝風)이 위로 올라가 교란을 하는 경우는 성질이 조급해지고 분노를 잘 일으키며 불면증에 꿈자리가 시끄럽다. 또 입안이 쓰고 마른 증상이 나타난다. 담탁(痰濁)의 경우는 머리가 무겁고 가래가 많으며 가슴이 답답하고 속이 메스껍다.

약주처방

---

1. 국화주

재료 : 감국화 500g, 희첨 300g, 찹쌀 3000g, 누룩 적당량.

만드는 법 : 이상의 두 가지 약재를 물로 달여서 진한 즙을 걸러낸다. 찹쌀을 반쯤 익도록 찐 뒤 물기를 빼고 약즙과 혼합하여 다시 쪄서 익힌다. 찹쌀이 식으면 누룩을 섞고 항아리에 넣어 발효를 시킨 다음 맛이 달콤해지면 먹는다.

효능 : 간(肝)을 양호하고 눈을 밝게 하며 음(陰)을 자양하면서 열을 내린다. 따라서 이 약술은 간장과 신장의 허약 부족으로 빚어진두통과 어지러움증을 다스리고 눈이 아찔하거나 귀가 울리며 허리, 무릎이 시큰거리고 손발이 떨리는 증상에 효과가 있다.

복용법 : 아침과 저녁 각각 1회씩 마시며 매회 20~30ml를 복용한다. 이 약술은 특히 태음인 체질에 효과적인 처방이다.

---

2. 국화청명주

재료 : 국화 · 갈근 각각 20g, 죽여 9g, 소주 1000ml.

만드는 법 : 국화의 꼭지를 따고 씻어둔다. 갈근, 죽여도 씻은 후 응달에 널어서 표면의 수분을 말린다. 위의 약재를 망사주머니에 넣고 입구를 봉한다. 약재 주머니를 입구가 넓은 항아리에 넣고 소주를 부은 다음 밀봉을 하여 7일간 두면 된다.

효능 : 머리를 맑게 하고 눈을 밝게 한다. 이 약술은 음혈부족(陰血不足)과 간맥(肝脈)의 기능이 원활하지 못해 빚어진 어지러움과 눈이 아찔하고 몸이 나른한 증상에 효과가 있다. 특히 기력이 없으며 꿈자리가 시끄러울 때에도 응용하면 좋다.

복용법 : 매일 2회씩 복용하는데 매회 10~15ml씩을 마신다. 이 약술은 특히 태음인 체질에 좋다.

3. 구기자황주

재료 : 구기자 250g, 생지황 300g, 소주 또는 청주 1500ml.

만드는 법 : 이상 두 가지 약재를 잘게 부수어서 깨끗한 병에 넣고 술을 부어 밀봉한다. 15일간 두었다가 마신다.

효능 : 정력을 보하고 신장을 도우며 음(陰)을 자양한다. 간 기능을 개선하며 눈을 밝게 한다. 이 약술은 시야가 모호하며 남성의 발기부전, 양위 등에 효과가 뛰어나다. 또 허리나 무릎이 시큰하고 속에서 열이 나며 머리가 아픈 증상도 치료한다.

복용법 : 매일 아침과 저녁으로 각 1회씩 복용한다. 공복에 약 10~20ml를 마신다. 이 약술은 특히 소양인 체질에 좋다.

☞ 주의사항

이 약술을 복용할 때는 파, 마늘 등을 먹지 말아야 한다.

4. 지골주

재료 : 지골피 • 생지황 각각 50g, 찹쌀 1500g, 누룩 적당량.

만드는 법 : 이상의 약재를 물로 달여서 진한 즙을 걸러낸 다음그 즙을 넣어서 찹쌀과 함께 고두밥으로 짓는다. 밥이 식으면 누룩을 넣고 고루 섞은 다음 용기에 담아 밀봉을 한다. 이를 발효시키면 원주(原酒)가 된다. 각자의 주량에 따라 탁주 또는 동동주, 약주를 섞어서 마신다.

효능 : 음(陰)을 자양하고 피를 유익하게 하며 몸을 보하여 장수를 누리게 한다. 따라서 이 약술은 중, 노년기 때 몸이 허약하고 눈

이 어두우며 눈물이 나면서 시야가 흐릿한 증상을 다스린다.
또 고혈압으로 현운증이 있거나 여름철 몸이 뜨겁고 소갈증
등의 증상이 나타날 때에도 응용된다.

복용법 : 매일 3회씩 적당한 양을 마신다. 이 약술은 특히 소양인 체
질에 좋다.

☞주의사항

추위를 타며 사지가 차갑고 설사 또는 수종이 있으면 마셔서는 안된다.

─────

5. 산약주

재료 : 산약 100g, 오미자 · 죽여 · 희첨 각각 10g, 소주 1250ml.

만드는 법 : 이상의 약재를 잘게 부순 뒤 소주와 함께 용기에 담고 밀
봉을 하여 15일이 지나면 마신다.

효능 : 정수(精髓)를 도우고 비장과 위장을 튼튼하게 한다. 따라서 이
약술은 체질허약으로 어지럽고 눈이 아찔하며 가슴이 두근거
리고 넋이 나가는 증상에 효과가 있다. 또 불면증이 나타나며
꿈자리가 시끄러운 증상에도 응용된다. 특히 남성의 성기능
저하나 조루증, 유정 등의 증상이나 식은 땀을 많이 흘리는 증
상에도 적용된다.

복용법 : 아침과 저녁 각각 1회씩 마시며 매회 15~30ml를 복용한다.
이 약술은 특히 태음인 체질에 좋다.

☞주의사항

감기로 열이 있을 때는 마시지 않도록 한다.

6. 창포주

재료 : 신선한 석창포 · 9월의 국화 각각 18g, 상기생 30g, 소주
　　　1500ml.

만드는 법 : 이상의 약재를 잘게 부수어 천주머니에 넣고 동여 맨 다
　　　　　음 항아리에 담는다. 위의 재료에 소주를 붓고 뚜껑을 덮
　　　　　어 밀봉한 다음 7일이 지나면 약주머니를 꺼내고 마신다.

효능: 심장을 맑히며 간을 부드럽게 하면서 신장을 보한다. 이 약술
　　　은 현운증이 나타나고 이명이 있으며 소화불량과 걸음걸이가
　　　무기력한 증상에 효과가 있다.

복용법 : 매일 아침 15~20ml를 마신다. 특히 태음인 체질에 좋다.

☞주의사항

다리가 아프면 우슬 10g을 첨가한다.

4
이명 • 이농을 치료하는
한방 체질 약술 2가지

이명(耳明)과 이농(耳聾)은 청각에 이상을 일으킨 증상이다. 이명(耳明)은 환자 스스로 귓속에서 매미가 우는 것 같은 소리나 물이 흐르는 것 같은 소리가 들린 다고 한다. 때로는 북치는 것 같은 소리를 느끼는 청각장애 증상을 말한다.

반면 이농(耳聾)은 각기 다른 정도의 청력감퇴에 심지어 청각이 상실되기도 하는 증상이다.

임상에서는 이명과 이농이 급성 열병에서 함께 나타나는 것이 특징이며 일반 적으로 대부분 만성질환에 속한다.

이명은 현운, 불면증, 건망증 등의 증상과 함께 나타나기를 잘한다. 그러나 단독적으로 발생하는 경우도 있다. 이농도 이명에서 발전되는 경우가 많다.

이러한 이명과 이농을 유발하는 원인은 매우 다양하다. 일반적으로 한의학에 서는 대부분 간장, 신장과 연관이 깊다고 본다. 그중에서도 특히 신장과 밀접 한 관계가 있는 것으로 보고 있다.

그 대부분의 증상은 간담(肝膽)의 화(火)가 위로 치솟아 오르거나 담화(痰火) 가 위를 교란하여 발생한다. 또 간장과 신장의 기능이 허약하며 중기(中氣)가 아래로 함몰되어 유발되기도 한다. 이른바풍한(風寒), 풍열(風熱), 간화(肝 火) 또는 신정부족(腎正不足), 기혈이 모두 허하여 빚어지는 것이다.

따라서 그 치료는 간장과 신장 치료를 원칙으로 삼는다. 그러나 선천성 이농과 기타 외상, 충격, 반복된 감기, 약물중독 등으로 유발된 이명은 치료하기가 어렵다.

약주처방

1. 익신명목주

재료 : 복분자 50g, 육종용 · 우슬 · 결명자 · 구기자 각각 35g, 산수유 30g, 청주 1000ml.

만드는 법 : 이상의 약재를 거칠게 부수어 천주머니에 담는다. 깨끗한 항아리에 약주머니와 술을 넣고 밀봉한다. 봄과 여름은 5일을 두고 가을과 겨울은 7일간을 둔 뒤 물을 끓여서 식힌 것 1000ml를 부어 섞으면 된다.

효능 : 간장과 신장을 보하고 도우며 심장을 양호하고 귀와 눈을 밝게 한다. 또 얼굴에 화색이 돌게 한다. 이 약술은 간장, 신장의 허약과 손상을 다스리고 눈이 어둡거나 소리가 잘 들리지 않는 증상에 효과가 있다. 또 허리와 다리가 시큰거리고 정신이 피로하며 기력이 없는 증상에도 응용된다.

복용법 : 매일 아침과 저녁에 각각 1회씩 공복에 따뜻하게 해서 10~15ml를 마신다. 이 약술은 특히 소양인 체질에 좋다.

2. 창이자 약술

재료 : 창이자 · 죽여 · 갈근 각각 30g, 율무 20g, 소주 1000ml.

만드는 법 : 이상의 약재를 잘게 부순다. 천으로 약을 싼 뒤 용기에 담은 다음 소주 1000ml를 붓고 밀봉한 뒤 7일을 두었다

가 개봉한다.

효능 : 열을 내리고 허(虛)를 보한다. 따라서 이 약술은 뼈가 아픈 것
과 이농증상에 효과가 있다.

복용법 : 매일 공복에 마신다. 처음에는 1~2잔을 마시고 차차로 2~3
잔으로 양을 늘린다. 이 약술은 특히 태음인 체질에 좋다.

건망증 · 기억력 감퇴에 효과적인 한방 체질 약술 2가지

기억력 감퇴는 뇌 기능이 쇠약하여 잘 잊어버리게 되는 일종의 질병이다. 이는 타고난 성품이 둔하거나 자질의 부족과는 다른 성질의 것이다. 만약 45세 이전에 뚜렷한 기억력 감퇴와 건망증이 나타나고 머리카락이 희어지며 눈이 아찔하고 잘 보이지 않다거나 귀가 어두워지며 눈가에 주름이 잡히고 정력이 부족하여 일의 능률이 저하되는 등의 변화가 나타날 때에는 치료가 필요하다. 특히 이러한 변화를 의학적으로는 조로(早老)라고 하기도 한다.

한의학에서는 이 질환이 대부분 심장과 비장이 부족하고 신정(腎精)이 허약하거나 쇠퇴하여 빚어지는 것으로 보고 있기 때문에 그치료도 심장과 비장의 기능을 보강하는데 주안점을 둔다.

약주처방

___

1. 독서환주

재료 : 숙지황 · 토사자 각각 36g, 구기자 · 산수유 각각 24g, 지골피48g, 소주 1200ml.

만드는 법 : 이상의 약재를 거칠게 부수어 망사주머니에 넣은 다음

동여맨다. 약주머니를 항아리에 넣고 술을 부은 뒤 뚜껑을덮고 밀봉을 한다. 응달지고 시원한 곳에 두어 수시로 흔들어준다. 7일이 지난 후 개봉한다.

효능 : 심장과 신장을 보하고 도우며 지능을 높이고 뇌를 건강하게 한다. 따라서 이 약술은 건망증, 주의력 산만, 불면증에 효과가있다. 또 꿈자리가 시끄럽다거나 가슴이 두근거리며 넋이 나가는 증상도 다스린다. 특히 어지럽고 눈이 찔하며 귀가 울리면서 허리, 무릎이 시큰하고 힘이 없는 증상도 개선시킨다.

복용법 : 아침과 저녁에 각각 1회씩 복용하며 매회 15~30ml를 마신다. 이 약술은 특히 소양인 체질에 좋다.

___

2. 삼선주

재료 : 용안육 250g, 계화 60g, 흰설탕 120g, 소주 2500ml.

만드는 법 : 이상 두 가지 약재를 설탕, 술과 함께 용기에 담고 밀 봉한다. 담그는 시일이 오래될수록 효과가 좋다.

효능 : 심장과 비장을 도우고 기혈을 보하며 얼굴에 화색이 돌게 한다. 따라서 이 약술은 온갖 생각과 우려로 뇌를 너무 많이 썼을때나 얼굴에 혈색이 없고 정신이 위축되는 증상에 효과가 있다. 특히 건망증이나 기억력 감퇴, 불면증에 효과가 뛰어나다.

용법 : 매일 1~2회 복용하며 마시는 양은 20~30ml가 적당하다. 이약술은 특히 태음인 체질에 효과적이다.

6

기미 · 주근깨를 치료하는
한방 체질 약술 4가지

얼굴의 색소 반점은 안면 피부 색소가 침전되어 나타나는 흑황색(黑黃色) 또
는 갈색반점을 말한다. 얼룩 반점, 주근깨, 검버섯 등 크기와 모양이 각각 다
르고 윤기가 없으며 거칠다. 모양은 뚜렷하지만 피부 위로 돋아나오지 않는
반점도 있다.

한의학에서는 이를 대부분 간장과 신장의 허약과 손상으로 빚어진 혈허(血
虛)나 간(肝)의 기가 울체되어 발생한다고 본다.

이와같은 질환에 약술을 꾸준히 마시면 얼굴에 생긴 반점을 없애고 아름다움
을 되찾아준다. 또 주름살도 제거하여 피부노화를 막아주는 효과를 거둘 수
가 있다.

약주처방

1. 도화황기주

재료 : 도화 250g, 황기 30g, 소주 1000ml.

만드는 법 : 옛사람들의 경험에 의하면 도화(복숭화 꽃)는 음력 3월3
일 또는 청명날 전후에 채취한 것이 약효가 가장 좋다고
했다.

특히 동남쪽으로 뻗어난 가지의 꽃망울과 갓핀 꽃이 더욱 좋다고했다.

채취한 복숭아 꽃은 황기, 소주와 함께 항아리에 넣고 밀봉을 하여 30일이 경과한 뒤에 복용할 수가 있다.

효능 : 활혈하고 경락을 소통하며 피부를 윤택하게 하여 반점을 제거한다. 따라서 이 약술은 얼굴색이 어둡고 검은 반점이나 검버섯, 황갈색 반점 등이 나타날 때 활용하면 효과가 뛰어나다. 특히 소음인 체질에 좋다.

복용법 : 아침과 저녁에 복용하며 매회 15~30ml를 마신다. 동시에 술을 손바닥에 약간 부어 양손바닥을 비빈 후 손바닥에 열이 나면그 손으로 얼굴을 문지른다. 그러나 이 약술은 임신 기간과 아기에게 젖을 먹이는 여성은 쓰면 안된다.

---

2. 홍안주

재료 : 호두 속살 60g, 살구씨 30g, 산조인 20g, 소주 1500ml.

만드는 법 : 호두살과 산조인을 찧어놓는다. 행인은 껍질과 뾰족한 부분은 벗겨내고 잠깐 끓였다가 말려서 찧어놓는다. 이상의재료에 소주를 붓고 밀봉을 해둔다. 일주일이 지난 후 개봉한다.

효능 : 폐(肺)와 신장을 자양하고 보하며 비장과 위장을 유익하게한다. 살결을 윤기나게 하고 매끄럽게 하며 얼굴에 화색이 돌게한다. 따라서 이 약술은 얼굴이 초췌하고 일찍 찾아온 노화나 피부가 거친 증상에 효과가 있다. 특히 이 약주는 태음인 체질에 좋다.

복용법 : 매일 아침과 저녁, 공복에 복용한다. 매회 10~20ml를 마신다. 그러나 이 약술은 음(陰)이 허하고 화(火)가 거세어 화

(火)가 치솟기를 잘하는 사람은 마셔서는 안된다.

---

3. 주안주

재료 : 유자 5개, 당귀 · 작약 각각 4g, 벌꿀 50g, 소주 4000ml.

만드는 법 : 유자는 2~3cm 크기의 토막으로 썰어놓는다. 썰어놓은
유자 토막과 약재를 함께 항아리에 넣고 소주를 부어서
밀봉하여 90일간 둔 뒤 마신다.

효능 : 양혈(養血)하고 미용작용을 한다. 이 약술은 피부색소 침착이나
피부 노화, 얼굴의 여드름, 주근깨 등의 증상에 효과가 있다.

복용법 : 매일 한 번씩 복용하되 매회 20~40ml를 마신다. 이 약주는
특히 소음인 체질에 좋다.

---

4. 노화방지주

재료 : 산수유 · 구기자 · 숙지황 · 토사자 · 복분자 각각 30g,
복령35g, 계피 12g, 하수오 25g, 청주 1800ml.

만드는 법 : 이상의 약재를 굵은 분말로 부수어 망사주머니에 담아
동여맨다. 약주머니와 술을 함께 항아리에 넣고 뚜껑을
덮어 밀봉한다. 봄, 여름철은 5일, 가을, 겨울철은 7일
동안 두었다가 개봉하여 마신다.

효능 : 정혈(精血)을 보하고 돕는 작용을 한다. 따라서 이 약술은
정혈부족(精血不足)과 신체 허약을 다스리는 얼굴에 혈색이
없고 머리카락이 희어지는 증상에 효과가 있다. 특히 이 약술
은 소양인 체질에 좋다.

복용법 : 매일 아침과 저녁에 각각 한 번씩 복용한다. 복용량은
10~15ml가 적당하다. 이 약술을 복용할 때는 무, 무씨, 생
파, 마늘등은 먹지 않는다.

7

관절통을 다스리는
한방 체질 약술 4가지

관절 통증은 한의학의 비증(痺症) 범주에 속한다. 임상에서는 근육, 뼈, 힘줄, 관절 부위의 통증, 마비, 굴신이 잘 안되거나 심한 경우 관절이 붓고 화끈거리는 증상이 주로 나타난다.

통증이 위주인 것은 한비(寒痺), 통비(痛痺)라 하고 이리저리 옮겨 다니는 성질의 통증이 위주인 것은 풍비(風痺), 행비(行痺)라고 한다.

또 사지가 마비되고 감각이 없으며 옮겨다니지 않는 통증이 현저한 것은 습비(濕痺)라고 하고 관절에 통증이 있고 시뻘겋게 부어오르며 펴고 굽힐 수가 없는 데다 열이 있는 증상일 때는 열비(熱痺)라고 한다.

양방의학에서 지칭하는 풍습성 관절염이나 류머티스성 관절염, 그리고 풍습열, 통풍, 좌골신경통, 홍반성 가지통 등으로 불리는 모든 증상들은 한의학의 비증(痺症) 범주에 속하는 것이다.

그러므로 관절통을 치료하는 약술을 응용하려면 구체적인 임상증상을 근거로 하여 적절히 선택하여 치료에 임해야 한다.

약주처방

---

1. 속단해동피주

재료 : 속단 · 해동피 · 위령선 각각 20g, 소주 500ml.

만드는 법 : 속단 · 해동피 · 위령선을 술과 함께 용기에 넣고 밀봉을 하여 일주일간 둔다.

효능 : 풍(風)을 몰아내고 경락을 소통하며 중초(中焦)를 덥게 하여 통증을 멎게 한다. 따라서 이 약술은 풍습성 관절염이나 좌골 신경통, 타박상, 허한성 위통 등에 효과가 있다. 특히 이 약술은 태음인 체질에 좋다.

복용법 : 매일 2회씩 복용하며 매회 15~20ml를 마신다.

---

2. 모과우슬주

재료 : 모과 35g, 우슬 25g, 소주 600ml.

만드는 법 : 모과와 우슬을 소주에 담그고 마개를 밀봉하여 15일 이 지나면 마실 수가 있다.

효능 : 근맥과 경락을 원활하게 소통하고 풍습(風濕)을 몰아낸다. 따라서 이 약술은 관절이 뻣뻣해지고 활동을 제대로 못하는 증상이나 온몸의 뼈마디가 아픈 증상에 활용하면 효과가 있다. 특히 이 약술은 소양인과 태양인 체질에 좋다.

복용법 : 매일 2회씩 마시며 그 양은 10~15ml가 적당하다.

---

3. 가시오가피주

재료 : 가시오가피 100g, 소주 1000ml.

만드는 법 : 오가피를 잘게 부수고 소주에 넣은 뒤 마개를 덮고 밀봉

을 한다. 10일이 지나면 마신다.

효능 : 풍습(風濕)을 몰아내고 힘줄과 뼈를 튼튼하게 한다. 따라서 이 약술은 풍한습비(風寒濕痺)와 허리, 다리의 시큰한 통증에 효과가 있다. 특히 이 약술은 태양인 체질에 좋다.

복용법 : 매일 2회씩 마시며 그 양은 10~15ml가 적당하다.

---

4. 의인거습주

재료 : 율무 120g, 소주 1000ml.

만드는 법 : 율무를 깨끗이 씻어 말린 뒤 망사주머니에 넣는다. 약주머니를 항아리에 넣고 소주를 부은 뒤 마개를 막고 밀봉을 한다. 일주일간 그대로 둔다.

효능 : 풍습(風濕)을 몰아내고 비장과 위장을 튼튼하게 한다. 따라서 이 약술은 한습(寒濕)이 경맥을 막은 데다 풍사(風邪)가 침입하여 발생한 하체 부종에 효과가 있다. 또 전신의 뼈마디 통증이나 몸이 무거운 증상에도 적용된다. 특히 이 약술은 태음인 체질에 좋다.

복용법 : 하루 2회씩 마시며 매회 10~15ml가 적당하다.

8

허리 · 척추뼈 통증을 치료하는
한방 체질 약술 5가지

허리와 척추뼈 통증은 허리통증을 위주로 하는 질환들이다. 그 발생 원인은
한(寒), 습(濕), 풍(風), 열(熱)의 침습을 받았거나 작업중 삔 것, 그리고 오랜
병으로 몸이 허약한 것 등이다. 특히 무절제한 성생활과도 연관이 깊다.
이러한 허리나 척추뼈의 통증을 다스리는 약술을 소개하면 다음과 같다.

약주처방

1. 우슬주

　재료 : 석곡 · 두충 · 단삼 각각 60g, 우슬 120g, 소주 1500ml.

　만드는 법 : 이상의 약재를 부수어 항아리에 담은 뒤 소주를 붓고 밀
　　　　　　봉을 한다. 일주일이 지나면 마신다.

　효능 : 활혈하고 경락을 소통한다. 양기를 보하며 뼈를 튼튼하게 한
　　　　다. 따라서 이 약술은 신장 허약으로 빚어진 요통이나 관절의
　　　　굴신이 제대로 안되고 힘줄과 뼈의 통증이 나타날 때 효과가
　　　　뛰어나다. 특히 이 약술은 소음인 체질에 효과적이다.

　복용법 : 매일 3회씩 마시며 매회 식사 전에 작은 잔으로 한 잔을 따

뜻하게 데워서 마신다.

---

2. 두충주

재료 : 두충 50g, 소주 500ml.

만드는 법 : 두충을 잘게 썰어서 술에 넣고 마개를 밀봉하여 응달지
고 선선한 곳에 둔다. 수시로 흔들어주면서 10일이 지난
뒤 걸러내면 된다.

효능 : 간장과 신장을 보하고 허리와 무릎을 강하게 한다. 따라서 이
약술은 신장 허약에 의한 요통이나 시큰한 증상을 다스린다. 또
한 하체가 시큰하고 힘이 없으며 머리가 어지러운 증상을 다스
린다. 또 한 하체가 시큰하고 힘이 없으며 머리가 어지러운 증
상에도 효과가 탁월하다. 특히 소음인 체질에 좋은 약술이다.

복용법 : 매일 2~3회씩 복용하며 마시는 양은 10~20ml가 적당하다.

---

3. 상기생주

재료 : 상기생 10g, 소주 적당량.

만드는 법 : 상기생을 소주에 담근 뒤 7~10일이 되면 상기생을 건져
내어 가루로 만들어 둔다.

효능 : 습(濕)을 몰아내고 경락을 소통시킨다. 따라서 이 약술은 허리
나 다리의 통증에 적용된다. 특히 풍습(風濕)이 하체의 경락에
침범함으로써 빚어진 허리와 다리의 통증이나 무기력한 증상
에 효과가 뛰어나다.

복용법 : 매일 한 번씩 가루로 만들어 둔 상기생과 상기생 약술을 함
께 마신다. 이 약술은 특히 태음인 체질에 좋다.

4. 요통주

재료 : 두충 15g, 파고지 · 창출 각각 10g, 소주 500ml.

만드는 법 : 이상의 약재를 굵게 가루로 만들어 항아리에 넣고 술을 붓는다. 그런 다음 마개를 밀봉하여 서늘한 곳에 7일간 두면된다.

효능 : 신장을 덥게 하고 한기(寒氣)를 흐트러뜨린다. 풍(風)을 몰아내고 습(濕)을 유익하게 한다. 따라서 이 약술은 풍습성 요통과 오래된 요통에 효과가 탁월하다.

복용법 : 매일 아침과 저녁에 각각 1회씩 마시며 매회 15~20ml가 적당하다. 7일을 1단계 치료기간으로 한다. 이 약술은 특히 소음인체질에 좋다.

5. 산수유주

재료 : 산수유 30~50g, 소주 500ml.

만드는 법 : 산수유를 잘라 다진 뒤 깨끗한 병에 넣는다. 술을 병에 붓고 마개를 덮은 다음 밀봉을 하여 서늘한 곳에 둔다. 하루건너 한 번씩 흔들어주고 7일이 지나면 마신다.

효능 : 간장과 신장을 보하고 땀을 수렴하며 정기를 간직한다. 따라서 이 약술은 신장허약에 의한 요통과 유정, 몸이 허약하여 식은땀이 나는 증상에 효과가 있다. 특히 여성의 월경과다 증상에도 적용된다. 사상체질적으로는 소양인 체질에 좋은 처방이다.

복용법 : 매일 1~2회씩 마시며 매회 10~20ml가 적당하다.

☞주의사항

습열(濕熱)로 인하여 소변이 잘 나오지 않는 사람은 마시지 말아야 한다.

9

성기능 감퇴를 다스리는
한방 체질 약술 4가지

성기능 감퇴와 장애는 남자의 발기부전, 조루증, 활정현상과 여성의 성욕감
퇴, 불감증 등의 질환을 말한다.

남성의 양위란 성기의 발기가 잘 안되는 것이다. 이는 바로 성행위 때 남성의
성기가 발기는 되어도 단단하지 못하거나 흐늘거려 성행위를 할 수 없는 것
을 말한다. 조루증은 성교시 남성이 발기가 무섭게 곧 사정을 해버리는 것을
가리키는데 심지어 접촉하기도 전에 사정을 하는 경우도 있다.

특히 활정(滑精)은 성교를 하지도 않았는데 정액이 저절로 나오는 것을 말한
다. 이 모두가 남성의 성기능장애 또는 성기능 감퇴의 현상이다.

한의학에서는 이러한 성기능장애의 주된 원인이 평소 무절제한 성생활과 잦
은 수음(手淫), 또는 조혼(早婚), 지나친 짝사랑 때문인 경우가 있고 과다한
유정이나 소원을 이루지 못하여 정서가 우울한 경우도 그 원인이 될 수 있다
고 본다. 특히 선천적으로 체질이 약하 거나 오랜 병환으로 신장이 손상을 입
어서 빚어지기도 한다.

이 병의 핵심은 신장에 있다. 노년기의 경우는 신장 허약이 주로나타나는데
청장년기에도 신장허약인 경우가 적지 않다. 때로 신장은 정상이지만 간기
(肝氣)의 울체로 빚어지기도 한다.

양방의학에서는 성기능 저하가 대뇌피질과 관계가 있어서 대부분 성신경 쇠약증상에서 많이 나타난다고 했따. 따라서 그 치료는 신장을 보하고 양기를 왕성하게 하며 정력을 다지는 방법을 쓴다.

약주처방

—

1. 음양곽주

재료 : 속단 · 선모 · 황정 · 음양곽 각각 20g, 청주 1250ml.

만드는 법 : 이상의 약재를 곱게 부순 뒤 망사로 싸서 술과 함께 용기에 담고 밀봉을 한다. 봄 · 여름은 3일, 가을 · 겨울은 5일이 지난 뒤 열어서 마신다.

효능 : 신장을 보하고 양기를 돋운다. 따라서 이 약술은 신장 허약에 의한 남성의 발기부전과 성기능장애를 다스린다. 또 여성의 자궁이 냉하여 임신이 안되거나 허리, 무릎에 힘이 없고 뼈마디가 시큰하며 아픈 증상에도 효과가 있다.

복용법 : 매일 적절한 양을 마신다. 늘 술기운이 지속되게 하되 취해서는 안된다. 이 약술은 특히 태음인 체질에 효과적이다.

—

2. 파극토사주

재료 : 파극천 · 파고지 각각 25g, 소주 500ml.

만드는 법 : 이상의 약재를 부수고 술에 담근 뒤 마개를 밀봉한다. 수시로 흔들면서 응달지고 서늘한 곳에 둔다. 7일이 지난 뒤 개봉하여 마신다.

효능 : 신장의 양기를 덥도록 보한다. 따라서 이 약술은 신장 양기가 허하여 빚어진 발기부전이나 양위, 빈뇨에 효과가 있다. 또 소

변이 많아지고 어지러운 증상에도 적용된다.

복용법 : 매일 2~3회 복용하되 매회 10~15ml를 마신다. 이 약술은
특히 소음인 체질에 좋다.

———

3. 구기숙지황주

재료 : 구기자 • 숙지황 각각 80g, 복령 20g, 소주 1000ml.

만드는 법 : 이상 세가지 약재를 부수고 소주와 함께 항아리에 담근
다음 마개를 덮고 밀봉한다. 항아리를 응달지고 서늘한
곳에 두고 하루 건너 여러 번씩 흔들어준다. 14일이 지나
면 개봉하여 마신다.

효능 : 간장과 신장을 보하고 정혈(精血)을 도운다. 오장육부를 보하
고 건강 장수하게 한다. 따라서 이 약술은 정력부족으로 빚어
진 남성의 발기부전이나 양위, 성기능 저하를 다스린다. 또 귀
에서 소리가 나고 눈이 찔하며 조로(부老) 등의 증상이 나타
날 때에도적용된다.

복용법 : 매일 아침과 저녁에 각각 1회씩 복용하되 매회 10~20ml 를
마신다. 이 약술은 특히 소양인 체질에 좋다.

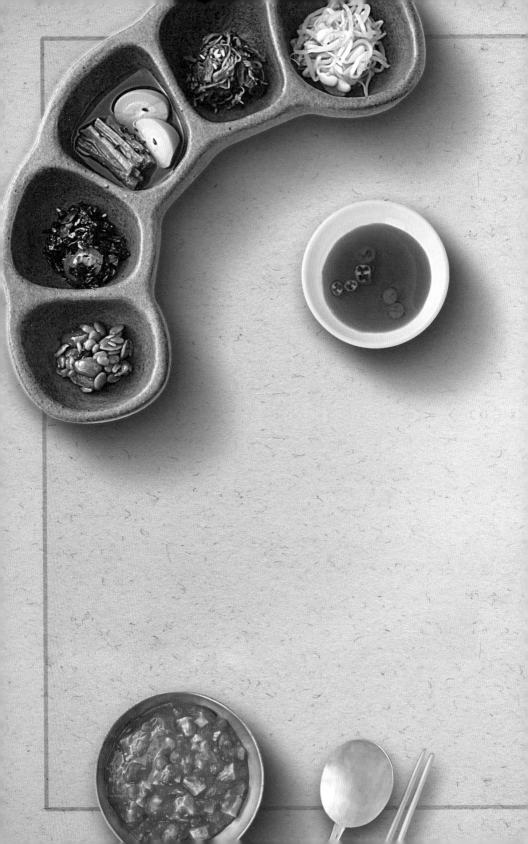

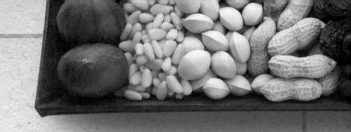

특별부록
간단한
체질 감별법

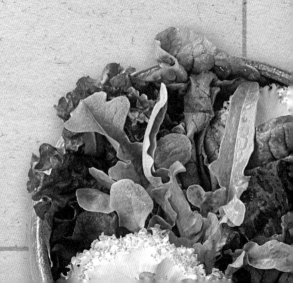

※ 다음의 해당 사항에 ○표를 하십시오.

1) 체격은 어떠합니까?

   1. 목덜미가 굵고 허리 부위가 가늘다.

   2. 허리 부위가 굵고 목덜미가 가늘다.

   3. 가슴 부위가 넓고 엉덩이 부위가 작다.

   4. 엉덩이 부위가 크고 가슴 부위가 좁다.

2) 용모는 어떠합니까?

   1. 건장하고 어깨 위가 발달하였다.

   2. 비만하고 체구가 큰 편이다.

   3. 날세고 가슴 부위가 발달하였다.

   4. 단정하며 체구가 작다.

3) 일을 할 때 어떻게 처리합니까?

   1. 막힘없이 시원스럽게 한다.

   2. 끝까지 꾸준하게 한다.

   3. 창의적이고 솔직하다.

   4. 세밀하고 꼼꼼하게 한다.

4) 어떤 일에 유능합니까?

   1. 낯선 사람과도 쉽게 어울린다.

   2. 느긋하며 잘 받아들인다.

   3. 옳지 않은 것을 보면 참지 못한다.

   4. 정확하고 빈틈없이 처리한다.

5) 자신은 어디에 속합니까?

1. 진취적이고 추진력이 강하다.

2. 행동은 느리지만 꾸준하다.

3. 여러 일을 벌려놓지만 마무리는 약하다.

4. 행동보다는 사색하기를 좋아한다.

6) 당신은 다음 중 어떤 것을 많이 느낍니까?

1. 앞뒤를 가리지 않고 거침없이 행동을 한다.

2. 마음은 있으나 실행을 못하여 두렵다.

3. 하던 일을 마무리 하지 못하여 두렵다.

4. 모든 일을 정확히 하려다보니 불안하다.

7) 당신의 행동은 어디에 속합니까?

1. 공격적인 행동을 한다.

2. 변화하기를 싫어한다.

3. 새로운 것을 찾으려 한다.

4. 방어적인 행동을 한다.

8) 당신이 느끼는 것은 어느 것입니까?

1. 급진적이며 함부로 행동한다.

2. 보수적이며 욕심이 많다.

3. 외향적이며 과시하려고 한다.

4. 온순하며 편안하고자 한다.

9) 자신은 언제 건강상태가 좋음을 느낍니까?

1. 소변의 양이 많고 잘 나올 때

2. 땀이 잘 나올 때

3. 대변이 잘 나올 때

4. 음식 소화가 잘 될 때

10) 어떤 성품을 갖고 있습니까?

1. 과거의 일에 미련이 별로 없다.

2. 넓게 생각하고 이해해 버린다.

3. 크고 넓게 포용해 버린다.

4. 세밀하고 정확하게 일을 한다.

11) 욕심이 생기게 되면 어떤 마음이 생깁니까?

1. 예절을 무시하고 마음대로 행동하고 싶다.

2. 어진 마음을 버리고 욕심을 많이 부리고 싶다.

3. 지식을 버리고 속이고 과시하고 싶다.

4. 의리를 버리고 편안함을 택하고 싶다.

12) 평소에 어떤 마음이 부족합니까?

1. 사양하는 마음이 부족하다.

2. 측은히 여기는 마음이 부족하다.

3. 옳고 그른 것을 따지는 마음이 부족하다.

4. 부끄러운 일을 싫어하는 마음이 부족하다.

13) 잠재적으로 느끼는 감정은 어떤 것이 있습니까?

1. 더럽고 거친 면이 있다.

2. 교만하고 포악스런 면이 있다.

3. 교활하고 간교한 면이 있다.

4. 속임수와 거짓을 일삼는 경우가 있다.

14) 자신은 어디에 속합니까?

1. 자신은 게으르면서 다른 사람은 부지런 하도록 한다.

2. 자신의 체면과 권위는 높이면서 다른 사람은낮춘다.

3. 자신을 공격해 주기를 바라면서 다른 사람은가볍게 여긴다.

4. 자신에게는 관대하면서 다른 사람에게는 박절히 대한다.

15) 자신이 가장 추구하는 것은?

1. 권세에 관심이 많다.

2. 돈과 제물에 관심이 가장 많다.

3. 명예에 관심이 가장 많다.

4. 지위에 관심이 가장 많다.

16) 살아가면서 많이 느낀 것은?

1. 자신의 마음을 공경하지 않는다.

2. 자신의 업무에 최선을 다하지 않는다.

3. 자신의 집안을 아끼지 않는다.

4. 자신의 몸을 부지런하게 하지 않는다.

17) 자신을 충동하는 것은?

1. 남의 것을 훔치고 싶을 때가 있다.

2. 남의 것을 빼앗고자 할 때가 있다.

3. 남을 업신여기고 싶을 때가 있다.

4. 남을 질투하고 싶을 때가 있다.

18) 자신은 어디에 속합니까?

1. 친구를 사귈 때 여러 가지를 따지지는 않는다.

2. 가정 일을 중요시 하고 외부 일은 가볍게 본다.

3. 외부 일을 중요시 하고 가정 일은 가볍게 본다.

4. 친구를 사귈 때 여러 가지를 따진다.

19) 감정이 극에 달하였을 때의 느낌은?

1. 모임을 조직하고 처리하는 일이 잘 안되어 화가 난다.

2. 일을 처리하는 것이 안되면 사치, 향락을 일삼게 된다.

3. 어떤 곳에 거처하는 것이 안되어 깊은 슬픔에빠진다.

4. 친구를 사귀는 것이 안되어 웃음이 많아진다.

20) 자신이 가장 바라는 것은 어느 것입니까?

1. 제멋대로 하려는 마음이 있다.

2. 욕심에 찰 정도로 풍족해지고 싶은 마음이 있다.

3. 평소에 출세와 영화를 누리고 싶은 마음이 있다.

4. 평소에 남에게 존경받고 싶은 마음이 있다.

21) 힘들고 어려운 상태에서 느꼈던 마음은?

1. 부귀가 눈앞에 있는 듯하다.

2. 이익이 눈앞에 있는듯 하다.

3. 명예가 눈앞에 있는 듯하다.

4. 권력이 눈앞에 있는 듯하다.

22) 자신이 가지고 있는 성품은?

1. 말소리가 명확하여 사람을 맞아들이는 듯하다.

2. 사람 위에 우뚝 솟아서 남을 가르치며 유도해 내는 듯하다.

3. 포용력이 넓고 커서 사람을 존경하는 법도가 있는 듯 하다.

4. 성격이 넓고 평탄하여 사람을 달래며 따르도 록 하는 듯하다.

23) 감정을 억누르지 못하여 나타나는 증세는?

1. 슬픔이 심해지면 심한 분노가 나타난다.

2. 기쁨이 심해지면 사치, 향락이 나타난다.

3. 화냄이 심해지면 슬픔이 가슴 깊이 나타난다.

4. 즐거움이 심해지면 감정의 변화가 나타난다.

24) 자신이 느꼈던 감정은?

1. 남에게 서로 돕자고 해놓고 실제로 도울까 걱정한다.

2. 남에게 청렴하라 해놓고 실제로 청렴할까걱정한다.

3. 상대에게 서로 의지하자 해놓고 실제로 의지할까 걱정한다.

4. 남을 깨우쳐 줘야 한다 해놓고 실제로 깨우쳐줄까 걱정한다.

25) 자신이 느꼈던 감정은?

1. 하고 싶은 것을 못하여 항상 분한 마음이 생긴다.

2. 남에게 가져온 것이 적지는 않으나 계속 되지 않아 항상 두렵다.

3. 자기 것을 아끼는 것이 치밀하지만 부족하여 항상 근심스럽다.

4. 하고 싶은 것을 할 수 있어 항상 즐겁다.

26) 사람을 판단할 때에 어떤 면을 중요시하는가?

1. 선과 악을 중요하게 생각한다.

2. 근면과 게으름을 중요하게 생각한다.

3. 지혜와 어리석음을 중요하게 생각한다.

4. 능력과 무능력을 중요하게 생각한다.

27) 가장 꺼려하는 사람은?

1. 세밀하고 빈틈이 없으면서 예의가 완벽한 사람이다.

2. 재산을 경영하면서도 의리가 완벽한 사람이다.

3. 은혜에 보답하고 신의가 있으면서 어진 마음이 완벽한 사람이다.

4. 재주가 있으면서 지혜가 완벽한 사람이다.

28) 구토를 할 때는 어떠한 양상입니까?

1. 아무 이유없이 구토 증세가 온 적이 있다.

2. 구토가 있은 후에 병이 나은 적이 있다.

3. 구토를 할 때는 열이 있다.

4. 구토를 할 때는 언제나 몸이 차다.

29) 어떤 경우에 몸이 가벼워집니까?

1. 대변의 덩어리가 크고 양이 많으면 몸이 가볍다.

2. 굵은 땀을 흘리면 병이 호전된다.

3. 손바닥, 발바닥에 땀이 나면서 병이 나은 적이 있다.

4. 코밑에서 땀이 난 후에 병이 가벼워진 적이있다.

30) 다음 중 느끼신 증상은?

1. 소변의 양이 많고 자주 보면 몸이 가볍다.

2. 긴장을 하면 심장이 두근거리며 뛴다.

3. 몸이 힘들면 코피가 조금씩 나거나 가래에 피가 섞여나온다.

4. 땀이 많이 나면 기운이 빠지고 어지럽다.

31) 다음 중 느끼신 증상은?

1. 얼굴에 흰빛이 돌면 건강하다.

2. 눈꺼풀이 위로 당기고 눈알이 아픈 적이 있다.

3. 건망증이 심하다는 것을 느낀다.

4. 쉽게 놀라고 심장이 두근거린다.

32) 다음중 느끼신 증상은?

1. 건강상태가 좋을 때의 체격은 항상 마를 때이다.

2. 감기가 들면 먼저 목이 아프고 열이 나며 땀이안나온다.

3. 평소에 처음의 대변은 딱딱하나 그 뒤의 변은 무르게 나온다.

4. 평소에 한숨을 많이 쉰다.

33) 다음중 느끼신 증상은?

1. 아침에 먹은 음식은 저녁에 토하거나 저녁에 먹은 음식을 아침에 토한 적이 있다.
2. 남에게 무안 당하면 얼굴로 열이 오르거나 붉어진다.
3. 설사를 하고나서 온몸에 열이 더 난 적이 있다.
4. 음식을 조금만 많이 먹어도 속이 불편하다.

34) 다음 중 느끼신 증상은?

1. 다른 증세없이 다리에 힘이 없고 보행하기가 힘든 적이 있다.
2. 2~3일간 추위를 타다가 멈추고 이어서 2~3 일간은 열이 나는 증세가 반복된 적이 있다.
3. 먹는 것은 많으나 살이 안찐다.
4. 땀이 나지 않을 때 열이 나고 미친 사람같이 나타난 적이 있다.

35) 다음 중 느끼신 증상은?

1. 식도 부위가 넓게 열려서 바람이 나오는 것같다.
2. 배꼽 주위의 복부가 막혀서 안개가 낀 것 같다.
3. 대변이 막히면 가슴이 터질 것 같다.
4. 설사를 하면서 아랫배가 찬 적이 있다.

36) 다음 중 좋아하는 음식물이 가장 많이 나온항목은?

1. 메밀, 냉면, 새우, 조개류(굴, 소라, 전복), 게, 해삼, 붕어, 순채나물, 기타 소채류.

2. 밀가루 음식, 콩, 고구마, 땅콩, 설탕, 쇠고기, 우유, 버터, 치즈. 명란 젓. 장어. 도라지, 당근, 더덕, 고사리, 연근, 토란, 버섯, 미역, 다시마, 김.

3. 보리, 팥, 녹두, 돼지고기, 계란, 오리고기, 생굴, 해삼, 멍게, 전복, 새우, 게, 가재, 복어, 잉어, 자라, 가물치, 가자미, 배추, 오이, 상추, 우엉, 호박 가지, 당근, 생맥주, 빙과류.

4. 찹쌀, 치즈, 감자, 닭고기, 개고기, 꿩고기, 참새고기, 양젖, 염소고기, 양고기, 벌꿀, 명태, 도미, 조기, 멸치, 민어, 미꾸라지, 시금치, 양배추, 미나리, 파, 카레 후추, 마늘.

①에 O표가 제일 많다면 태양인 체질
②에 O표가 제일 많다면 태음인 체질
③에 O표가 제일 많다면 소양인 체질
④에 O표가 제일 많다면 소음인 체질

자신의 체질에 대해 자세히 알고 싶은 사람은 직접 문의 바랍니다.
상담 문의 : (02)706-5212)
인터넷 상담 : http://www.wooree.com